肿瘤患者中医膳食指导

张青 白韦 主编

全国百佳图书出版单位

化学工业出版社

·北京·

内容简介

饮食是肿瘤患者日常治疗和康复过程中的重要一环。本书由北京中医医院肿瘤科临床主任医师和高级烹饪技师主持编写，围绕日常饮食中如何更营养、合理地防癌抗癌展开介绍。从肿瘤的临床特点、康复护理和食谱选择三个角度对目前临床常见的肿瘤病展开具体介绍，同时对常见饮食禁忌进行答疑；书中将传统中医与日常食材相结合，从中医古籍中探索不同食物的药性，整理和创制了适合肿瘤患者日常防癌抗癌的食谱；每种食谱介绍了选材、制作方法、功效主治、禁忌和食谱分析等内容。本书旨在为肿瘤患者提供科学的膳食指导。

图书在版编目（CIP）数据

肿瘤患者中医膳食指导 / 张青，白韦主编．—北京：化学工业出版社，2023.1（2025.6重印）

ISBN 978-7-122-42325-2

Ⅰ．①肿… Ⅱ．①张…②白… Ⅲ．①肿瘤－食物疗法 Ⅳ．①R247.1

中国版本图书馆CIP数据核字（2022）第189734号

责任编辑：陈燕杰　　文字编辑：张晓锦
责任校对：田睿涵　　装帧设计：李子姮

出版发行：化学工业出版社
（北京市东城区青年湖南街13号　邮政编码100011）
印　　装：天津市银博印刷集团有限公司
710mm×1000mm　1/16　印张$17\frac{1}{2}$　字数277千字
2025年6月北京第1版第4次印刷

购书咨询：010-64518888
售后服务：010-64518899
网　　址：http://www.cip.com.cn
凡购买本书，如有缺损质量问题，本社销售中心负责调换。

定　　价：65.00元

本书编写人员

主　　编	张　青	首都医科大学附属北京中医医院
	白　韦	爱玛客服务产业（中国）有限公司
副 主 编	徐晓华	中国中医科学院西苑医院
	林佳敏	北京中医药大学
	刘　敏	首都医科大学中医药学院
	张博坤	西安交通大学经济与金融学院
参编人员	李可欣	北京中医医院平谷医院
	吴　霞	北京中医药大学
	薛春燕	北京急救中心
	李羿南	首都医科大学附属北京中医医院
	吴子婷	首都医科大学附属北京中医医院
	尚贝贝	首都医科大学附属北京中医医院

序

肿瘤患者的营养状态在患者的综合治疗期和康复期都十分重要。临床上常用的抗肿瘤治疗常造成患者的营养不良状态加重，所以，除抗肿瘤治疗外，改善患者的营养状态，增强自身的免疫力，营养补充和摄取是扶正治疗的关键。

中医认为，药补不如食补，应让肿瘤患者得到合理、有益的食疗。这就要根据“辨证及辨病施食”的原则，按照中医膳食指导，进行合理的膳食疗法，使患者维持良好的营养状态，以便顺利进行抗肿瘤治疗，同时，营养状态改善，可增强患者治疗及生活的信心。

张青教授和白韦先生合编的《肿瘤患者中医膳食指导》一书根据临证实践和经验以及食谱分析，针对不同肿瘤病种和不同的病情，列出了很多食谱，每个食谱都详细地描述了制作方法、功效和食谱分析、禁忌等，实用性、可操作性及科学性均好，可供中、西医师和肿瘤患者及其家属参考。医食结合是提高肿瘤治疗效果的创新之途，有益于患者和社会。

中国抗肿瘤协会传统医学专业委员会原副主任委员

首都医科大学附属北京中医医院肿瘤诊疗中心名誉主任

第二届全国名中医

首都国医名师

郁仁存

2023年1月

前言

随着社会的发展，恶性肿瘤的发病率逐年增高。指导肿瘤患者在日常饮食、生活中更好地改善自己的营养状态和身体素质显得尤为重要，不仅有利于巩固临床治疗效果，也能提高患者的生活质量。但是，合理的饮食方案和康复指导，都离不开医学的指导。

在临床工作中，笔者常常会被问到“肿瘤患者吃什么好？”或者“肿瘤患者要不要忌口？”“哪些东西不能吃？”等。肿瘤患者在治疗、康复的过程中，往往会有各种各样与饮食相关的困惑。基于此，为了更好地提高患者的生活质量，我们结合临床实践编写此书。在编写此书的过程中，也深感饮食烹饪知识的不足，故邀请了高级烹饪技师根据不同肿瘤患者的营养不良原因和饮食要求订制了多种饮食方案，不同肿瘤患者可以选择适合自己的食物，在维持和改善营养状态的同时，提高治疗效果和生活质量。

本书分为两部分，首先总述肿瘤患者的营养状态和营养治疗，对常见的饮食禁忌进行答疑，然后分别从临床特点、康复护理和食谱选择三个角度对鼻咽癌、甲状腺癌、肺癌等14种临床常见肿瘤进行具体论述，包括手术、放疗、化疗及靶向治疗后的康复和食谱选择，并补充了常用食品的性味归经，充分运用中医古籍探索日常食材的功效，希望患者们不仅吃得美味，更吃得健康。

限于编者的水平，本书不能完全涵盖饮食中的方方面面，对于书中存在的不足，欢迎大家指正。

编者

2023年1月

目录

总论

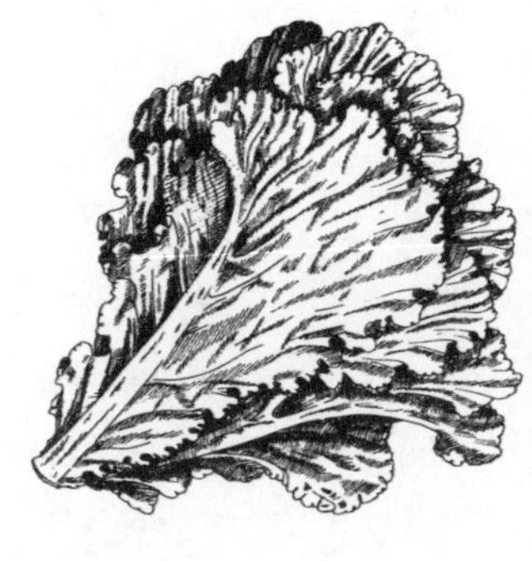

各论

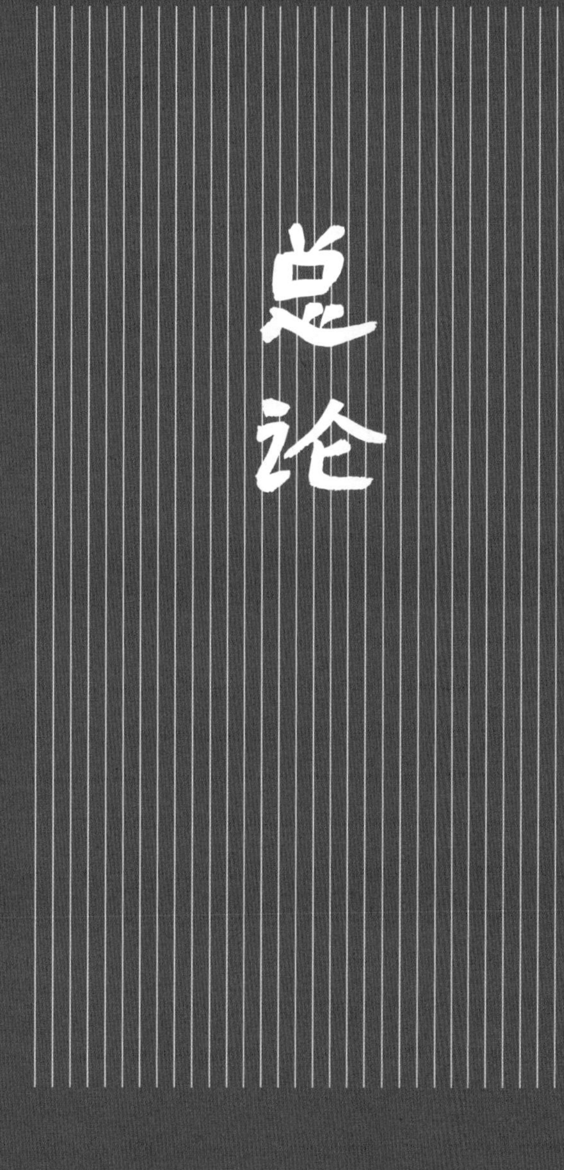

1 总论

第一章
癌症患者的营养状态

恶性肿瘤是一类全身性的疾病，它不但在局部浸润，还可以向远处转移，破坏正常组织器官，从而给患者带来一系列的营养障碍和代谢紊乱。虽然，恶性肿瘤的治疗方法有很多，如手术治疗、药物治疗、放射治疗等，但合理的营养却是保证治疗必不可少的条件。而恶性肿瘤患者的死亡原因也有很多，更多的是机体恶病质和营养障碍，最后导致重要脏器功能衰竭。然而，不论是医师还是患者，往往对营养问题关注不够。医师常常注重抗肿瘤的治疗，而治疗的效果又与营养状况密切相关。营养状况好的患者，手术的安全性大，对放、化疗的耐受性也好。所以合理的营养，对于恶性肿瘤患者更好地接受治疗，调动和保护机体的抗病能力，提高机体免疫功能，促使机体康复，延长生存时间，都有积极的意义。给予患者不适当或过多的食物，能引起消化功能的损伤。因此，营养缺乏和不适当的营养给予都会造成不良后果。

第一节　肿瘤对患者营养状态的影响

恶性肿瘤的生长需要大量的营养和能量。尽管恶性肿瘤患者的能量摄入往往不多，但肿瘤消耗量随着肿瘤的生长而逐渐增加，造成进一步的营养障碍，并引起正常组织的生理功能紊乱。同时，肿瘤组织使正常的代谢出现紊乱，增加了能量的消耗，使患者逐步出现恶病质的状态。

一、食物的摄入和吸收减少

1.间接因素

肿瘤患者在早期会出现厌食及早饱现象，症状会逐渐加重，这是肿瘤代谢产物的毒性物质引起的；也有患者因心理失常而出现焦虑、失落的情绪，引起食欲减退、进食减少；晚期的肿瘤患者则是因为贫血、发热、疼痛以及电解质紊乱等而导致食欲缺乏。

2.直接因素

当肿瘤侵犯消化道时，可因肿瘤压迫、局部疼痛而吞咽困难，久则影响胃肠功能，致使营养吸收减少。

二、患者机体能量消耗增加

体重减轻、进行性消瘦是肿瘤患者的常见症状，这是机体能量消耗增加的结果。蛋白质的不正常丢失（如胸腔积液、腹水等的丢失）以及肿瘤的过分消耗，是肿瘤患者低蛋白血症与贫血的主要原因。有时患者尽管摄入足够的高糖、高蛋白质饮食，但是仍然存在消瘦、乏力等症状。

第二节　抗肿瘤治疗对患者营养状态的影响

肿瘤患者除了受到肿瘤本身的消耗、营养吸收减少外，也会因手术、放疗、化疗等影响胃肠功能，导致营养不良。

一、手术对患者营养状态的影响

手术消耗患者大量气血，术后常出现贫血和消化功能减退，特别是消化道肿瘤手术后，常常出现食欲缺乏、纳食减少、腹部胀满等症状。有时还会造成术后感染以及体内液体的丢失，这些都会引起胃肠功能失调，影响营养的吸收。

二、化疗导致的营养障碍

消化道黏膜上皮细胞代谢旺盛，容易受到化疗药物的损伤。化疗期间常常合并口腔炎、食管炎、胃炎、肠炎等，临床上可见口腔溃疡、恶心呕吐、腹泻或便秘等症状，从而影响了饮食的摄入、营养的吸收。某些特殊的化疗药物会对营养物质产生影响，如肺癌常用的化疗药物培美曲塞是叶酸拮抗剂，因此治疗时必须同时服用低剂量叶酸。

三、放疗导致的营养障碍

放疗的不良反应主要是使肿瘤局部及其邻近组织器官受到损伤。不同部位的放疗可引起不同的症状。如颅内肿瘤放疗后可出现恶心呕吐；头颈部肿瘤放疗后可引起放射性黏膜炎，出现口干、咽痛以及口腔溃疡，还可能损伤味觉，影响食欲，进食减少，加重营养不良；胸部器官的放疗可发生食管炎，出现吞咽不适或疼痛；腹部放疗可能出现恶心、呕吐以及腹泻等。以上这些，都可能导致患者吸收障碍和营养不良。

四、靶向治疗对患者营养状态的影响

靶向药物的不良反应与化疗相比已经大大降低，但长期使用也存在毒副作用，如皮疹、皮肤干燥、腹泻、肝功能异常等。腹泻日久，会导致黏膜受损和菌群紊乱等；肝酶升高，也可能出现食欲缺乏、恶心呕吐等症状，导致进食减少，这些都可能会影响营养的摄入和吸收。

五、生物治疗对患者营养状态的影响

生物治疗对于机体的影响较小，但如出现免疫反应，则可能会引起消化道炎症，导致消化吸收障碍。

第三节　如何评价肿瘤患者的营养状态

一、自我评估

根据全身状态及消化道的情况，可以初步判断患者的营养状态。

1.全身状态

近半年内体重有无下降，以及下降的程度；是否有头晕、乏力等贫血的表现；有无长期疼痛影响进食及睡眠；有无发热，发热可导致代谢消耗增加；有无胸腔积液、腹水等流失情况，营养物质可随积液一起流失；有无慢性出血；有无低蛋白血症导致的双下肢水肿等。

2.消化道症状

食欲是否下降，进食量有无减少，有无呕吐，有无长期的便秘、腹泻等。

二、专业评估

1.营养筛查

营养筛查是为了及早发现患者的营养不良相关风险并进行及时处理。目前应用最多的是 2002 年欧洲肠外肠内营养学会推荐的营养风险筛查法（NRS-2002），主要从疾病严重程度、营养状态受损及年龄三方面进行评分，如总评分高于或等于 3 分，表明患者有营养风险，需进一步评估及治疗；如低于 3 分，则每周复查，进行营养评定。

2.营养评估及诊断

营养筛查认为有营养风险者，应进一步接受评估，以明确是否需要营养治疗，中国抗肿瘤协会肿瘤营养与支持治疗专业委员会推荐使用患者主观整体营养评估法（PG-SGA）。

PG-SGA 由患者自我评估及医务人员评估两部分组成，具体内容包括体重、摄食情况、症状、活动和身体功能、疾病与营养需求的关系、代谢方面的需要、体格检查 7 个方面。患者自我评估前 4 个方面，如体重一项，需记录目前、1 个月前、6 个月前的 3 个数值，根据体重变化以及变化的轻重程度评分；医务人员进行后 3 个方面的评估，如体格检查，包括脂肪储存、肌肉丢失情况和水肿情况，三者中肌肉丢失情况最为重要。

评估完成后将分数相加汇总，即为总分。通过上述评估，临床上可以将患者定性分为营养良好、可疑或中度营养不良和重度营养不良3类，并以此为依据，进行相应的营养干预及治疗。0 ~ 1分时不需要干预措施，治疗期间保持常规随诊及评价；2 ~ 3分由营养师、护师或医师进行患者或患者家庭教育，并可根据患者存在的症状和实验室检查的结果进行药物干预；4 ~ 8分由营养师进行干预，并可根据症状的严重程度，与医师和护师联合进行营养干预；9分急需进行症状改善和（或）同时进行营养干预。

三、实验室检查

提示营养不良的实验室检查指标有：血红蛋白减少，血脂降低（胆固醇、甘油三酯降低），前白蛋白、总蛋白、白蛋白降低，血肌酐减少，维生素和常量元素（如维生素 B_{12} 和叶酸、钙）偏低等。

第二章
肿瘤患者的营养治疗

恶性肿瘤以及抗肿瘤治疗都容易造成患者的营养障碍，而营养障碍又会影响机体的康复、肿瘤的治疗等，使疾病复杂化。因此，营养治疗是伴随肿瘤患者一生的重要治疗方法。

第一节　营养治疗的目的

营养治疗就是通过口服、鼻饲、静脉输注等方法，应用数量恰当、质量上乘、构成合理的膳食疗法，使患者维持良好的营养状态。为了帮助患者恢复健康，获得充分的营养，就要摄入适当的基本营养物质。它们包括蛋白质、脂肪、碳水化合物、维生素、矿物质等。

营养治疗的目的和意义可归纳为以下 3 点。

（1）加强营养治疗是肿瘤治疗过程中的重要组成部分，它使患者能够顺利进行手术、放疗、化疗等治疗，也能提高身体的抗病能力。

（2）加强营养治疗，尤其是饮食治疗，不但可使衰弱的身体尽快恢复，也可以增强患者对治疗及生活的信心。

（3）加强营养治疗是晚期肿瘤患者赖以生存的方式，包括口服、鼻饲、静脉营养等方式。

第二节　营养治疗的原则

无营养不良或无营养风险的肿瘤患者，无需常规营养治疗。生活上可遵从《黄帝内经》中提出的“食饮有节，起居有常”原则，饮食注意节制，合理搭配膳食，并规律作息，适当运动。

对存在营养风险并接受放疗、化疗及手术治疗等任何可能加重营养风险的患者应该进行营养教育及治疗。严重营养不良、胃肠道功能障碍及抗肿瘤治疗过程中引起不良反应且预期饮食不足超过 1 周的患者应给予营养治疗。对存在营养风险而无进一步抗肿瘤治疗的患者需要制订营养治疗计划或提供饮食指导。营养治疗的路径图如下（图 2–1）。

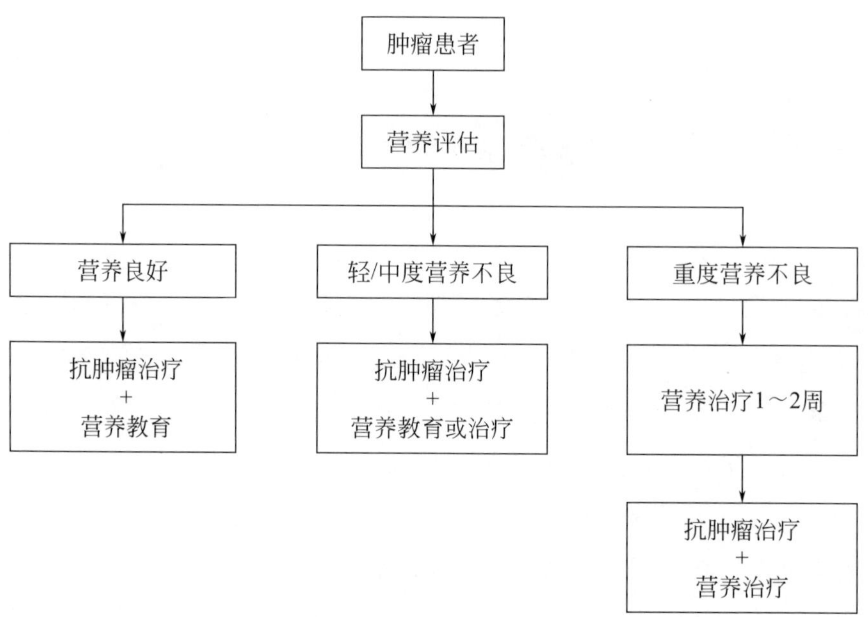

图2-1　营养治疗的路径图

第三节　营养治疗与饮食

患者的营养状态是治疗反应、生存时间及生活质量的重要影响因素，日常的饮食是否合宜则对此十分关键。因而，饮食指导也受到了越来越多的医师、患者及家属的关注。

一、饮食搭配

卫健委 2017 年发布的《恶性肿瘤患者膳食指导》提出了以下指导原则。

（1）合理膳食，适当运动。

（2）保持适宜的、相对稳定的体重。

（3）食物的选择应多样化。

（4）适当多摄入富含蛋白质的食物。

（5）多吃蔬菜、水果和其他植物性食物。

（6）多吃富含矿物质和维生素的食物。

（7）限制精制糖摄入。

（8）肿瘤患者抗肿瘤治疗期和康复期膳食摄入不足，在经膳食指导仍不能满足目标需要量时，建议给予肠内、肠外营养支持治疗。

对于食材的选择提出了以下指导意见。

（1）谷类和薯类　保持每天适量的谷类食物摄入，成年人每天摄入200 ~ 400 克为宜。在胃肠道功能正常的情况下，注意粗细搭配。

（2）动物性食物　适当多吃鱼、禽肉、蛋类，减少红肉摄入。对于放化疗胃肠道损伤患者，推荐制作软烂细碎的动物性食品。

（3）豆类及豆制品　每日适量食用大豆及豆制品。推荐每日摄入约 50 克等量大豆，其他豆制品按水分含量折算。

（4）蔬菜和水果　推荐蔬菜摄入量每天 300 ~ 500 克，建议食用各种颜色蔬菜、叶类蔬菜。水果摄入量 200 ~ 300 克。

（5）油脂　使用多种植物油作为烹调油，每天 25 ~ 40 克。

该文还建议避免摄入酒精，限制烧烤、腌制、煎炸的动物性食品。

另外，古代医著记载了许多不宜一起食用的食物，如柿子忌螃蟹、葱类忌蜂蜜、鳖鱼忌苋菜等，值得人们注意。但也有些禁忌还需要辨证来重新认识。

二、固护胃气

饮食和药物都是通过脾胃的消化吸收发挥作用的，如果脾胃功能减退或者“胃气”衰败，患者的治疗就相当困难。肿瘤的直接侵犯，手术的损伤，放化疗的副作用，以及肿瘤患者常有的忧虑、急躁等情绪，都能影响和损伤脾胃的消化功能，造成营养障碍。此外，饮食不节、苦寒中药也使脾胃功能受损。临床实践证明，如果脾胃功能受损，出现营养不良和机体免疫功能降低的现象，抗肿瘤治疗往往很难奏效，治疗时还会使已经虚损的脾胃功能进一步恶化。由于脾胃虚弱，患者常出现食欲缺乏、脘腹闷胀，甚至恶心呕吐、腹泻、腹痛等症状。这时不应给予大量油腻性补养食物，一味荤腥油腻，不仅会加重消化道症状，也会对病情产生不良影响。治疗应以顾护胃气为本，和调肝脾为辅。可选用山药、芡实、薏苡仁、白扁豆、赤小豆、大枣、佛手、莱菔子、白萝卜、山楂、茯苓饼、神曲、鸡内金、猪肚、羊肚、羊肉、鱼肚等健脾疏利之品，调配成食品服用。

三、辨病饮食

古人说："毒药攻邪，五谷为养，五果为助，五畜为益，五菜为充，气味合而服之，以补益精气。"因此，癌症患者的食谱应当多样化，使每个患者摄入的营养物质尽可能完备和平衡。在此基础上还可尽量选择一些已被现代医学证明可以防癌治癌的食品，因为这些食品中含有丰富的维生素（维生素A、B族维生素、维生素C、维生素E）、微量元素、多糖以及纤维素等物质。如大蒜、甜菜、芦笋、无花果、猕猴桃、罗汉果、番木瓜、荸荠、桂圆、乌梅、百合、菱角、乌龙茶、薏苡仁、绿豆、黑豆、黄豆、木耳、菇类、海带、紫菜、蛤蚌、牡蛎、鱿鱼、乌贼、海参、海蜇、鲫鱼以及甲鱼，蔬菜类包括空心菜、圆白菜、菜花、大白菜、小红萝卜等。如配制得当，烹调有方，色香味俱佳，可以大大提高患者的食欲，在防癌治癌的同时使人得到美食的享受。

（1）肿瘤患者更要避免食用含有致癌物质的食物。如霉变的食物、烟熏的食物、腐败的食物以及农药污染的食物。若偶然吃到也不必因误食而过于担心。

（2）不同肿瘤患者要有不同的饮食侧重。如乳腺癌患者避免高脂肪类饮食；大肠癌患者可选择高纤维素、高蛋白、低脂肪类饮食等。

（3）肿瘤的不同治疗阶段有不同的饮食偏重。尚未手术或不能手术的患者，属于带瘤状态，毒邪蕴结体内，耗伤气血，肿瘤抢夺营养物质，身体可能会迅速消瘦、乏力等，需要摄取含有丰富营养的饮食，也可以食用一些研究证明具有抗肿瘤作用的食物。如进行手术后，手术部位经脉受损，气血瘀滞，肠胃功能也需要逐步恢复，手术前后都要摄取含有丰富蛋白质、维生素且易消化吸收的食物。化疗、放疗、靶向治疗等，都属于迅猛的外来毒邪，以重剂杀伐肿瘤细胞，因而治疗阶段可加用如西瓜、冬瓜、赤小豆、大白菜等食物，它们有利于毒物的排泄。对于治疗阶段的副作用，如放疗，可食用雪梨、甘蔗、藕、牛奶等甘凉润燥之品，缓解口干咽燥、烦热等症状；化疗时如出现白细胞减低，可服用乌鸡、海参、猪肚、山药等；血色素偏低者，可选用大枣、龙眼、花生、菠菜、牛肉等，以补益气血为主；若恶心呕吐明显，注意避免易产气、含油脂或辛辣的食物，少量多次饮水。靶向治疗期间，可适当增加高纤维的粗粮、蔬菜、水果，少吃甜食、油腻的食物。研究表明，西柚、沙田柚、石榴、杨桃等水果中含有的呋喃香豆素与多种靶向药物可发生交互作用，不可与靶向药物同时服用。

（4）同时兼顾其他疾病的饮食禁忌。如肿瘤患者合并糖尿病，则要慎用高糖类饮食；合并高脂血症，则用低脂饮食；合并高血压，则建议低盐、优质蛋白、全谷类饮食；合并肾功能不全，则要控制蛋白质的摄入，并注意低磷、低钾饮食；合并肝功能异常，需避免有刺激性的不易消化的食物，选择低脂、低胆固醇的食物，不能暴饮暴食；如合并水肿，注意控制饮水量（包括食物中的水分），低盐饮食。

四、辨证饮食

1.扶正祛邪

饮食疗法作为“扶正祛邪”的辅助手段，是治疗中不可忽视的一环。在使用手术、放疗、化疗等抗肿瘤的治疗手段时，除采用扶正补虚的中草药外，还应辅以饮食营养的支持。许多谷、畜、果、菜之类食物都具有扶正作用。如蕈类食物所含多糖可提高机体对化疗、放疗的耐受力，保护骨髓造血功能，维护机体的免疫功能，防治血中白细胞及血小板的下降。在饮食治疗中还应注意攻补结合：在患者脾胃功能尚好的情况下，选择一些既是营养物质又具有抗肿瘤作用的食品，如香菇、银耳、黑木耳、荠菜、马齿苋、猪秧秧、东风菜、香茶菜、黄花菜、生薏苡仁、番杏、核桃、紫菜、海藻、菱角、芋头等。这也从另一个侧面说明食物治疗不仅仅是单纯吃一些高营养食品，也要针对病情吃一些可能对肿瘤有抑制作用的食物，即把食物营养与食物治疗有机地结合起来。

2.辨证施食

同药物一样，食物也有性、味、归经的区别。性，包括寒、热、温、凉等；味，包括酸、苦、甘、辛、咸等。所以要根据患者病情的寒、热、虚、实来选择食品，千万不要以为肿瘤患者需要高营养、高能量物质就可以不管食品的性味，任意吃喝。有人主张癌症患者吃鳖，但鳖凉血补阴，其性冷而难消化，所以比较适宜那些阴虚血热的患者，对于脾虚、阳虚的患者就不太合适。因此著名的中西医结合肿瘤专家郁仁存强调“辨证施食”，不能乱吃。如果热毒壅盛，邪火炽热，出现一派热象的时候，就不能一味投以温热补品，如人参、鹿茸、桂圆、羊肉、狗肉、对虾等，而宜吃有清热解毒作用的马齿苋、荠菜、黄花菜、鲜藕、芦根、银耳、竹笋、芦笋、鸭肉等清凉食品；如果脾胃虚弱，则应以砂仁、木香、茯苓、山药、佛手、鸡内金、山楂、胡椒等健脾开胃。如遇阴疮恶疽，阳气不足以化解阴毒的患者，宜服用人参、黄芪、龙眼肉、当归、肉桂、羊肉、狗肉、母鸡等食物温阳托毒。肿瘤患者常有发热、出血症状，在放疗期间，患者还会出现口干舌燥等热毒伤阴的症状，而化疗和手术也能导致阴血亏损，产生内热。所以在临床中所见到的肿瘤患者的证候偏热者多，寒凉者少。在饮食方面应以甘凉清润为主，慎用辛燥，以免伤阴耗液；且辛辣之物也易引起或加重出血，不利于病情。患者可多进食西瓜、冬瓜、梨、荸荠、白茅根、银耳、百合、藕、胡萝卜、猪肉、鸭肉、鸡蛋、牛乳等食物；炙烤煎炸、肥甘厚味及辛辣之品，均不选用。饭菜中也不宜多用肉桂、茴香、花椒、肉豆蔻等调味品。值得注意的是，尽管患者具有湿热之象，但也不宜过于寒凉，以免损伤胃气，影响患者的康复和治疗。

3.四时宜忌

四季交替，气候变化，人们应该顺应自然规律。春夏阳气旺盛，应少食温燥食物，如狗肉、羊肉等。秋季气候干燥，应少食辛辣食物，多食清凉水果。冬季严寒，应少食寒凉食品，宜服温热食物。

4.忌口

目前对恶性肿瘤还缺乏有效的根治手段，一些患者在术后及放化疗后不久复发。由于复发的原因不甚明了，促使部分患者及家属把复发的可能因素归之于饮食不慎或“忌口”不严。一些地方相传鸡不能吃，鱼、虾等海产品是“发物”不能吃，无鳞鱼不能吃等。在不少古方中，根据药物的不同还记载有许多相应的“忌口”，有的还相当严格。但在临床工作中并没有遇到因“忌口”不严而致复发或恶化的确定病例。有些早期患者手术根治效果较好，饮食上没有“忌口”，也没有出现复发或转移，这说明将复发和转移完全归罪于“忌口”不严是没有科学根据的。关于“忌口”问题还有待进一步的科学研究。因此，肿瘤专家郁仁存指出，饮食与癌症的发生发展有较为密切的关系，适当的“忌口”还是需要的，但要反对那种过分强调“忌口”的行为。对肿瘤患者的“忌口”主张在“辨证施食”的原则下进行，不宜太严，食谱也不宜太窄。有的人故弄玄虚，让患者无所适从，甚至豆腐、蔬菜之类都不敢吃了，致使患者的营养状况日趋恶化，这是十分有害的。

第三章
常见饮食禁忌答疑

第1问：乳腺癌患者能不能食用豆制品？

答：乳腺癌的发生与雌激素关系密切，豆类中含有大豆异黄酮，其化学结构与雌激素相似，具有抗雌激素与抗肿瘤的作用，有研究表明高大豆异黄酮摄入量能降低激素受体阳性乳腺癌患者复发转移的风险，因此，乳腺癌患者可以食用豆制品。

第2问：肿瘤患者能不能喝牛奶？

答：有人曾提出，牛奶属阴，容易影响痰、湿、瘀的运化，肿瘤患者不能饮用。这个观点是否有道理？应该如何认识？牛奶中含有丰富的营养物质，如蛋白质、脂肪、碳水化合物、钙、磷、铁、维生素等，且极易消化吸收。《神农本草经疏》记载："牛乳乃牛之血液所化，其味甘，其气微寒，无毒。甘寒能养血脉，滋润五脏，故主补虚羸，止渴。"肿瘤患者通常是虚实夹杂的体质，正虚毒结，气血不畅，寒热不均，体内更容易积聚痰、湿、瘀等阴性病理产物。而牛奶甘寒属阴，燥热、阴虚的患者，可以常饮用；其他病情稳定、体质渐趋平衡的患者，建议加热后饮用以补充营养，适量、适时即可；而脾肾虚寒、肺寒咳嗽者则不宜饮用。另外，很多人喝完牛奶会腹胀、腹泻，有可能是乳糖不耐受的原因（中国乳糖不耐受的人群比例非常高），可以选择饮用酸奶和舒化奶等。

第3问：为什么说"冬吃萝卜夏吃姜"？

答：生姜偏温，温养阳气，萝卜偏凉，滋润肺阴。中医讲"春夏养阳，秋冬养阴"，春夏人体阳气生发，秋冬人体阴气内藏，此时宜顺势利导，补养人体阴阳。而且现在人们夏天长期处于空调环境下，进食食物偏于寒凉，不利于人体阳气的充盛，冬日过多使用温燥的食物，有碍阴气的滋生。

第4问：晚上可不可以吃生姜？

答：生姜具有抗肿瘤、止呕、抗菌、抗氧化、降低胆固醇等多种功效，其味辛、性微温，善治风寒感冒、胃寒呕吐、寒痰咳嗽等。对于阴阳平和之人来说，炒菜或炖肉中的生姜摄入量是无大碍的，但如果大量食用，可致体内阳气亢盛，"阳入于阴则寐"，若阳气过盛不入阴，则可能会影响睡眠，因此晚间尽量不要大量食用生姜。对于白日偶感风寒或平素阳气不足而致失眠的人，晚上喝姜汤反而能祛寒助眠。

第5问：肿瘤患者能不能吃海参？

答：海参，又名刺参，其可生肌止血，主治疮疖。海参是一种高蛋白、低脂肪、低糖的海产品，还富含多种微量元素，具有抗肿瘤、免疫调节、抗血栓和降血脂作用，因此肿瘤患者可以食用，通过增加营养以抗肿瘤，但不提倡大量、长期进食。

第6问：肿瘤患者需不需要食用补品？

答：所谓补品，适用于纯虚无邪体质的患者，而且需要根据补品性质和患者的病情选用。临床上很多患者病属虚实夹杂，单纯食用补品并无益处，反而可能出现反效应。此外，市场上的补品质量参差不齐，价格昂贵，疗效也有待考证。《黄帝内经》中说到“五谷为养，五果为助，五畜为益，五菜为充，气味合而服之，以补精益气”，合理饮食，加强营养，亦能补充人体正气。

第7问：乳腺癌患者能不能喝蜂蜜和蜂王浆？

答：不同蜂种、蜜源、环境下的蜂蜜，化学成分差异很大。蜂蜜最重要的成分是果糖和葡萄糖，占65% ~ 80%，水分占16% ~ 25%，糊精和非糖物质、矿物质、有机酸等含量在5%左右。《本草纲目》言：“蜂蜜，其入药之功有五：清热也，补中也，解毒也，润燥也，止痛也。”临床上蜂蜜可用来治疗咳嗽、贫血、便秘等病，但应注意，蜂蜜不能用沸水冲饮，不能与葱、豆浆、茭白、韭菜、茶等同用。此外，目前尚未有明确研究表明蜂蜜对人体内分泌系统有影响，故乳腺癌患者可以适量饮用。

蜂王浆，又称为蜂乳、王浆，是工蜂咽下腺分泌的乳白色胶状物，含有糖类、蛋白质、维生素、脂质，此外还有丰富的泛酸、叶酸、肌醇和多种人体所需的氨基酸和生物激素等，具有增强机体抵抗力、抗肿瘤、抗菌、抗衰老等作用。专业人员曾测定其中雌二醇、睾酮、孕酮等性激素的含量，数值较低，对于健康人来说可以忽略不计，但对于乳腺癌激素受体阳性的患者来说，则是一个重要的影响预后的因素；除了性激素，其含有的脂肪酸和糖分也会对体内激素的分泌、转化产生影响，因而乳腺癌患者不建议食用蜂王浆。

第8问：肿瘤患者长期素食好不好?

答：肉类中含有丰富的优质蛋白、脂肪、糖类和维生素等，摄入不足会导致营养缺乏，但是有些人（比如老年人）物质代谢减慢，进食肉类过多会加重胃肠负担，难以完全代谢。因此，在保证营养均衡、荤素搭配的基础上，可以多进食素食。

第9问：为了补充营养，经常喝汤好不好?

答：广东、福建一带人，喜欢煲汤，常常让患者只喝汤不吃肉。从营养学的角度看，汤里面只有一些维生素、无机盐，最重要的蛋白质等营养物质都还存留在肉类等食材中，因此，建议喝汤要连肉一起吃。另外，有些患者如出现胸腔积液、腹水、水肿等症状，应当减少水分的摄入，不建议通过喝汤的方式来补充营养。

第10问：肿瘤患者经常喝茶好不好?

答：茶是自古以来中国人最青睐的饮料，《唐本草》言其味甘、苦，微寒，无毒，可治瘘疮，利小便，去痰热渴，主下气，消宿食。茶叶中含有多种茶多酚、生物碱、茶多糖、维生素、氨基酸等，具有降血糖、降血压、降血脂、抗肿瘤、提高免疫力和抑菌、抗病毒等作用。

茶叶经过不同的制作方法，具有不同的属性。茶根据发酵工艺分为六大类，如绿茶为不发酵茶，白茶为微发酵茶，黄茶为轻发酵茶，乌龙茶（青茶）属于半发酵茶，红茶是全发酵茶，黑茶则是后发酵茶。茶的发酵指茶叶的酶性氧化，发酵的程度不同，会影响到茶的汤色、香气、滋味以及所含的营养物质（以茶多酚类为主）。随着发酵程度的加深，茶多酚中的儿茶素更多地转化为茶黄素、茶红素等。儿茶素对人体脂肪代谢以及脂肪分布，特别是内脏脂肪的减少有着明显的作用，但对肠胃的刺激性较大。茶黄素类是一种有效的自由基清除剂和抗氧化剂，具有抗肿瘤、抗突变作用。茶叶中的咖啡碱能兴奋大脑皮质，缓解疲劳，还能促进血液循环，有利尿的作用。

关于茶对肿瘤患者影响的研究，研究者们给出的结论并不完全一致，有些研究认为饮茶能够降低肿瘤的进展风险，另一些研究者认为饮茶与肿瘤并无相关性。得到证实的是，长年喝浓茶有增加胃癌的风险，而喝烫茶患食管癌的风险会翻倍。肿瘤患者可以饮茶，但需注意因人制宜、因病制宜，避免浓茶、烫茶。如绿茶较多地保留了茶叶的天然成分，性偏凉，最善减肥降脂，适用于血脂升高、肥胖的患者（如乳腺癌内分泌治疗者），但对肠胃有一定刺激，脾胃虚弱、便溏的人则不建议饮用；乌龙茶、红茶则性温和，能够养胃调中。对于一年来说，春夏宜绿茶、白茶，秋冬宜红茶、黑茶等；对于个人来说，偏寒体质的人适合喝发酵茶，偏热体质的人适合喝不发酵茶。

第11问：肿瘤患者能不能经常饮用蒲公英茶？

答：蒲公英，味苦、甘，性寒，能清热解毒，消肿散结，利尿通淋，对多种细菌都具有较强的杀灭作用，临床上可用于多种感染性疾病，如胆囊炎、乳痈、急性乳腺炎等，但其性偏寒，平素脾胃虚弱、体质虚寒者不宜饮用。考虑到中医辨证论治和因人制宜的治疗特点，对于生活中常见的中草药的使用，建议大家提前咨询医师的建议。

第12问：肿瘤患者能不能吃水果？

答：不同水果的寒、热、温、凉性质各异，所含的糖类、氨基酸、维生素、微量元素等营养成分亦千差万别，因此要根据自身体质合理选择，平素脾胃虚寒者可选用一些温热性的水果，如木瓜、橘子、樱桃、杨梅、山楂、椰子等；平素脾胃热盛者可选用一些寒凉性的水果，如梨、苹果、香蕉、橙子、西瓜、猕猴桃、桑葚、柠檬等；还有一些水果性偏平和，如桃子、枇杷、葡萄、甘蔗等，可适量食用。除此以外，有一些靶向药物治疗时，不吃西柚或者尽量少吃柚子类水果。这些药物包括：克唑替尼、达沙替尼、厄洛替尼、依维莫司、拉帕替尼、尼罗替尼、帕唑帕尼、舒尼替尼等。

第13问：肿瘤患者可不可以常吃坚果？

答：坚果的营养成分主要有不饱和脂肪酸、蛋白质、糖、氨基酸、维生素、矿物质等，常见的坚果有核桃、杏仁、榛子、花生、板栗、白果、腰果等。核桃有健脑、降低胆固醇、益寿美容的功效，杏仁有抗炎、镇痛、抗肿瘤等功效，白果有抗菌、祛痰等功效，腰果有截疟等功效。但各种坚果均不宜食用过多，而且食用时要注意保质期，有些坚果如花生发霉后食用可引起肝癌，生活中应注意。

第 14 问：肿瘤患者能不能饮酒？

答：日常生活中我们常饮用的酒类主要是啤酒、白酒和葡萄酒。啤酒是以大麦芽、酒花、水为主要原料发酵而来，乙醇含量较少；白酒又叫烧酒；葡萄酒是由新鲜的葡萄或葡萄汁经完全或部分发酵酿成，除含水分、乙醇外，又含酸类、甘油、转化糖、葡萄糖等。乙醇在胃肠道中吸收迅速，一般约有 20% 在胃中吸收，其余在小肠中吸收，空腹时吸收最多，乙醇可以扩张皮肤血管，乙醇含量较低的酒类（10% 上下），可增加胃液和胃酸的分泌，更高浓度（20% 以上）乙醇内服则抑制胃液分泌，减弱胃蛋白酶活性，40% 以上浓度的乙醇则对胃黏膜有强烈刺激。乙醇大部分在肝脏代谢，长期过量饮酒会使人体对乙醇产生耐受性，并对胃、肝、肾等产生影响，故饮酒需适量，肝癌、胃癌等患者尤应注意。

第 15 问：牛羊肉易上火，肿瘤患者能不能吃牛羊肉？

答：牛肉，性味甘平，入脾、胃经。《名医别录》言其“安中益气，养脾胃”。《本草拾遗》言其“消水肿，除湿气，补虚，令人强筋骨、壮健”。牛肉中含有蛋白质、脂肪、维生素 B_1、维生素 B_2、钙、磷、铁及各种氨基酸，因此，体质虚弱的肿瘤患者可适量进食牛肉。

羊肉，性味甘温，入脾、肾经。《名医别录》言其“缓中……虚劳寒冷，补中益气，安心止惊”。《日用本草》言其“治腰膝羸弱，壮筋骨，厚肠胃”。羊肉中含有蛋白质、脂肪、钙、磷、铁、维生素 B_2 等，因此，脾胃虚寒的肿瘤患者也可适量进食羊肉。但羊肉性温，对于虚热或实热证患者则不适宜，《医学入门》言：“素有痰火者，食之骨蒸。”因此，平素易上火的患者要少食。另外，肿瘤患者在放疗期间不宜进食温热性食物，放疗在中医属于“热毒”的范畴，此时宜清淡饮食，勿食用辛辣刺激及温热性食物。

第 16 问：肿瘤患者能不能吃鸡鸭鱼肉？

答：鸡肉，性味甘温，入脾、胃经。含有蛋白质、脂肪、钙、磷、铁、维生素 B_2 等。具有温中补气、填精益髓之效，因此食欲缺乏、气虚乏力的肿瘤患者可适量进食鸡肉。

鸭肉，味甘、咸，性微寒，入脾、胃经，兼入肺、肾经。含有蛋白质、脂肪、钙、磷、铁、维生素 B_2 等。具有滋阴养胃、利水消肿之效，因此阴虚火旺的患者可适量进食鸭肉，而脾胃虚寒之人则宜少食。

鲤鱼，性味甘平，入脾、肾经。富含蛋白质、脂肪、维生素 A、维生素 B_1、维生素 B_2 及十余种氨基酸，具有利水消肿、下气、通乳之效。肿瘤患者多体质虚弱，因此可适量进食鲤鱼，对于伴见下肢水肿、小便不利之人尤宜。

鲫鱼，性味甘平，入脾、胃、大肠经。富含蛋白质、脂肪、糖类、维生素 A、维生素 B_1、维生素 B_2、维生素 B_{12} 等，具有益气健脾利湿之效，对于脾胃虚弱、纳差的患者尤宜。

草鱼，性味甘温，具有暖胃和中之效，对于平素脾胃虚寒之患者尤宜。

第 17 问：肿瘤患者能不能吃辣椒、大蒜等辛辣物？

答：常有人讲，服中药时需忌辛辣，实际上中医古籍中正确的说法应该是忌五辛。五辛是指五种有辛味的蔬菜，又称五荤。五辛的概念首次出现在汉代的《伤寒论》中，如桂枝汤方后注“禁生冷、黏滑、肉面、五辛、酒酪、臭恶等物”。明代李时珍在《本草纲目》“蒜”的条目下认为蒜为五辛之一，并记载了三种对于五辛的认识，即练形家认为五辛是小蒜、大蒜、韭、芸薹（油菜）、胡荽（香菜），道家则认为五辛为韭、薤（藠头）、蒜、芸薹、胡荽，而佛家则认为大蒜、小蒜、兴渠、慈葱、茖葱为五辛。

小蒜、大蒜、韭、薤、兴渠、慈葱、茖葱均为葱属植物。葱属植物是一类具有较高药用和膳食价值的植物资源，含有多种生物活性物质，主要包括含硫化合物、甾体化合物、黄酮类化合物、多糖类化合物、含氮化合物等。现代研究表明，这些活性物质具有一定的抗氧化、抗肿瘤、抗菌、预防心脑血管疾病等功能。而多项研究显示芸薹属植物的主要代谢物 3，3′ – 二吲哚甲烷可表现出较强的肿瘤化学预防效应和抗肿瘤效应。也有研究表明，大蒜提取物 S– 烯丙基 –L– 半胱氨酸对小鼠放疗损伤具有一定保护作用。而关于肿瘤化疗期间能否食用五辛，尚没有相关文献研究报道。

而现在为大多数人所喜的辣椒，则是明朝末年才传入中国的。在此之前，中国人从胡椒、芥辣、茱萸等获取辣味。辣椒，也有古人称之为辣茄、辣虎、食茱萸，俗名辣子。味辛，性热，有温中燥湿、开胃消食的功效。《本草纲目拾遗》中记载：“久食发痔，令人齿痛咽肿。”大量研究证实，辣椒的主要成分辣椒碱在体内和体外均具有显著的抗肿瘤作用。辣椒碱既可通过调控致癌物质的代谢以及致癌物与 DNA 的相互作用，从而发挥癌症化学预防作用，也可通过抑制肿瘤细胞迁移、侵袭和转移等方式进而发挥抗肿瘤作用。还可提高化疗敏感性，增强化疗疗效。

虽然辛辣食物对于肿瘤有一定的抑制作用，但食用仍应适量。古人认为五辛应少食，若不节制五辛，则易生病。如《养生类要》云："养体须当节五辛，五辛不节反伤身。"唐代孙思邈认为多食五辛伤目，能致人视物不明，又认为热病瘥后食用五辛，容易患眼疾。《本草备要》认为多食五辛会生痰动火，损目昏神，其中蒜尤甚。而辣椒虽可以开胃祛湿，但有痔、阴虚血热之人应少食。

第18问：肿瘤患者能不能食用发物？能不能吃螃蟹、虾等海鲜？

答：中医药的饮食禁忌中，广为人所知的一条就是忌发物。那么发物到底是什么，为什么要忌发物，什么疾病需要忌发物呢？发物的概念最早见于明朝《普济方》，发物是容易长疮疖或引起某些病变的食物。而如《名扬百科大辞典》《中医饮食营养学》中则认为发物是指能引起旧疾复发、新病增重的食物，包括腥膻食物、辛辣食物和一些特殊的食物。腥膻食物如海鱼、无鳞鱼（平鱼、带鱼、比目鱼等）、虾、蟹、海味（干贝、淡菜、鲍鱼干等）、羊肉、狗肉等；属于辛辣的食物有葱、姜、蒜、辣椒、花椒、韭菜、酒等；特殊食物如荞麦、豆芽、苜蓿、鹅肉、鸡头、鸭头、猪头、驴头肉等。中医学认为，在发病期间需要忌发物的病证包括疮疡、皮肤病、咳嗽、哮喘等。部分学者认为发物为动风生痰助火或动风发痒之品，疔、疮、痈、溃疡、湿疹患者，尤其是证属肝阳上亢、肝风内动的患者应当禁忌。部分学者结合现代医学的观点认为发物主要是指食物中含有激素、异体蛋白、组胺等物质，常会引起机体变态（过敏）反应，这种变态反应包括皮肤、肠道、呼吸道等处的多种反应。

关于癌症患者的忌口问题不能一概而论，要因人、因病、因治法而异。因人而异，即根据患者不同的体质适当忌口。如肥胖痰湿体质者，可适当少食肥甘厚腻以免助湿生痰；素体虚寒或阴盛体质者可少食生冷之品，防止寒邪积聚体内，损伤阳气；虚热或阳亢体质者则可适当少食羊肉、狗肉及煎炒油炸等辛辣温热食品，以免伤阴动火；湿热体质者可少食辛辣之品，避免助湿生热。因病而异，即不同部位肿瘤，不同病情分期忌口不同。病位居上的肿瘤，如头颈部肿瘤、肺癌、食管癌等适当少服辛辣温燥之品，如烟酒、槟榔、羊肉、狗肉等，因人体上部居阳位，温燥之品易生热动火；病位居下的肿瘤，如肠癌、妇科肿瘤等适当少食生冷、肥甘厚味等，因下部腹部居阴位，生冷、肥腻易伤阳助湿；伴有出血症状的肿瘤患者需要少服辛辣温燥，因其助阳化热加重出血；终末期患者则不必强调忌口，以“胃以喜为补”为原则，只要患者想吃能吃，则随其所欲以获取营养及愉悦感为目的。因治法而异，放疗患者应少食辛辣温燥之品，因放疗是一种热毒，食辛辣温燥之品犹如火上浇油；化疗患者宜清淡以顾护胃气，应少食生冷肥腻，因化疗易伤脾胃，生冷肥腻易聚湿生痰更伤脾胃；术后患者气血亏虚，不可大补，以免出现运化不足，虚不受补；靶向治疗者不宜食用虾蟹海鲜，因为治疗常伴有皮肤瘙痒、腹泻等反应，生冷海鲜易加重症状。

发物可能会加重人体的某些症状，但现在并无研究表明发物会对肿瘤进展或复发造成影响。忌口只是适当少食，并非不能进食。尤其是一些发物中富含优质蛋白、矿物质等营养物质，对维持肿瘤患者良好的营养状况有重要作用。所以，如果患者并不对这些食物过敏，摄入这类食物是必要的。

第19问：肿瘤是“酸性体质”导致的吗？肿瘤患者是不是应该多吃碱性食物？

答：人体内有三套酸碱缓冲系统，保证人体 pH 维持在 7.35 ~ 7.45 的弱碱性状态，如果 pH < 7.35，说明出现了酸中毒，必须马上到医院接受治疗。在这样严密的系统设置下，想通过饮食来改变体内的酸碱度，很明显是不可行的，风靡一时的“酸碱体质学说”也早已被辟谣了。

人们通常认为味道酸的肯定是酸性食物，但其实，酸到倒牙的柠檬却是碱性的，因为食物的酸碱性是由食物在体内分解代谢后所产生物质的酸碱性决定的。常见的酸性食物有鱼、肉、米饭、面食、酒、白砂糖等，常见的碱性食物有蔬菜、萝卜、海带、水果、豆类等。食物的酸碱性很容易就被体液的缓冲系统抵消掉了，因此食物的营养价值和功效才是我们选择时应当参考的重点。

其实，肿瘤和酸性还真有点微妙的关系。研究者们发现，肿瘤细胞处于酸性微环境中，这使得肿瘤细胞更容易生长、转移以及产生耐药性。微环境是指细胞外的细胞间质及其中的体液成分，正常细胞难以在酸性的微环境中存活。肿瘤酸性微环境主要是由糖酵解增强和缺氧导致的，是近年肿瘤诊断和治疗的热点之一。

第20问：肿瘤细胞依靠葡萄糖生长，不吃饭能把肿瘤饿死吗？

答：目前没有任何研究证实通过饥饿能够饿死肿瘤，相反，更好的营养状态能帮助患者提高免疫力、承受治疗的副作用、抵抗肿瘤的消耗。

聪明的科学家一直在尝试用其他方式“饿死肿瘤”，例如抗肿瘤血管生成类药物（靶向治疗），通过阻断肿瘤的血管，使肿瘤细胞无法获得养分，肿瘤很快就缩小、坏死了。

第21问：输液补充营养比饮食更好吗？

答：有些患者认为，静脉输液补充营养最好，不需要注意饮食。其实恰恰相反，营养治疗的原则是，患者只要能经口进食，就一定要通过正常的方式摄取营养。一方面，如果长时间不进食，肠道黏膜会萎缩，可能引起肠道菌群失调；另一方面，肠外营养（输液）补充的营养素较单一，只能在短期内使用，而自主的进食营养全面、均衡。中医认为“有胃气则生，无胃气则死”，胃肠道功能的恢复、强健是全身生理功能康复的基础。

第22问：肿瘤患者能不能补硒？

答：近些年流行病学研究表明，硒摄入量低、血浆硒水平低的人群的癌症发病率增加，包括乳腺癌、肺癌、胃癌、膀胱癌、卵巢癌、胰腺癌、甲状腺癌、食道癌、头颈部癌和黑色素瘤。市场上出现各类补硒产品，与无机硒相比，有机硒更容易被机体吸收和利用，硒麦芽、酵母硒、海藻硒、天然动植物体内的硒蛋白等均是有机硒，食用含此类物质的制剂或食品能更安全有效地达到补硒效果。《中国居民膳食营养素参考摄入量》对于18～50的健康成年人推荐补硒量是一天50μg，最高一天400μg。通过食用富硒食品，或是含有机硒的微藻片等均能达到补硒效果。国外研究提示，较高浓度的硒有利于延长肿瘤患者的生存期，这部分患者血清硒浓度通常超过70μg/L。不论是治疗前还是治疗中或维持治疗阶段均可以合理补硒减少副作用、提高治疗效果。硒对不同分期的肿瘤病人的效果无明显差别，不同分期病人可以根据治疗状况适当控制硒摄入量在50～200μg/d，避免过量。过量摄入硒可能会导致急性或慢性中毒，建议在医师建议下，结合自身情况适当补充。

第四章
康复护理与饮食食谱

第一节　康复护理

临床上根据恶性肿瘤病期的不同，给予不同的治疗方法。如早、中期，因为邪气较盛，正气不虚，故以手术、放疗、化疗等方法治疗；中、晚期，因为正气虚弱，邪气较盛，故以靶向治疗、生物免疫治疗、中医药治疗等为主。然而，手术、放疗、化疗又有较多的不良反应，在此期间，要加强饮食、中药、康复等方面的综合治疗。以下着重介绍放疗、化疗后的康复。

一、术后康复

手术能切除肿物，去除病因，但在一定程度上对身体也有损伤，特别是肿瘤的手术，一般都较复杂，切除范围广，出血及体液丢失情况也较其他手术严重，某些手术还可能对器官功能带来一定影响，加之瘢痕形成粘连等常给机体带来不适感觉，因此手术后的康复、锻炼及疗养是很重要的。增加营养、积极锻炼、调整心态等都是非常重要的。

二、放疗的不良反应与康复

放射治疗能够引起全身及局部的不良反应，为减少反应，除了不断改善放射治疗技术以外，便是在放射治疗后采取相应措施。放疗后全身反应包括乏力、头晕、食欲缺乏、恶心、呕吐及血象下降等，主要是由于放射面积及照射剂量偏大引起。处理方法应当注重全身治疗，注意全身的营养及代谢，给予适当的支持疗法，如口服维生素、静脉补充葡萄糖等。对呕吐较重者，常用甲氧氯普胺、维生素 B 类药物，具有临时止吐效果。必要时给予蒽丹西酮类药物。中药常用补气健脾、清热解毒、降逆止呕等治则来调理。补气健脾常用药有太子参、西洋参、党参、山药等。清热解毒药常用菊花、金银花、板蓝根、蒲公英、紫花地丁、败酱草等。针灸治疗恶心呕吐也常见效果，常用穴位为中脘、内关、足三里等。

放疗中白细胞下降的患者可以服用益气养血的中药，如黄芪、太子参、沙参、麦冬、当归、赤芍、女贞子、枸杞子、鸡血藤等。放疗也可发生局部反应，皮肤、黏膜常有放射性炎症，出现红斑、丘疹、渗出、脱屑，甚至出现放射性溃疡引起疼痛。局部处理原则是减少和避免局部刺激，如冷热、过度摩擦等刺激；外用较平和的药物，如如意金黄散、甘油等，也可用黄连、黄柏等清热燥湿药煎汁外洗。

肺癌放射治疗有时会引起肺纤维化，甚至急性放射性肺炎，出现气促、胸痛、气短等症状。紧急发病时需住院吸氧，应用肾上腺皮质激素等，病程一般较长又没有特效方法治疗。中医治则以润肺、养阴、镇咳、祛痰为主，如应用沙参、石斛、麦冬、杏仁、桔梗、青皮、枇杷叶、天花粉等药物。鼻咽癌等头颈部肿瘤放射治疗时常引起口、咽部黏膜反应，出现局部干燥疼痛、味觉下降、口腔溃疡、舌面干裂等现象。护理方面应注意局部冲洗，减少局部分泌物，这对预防感染和减轻局部充血、水肿及增加放疗效果都是有好处的。中药治则常以清热利咽、养阴生津为主，常用药物为菊花、射干、北沙参、玄参、女贞子、天花粉、大青叶、蒲公英、连翘等，也可根据不同情况选用口服成药，如鼻咽清毒剂、清音丸、六神丸等。口腔溃疡外用药可用冰硼散、锡类散、珠黄散。

结肠、直肠癌放射治疗时可引起放射性肠炎，出现大便次数多、排便不畅、大便白色黏液、肛门疼痛，甚至里急后重等症状，应嘱患者多饮水，防止便秘，保持大便通畅。中药治疗以健脾化湿、清热解毒为主，常用药为白头翁、秦皮、黄连、马齿苋，可酌加收敛之品。患者应禁食辛辣刺激食物。下腹部放射治疗常引起膀胱炎、尿道炎，主要症状为下腹疼痛、排尿不畅、尿频、尿急、尿痛、尿血等，应当用预防感染的药物。中药治疗以清热利湿、利水泻火为主，常用药为猪苓、茯苓、芦根、木通、淡竹叶、滑石等，也可选用适当的抗生素进行治疗。

三、化疗的不良反应与康复

化疗较放疗更容易引起不良反应，其表现更为复杂和剧烈，需要认真对待。

（一）骨髓抑制

常见的不良反应为骨髓抑制，一般为血小板和白细胞下降，严重时也可以引起血红蛋白和红细胞下降。各种化疗药物对骨髓抑制的情况不同，烷化剂卡铂、多柔比星及丝裂霉素对骨髓抑制较早，卡莫司汀、司莫司汀在停药4 ~ 6周还可以发生白细胞、血小板下降的现象。一般来讲，首程化疗骨髓抑制出现较晚，恢复也快，以后几个疗程骨髓抑制会较早出现，恢复也比较慢。治疗骨髓抑制的常用药物是鲨肝醇、利血生、维生素 K_4 等。对严重的骨髓抑制，尤其是白细胞低下者可以给予粒细胞刺激因子（G-CSF）类药物治疗，血小板低下者给予小剂量新鲜血或输血小板液。中药治疗因化疗引起的骨髓抑制较西药作用持久，许多中药经动物实验已证明有较强的刺激骨髓新生的作用，如滋补肝肾的中药女贞子、山茱萸、枸杞子等，可使因注射环磷酰胺引起的白细胞下降恢复；人参皂苷可使骨髓细胞增殖加速，从而使红细胞、白细胞上升；党参、太子参等可使小鼠血色素及白细胞显著增加。中医学治疗骨髓抑制以辨证施治为基本原则，常用法则为益气养血、健脾补肾等。有时应用强筋骨的中药如骨碎补、透骨草、补骨脂也能收到一定效果。北京中医医院以生血汤为主治疗因化疗引起的骨髓抑制，取得了很好的疗效。

（二）消化道反应

消化道反应是化疗另一个常见不良反应，常出现恶心、呕吐、厌食、腹泻等症状，发生时间不尽相同。氮芥、环磷酰胺等常在注射几天后出现恶心，持续时间也较长。长春新碱和秋水仙碱常引起腹胀。甲氨蝶呤常引起腹泻、口腔溃疡等。预防化疗引起呕吐的方法是尽量睡前空腹用药和化疗前后服用健胃、止吐及镇静药，如甲氧氯普胺（胃复安）、阿托品类药、异丙嗪（非那根）、苯巴比妥等，严重者给予蒽丹西酮类药物，并注意及时纠正电解质紊乱。中药对症处理常用健脾和胃、降逆止呕类药物，如陈皮、枳壳、厚朴、豆蔻、山楂等。止吐较好的有半夏、黄芩、生姜、制胆南星、竹茹等，食欲缺乏可用炒鸡内金、炒麦芽、焦六曲等。总之，固护胃气、降逆止呕是非常重要的，正所谓“有胃气则生，无胃气则死”。脾虚泻泄者可用痛泻要方或参苓白术散等。

（三）泌尿系统不良反应

化疗引起的泌尿系统不良反应，表现为尿频、尿急、尿痛、血尿等症状，调理时应注意多饮水，加大尿量以稀释尿液中有刺激性的成分，口服碱性药物，防止尿液酸化，可加速药物在肾脏中的排泄。中医治疗肾脏毒性常以调理肺、脾、肾三脏为主，常用药为茯苓、猪苓、薏苡仁、车前子、滑石、石韦等。

（四）心血管系统反应

化疗引起心血管方面的症状常较严重。阿霉素常引起心律失常、心功能不全，甚至较难恢复的心力衰竭，应定期检查心电图。中医常以养血宁心为主，常用中药为人参、桂枝、丹参、桃仁、当归、丝瓜络、瓜蒌等。

化疗期间可以做些轻微的体育锻炼，但不可太剧烈。化疗患者的全身反应一般比手术及放疗反应强烈，疲乏无力是常见的现象，多是整天卧床懒于运动所致。其实，化疗期间做些轻微活动，做到动静相结合是有好处的，如做些气功、太极拳、体操等，但均须量力而行，最好在医师的具体指导下进行。散步对于化疗的患者是一种良好的运动，运动量好掌握又不易过劳，既可以调养精神又可以呼吸新鲜空气。散步应从小运动量开始，每天定时定量，到稍感疲乏时为止。散步应选择温度适宜、阳光充足的时间。散步时应安静下来，也应像练气功、太极拳那样，排除杂念，避免一些烦恼干扰内心世界，散步归来可以继续做气功，如坐功或卧功，协助身体解除疲劳。散步往往可以同时达到空气浴和阳光浴的目的，改善体内血液循环，增强新陈代谢，促进早日康复。

四、靶向药物的不良反应及康复

靶向药物如同导弹，从分子的水平上，针对引起肿瘤的异常基因靶点进行精确打击。尽管如此，选择攻击的靶点也并非肿瘤所独有，还是会影响到其他的脏器、组织，但不良反应较放化疗轻微，最常见的有皮疹、手足综合征、腹泻、高血压、口腔溃疡等。

皮疹主要见于面部、胸背部，手足综合征表现为皮肤干燥开裂、瘙痒、疼痛、起疱等，忌用手挤压，避免感染，平时涂抹润肤膏，以缓解症状。中医认为，一方面，肺主皮毛，肺气不利而津液不能输布至全身，另一方面，血脉瘀阻而致四肢气血运转不足，可辨证应用桑白皮、杏仁、百合、玄参、生地黄、紫草、老鹳草、当归等润肺滋阴、活血通络的药物，内服配合外敷、泡洗，有较好的疗效。

消化道反应除了腹泻还有恶心呕吐、食欲减低等，注意清淡饮食，补充足量水分，建议长期口服益生菌调节肠道菌群，如情况严重需服用黄连素、蒙脱石散、易蒙停等止泻药。平时还要注意腹部的保暖，不宜食用生冷饮食。

服用靶向药物期间需要经常监测血压，并定期复查心脏功能。如出现血压升高，及时就医并遵医嘱服用药物，建议应用血管紧张素酶抑制剂或α受体阻滞剂等。

祖国医学在一些疾病的治疗中，应用扶正培本、补气养血、健脾益肾、滋阴壮阳等治则，都可能有提高免疫功能的意义。如扶正中药黄芪、党参、白术、人参、刺五加、女贞子等，确有增强免疫的作用。近年研究较多的多糖类中药，如猪苓多糖、云芝多糖、茯苓多糖、香菇多糖等，都有增强免疫功能的作用。动物实验证实，从甘蔗、麦秆、稻草、玉米芯、葵花盘、葵花秆中所提取的多糖，都有一定的抑瘤作用，动物体重未见减轻，也未见其他不良反应。中医中药在提高肿瘤免疫方面的研究，虽然还刚刚起步，但已显示出了广泛的应用前景。

第二节　食谱选择

1. 烩鸡丝

材　　料　鸡脯肉100克，冬笋50克，蘑菇30克，料酒5毫升，鲜姜、精盐、蛋清、味精、鸡油、猪油各适量，干淀粉6克，肉汤或鸡汤350毫升。

制作方法　① 鲜姜切成细末，略加点水，挤压成姜汁；把干淀粉加一倍水调成淀粉汁；冬笋切成细丝；蘑菇水泡发后，切成细丝；鸡脯肉切成0.5厘米厚的薄片后，再切成细丝；将蛋清倒入，搅拌均匀后，再加入较浓的淀粉汁并搅拌均匀。② 猪油放入锅中，稍微加热后，放入已拌好的鸡丝，随时用平铲拨散，以免粘在一起。到鸡丝发白时即取出，然后沥去油。③ 另在炒锅里放入鸡汤、冬笋丝，以及味精、精盐、姜汁、料酒等调味品。汤开后，撇去浮沫，立即将剩下的淀粉汁倒入，加入蘑菇丝，等汤汁变稠时加炸过的鸡丝，再倒入汤碗里，浇上鸡油即成。

功　　效　温中益气，补精填髓。适用于癌症患者体质虚弱、营养不良。亦用于免疫功能减退，或接受化、放疗后骨髓抑制、白细胞下降的患者。

禁　　忌　肝阳上亢，大便秘结者慎用。

食谱分析　鸡肉性温味甘，具有温中益气、补精填髓的作用；含有丰富的蛋白质、不饱和脂肪酸和众多的维生素、微量元素，所以鸡肉有利于多种疾病的恢复。

2. 糖醋带鱼

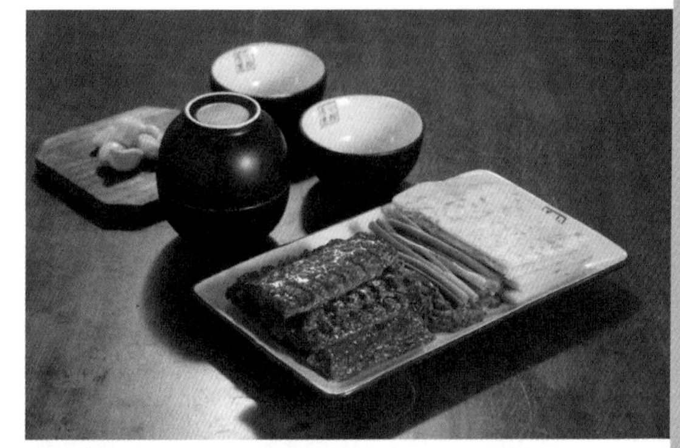

材　　料 带鱼250克，烙饼100克，青葱50克，白醋20毫升，酱油10毫升，白砂糖20克，植物油、葱花、料酒各适量。

制作方法 ① 带鱼洗净，不必去银鳞，但去内脏及肚里的黑色薄膜，洗净，再斩去头尾和鳍，切成约10厘米长的鱼段。在鱼段两面划十字刀（刀深至鱼骨），用部分料酒和酱油等浸泡切好的鱼块约半小时。② 油锅烧热，爆炸鱼块，要随炸随翻动，使鱼块两面都呈金黄色。捞出滤去余油。③ 将少许油放入锅内，先煸葱花，再倒入炸好的鱼块、料酒，焖几分钟，以去腥味。④ 加入白砂糖、白醋等，再煨几分钟，使糖醋味进入鱼肉内即可装盘，再放上烙饼、葱花即可。

功　　效 健脾益气，和中开胃。应用于肿瘤患者消化不良、营养不良、食欲减退和手术后、化疗后、放疗后的恢复阶段。

禁　　忌 有哮喘、中风者少用。糖尿病患者慎用。

食谱分析 带鱼性温，味甘，健脾益气，和中开胃。现代研究表明，带鱼含有丰富的蛋白质、脂肪，也含有较多的钙、磷、铁、碘以及维生素A、维生素B_1、维生素B_2等营养物质。鱼鳞更含有丰富的卵磷脂和多种不饱和脂肪酸。

3. 雏鸡甲鱼

材　　料 嫩鸡1只（约750克），甲鱼1只（约重600克），八角1个，鸡清汤500毫升，熟猪油110毫升，葱段、姜块、精盐、酱油、黑胡椒粉各适量。

制作方法 ① 将嫩鸡宰杀，烫去毛，从脊背开刀，抠去内脏和囊，洗净，剁去头、爪、翅尖不用，再剁成块。② 将甲鱼宰杀，放入六成热的热水中烫一下，去掉皮膜，剁去爪不用，用刀在甲鱼背壳下环切一圈，揭去甲壳，去掉内脏，洗净，剁成块，待用。③ 炒锅放在旺火上，放入熟猪油100毫升，烧至八成热时，下葱段、姜块（拍松）、八角，煸炒几下，见葱白刚变色时，放入鸡块和甲鱼块，煸炒至鸡肉收缩时，加酱油和鸡清汤及甲鱼壳，再用中火炖至鸡烂。④ 然后再将锅移至旺火上，烧至汤汁快干时，淋上熟猪油，出锅装盘，撒上一层黑胡椒粉即成，食时去甲壳。

功　　效 滋阴补阳，益气生血。癌症患者宜经常食用，有增强免疫功能的作用。

禁　　忌 邪毒旺盛者慎用。

食谱分析 甲鱼性平味甘，有滋阴凉血、补肾健骨的作用。鸡肉性温味甘，有补中益气、补精填髓的作用。两味与胡椒、八角同用，可滋阴补阳，益气生血，抗肿瘤。此菜鸡肉烂，甲鱼肉香，味鲜美。

4. 虫草炖肉

材　　料 冬虫夏草10克，猪瘦肉500克，料酒、葱花、姜末、精盐、五香粉、味精等调料各适量。

制作方法 ① 将冬虫夏草用温水洗净；猪瘦肉洗净，下沸水锅焯去血水，捞出，切成块状；与冬虫夏草同入砂锅，加水适量，先以大火煮沸。② 加料酒、葱花、姜末，改以小火炖至猪肉块熟烂，加精盐、五香粉、味精等调料，拌匀即成。

功　　效 益肾补肺，扶正抗肿瘤。

禁　　忌 高血压、高脂血症患者慎用或者少量服用。

食谱分析 有益肾补肺、强身防癌的功效，对肺癌、胃癌、大肠癌等患者病后身体虚弱、自汗畏寒有较好的补虚作用，坚持服食，有辅助治疗功效。

5. 豆苗野鸡片

材　　料 野鸡（山鸡）脯肉150克，豌豆苗60克，熟笋60克，熟火腿20

克，鸡蛋清1个，香油15毫升，熟猪油500毫升，小葱末、白砂糖、味精、料酒、湿淀粉、精盐各适量。

制作方法 ① 将野鸡脯肉洗净，用刀切成片，放入碗中，加入鸡蛋清、湿淀粉、精盐搅拌均匀；熟笋、熟火腿切成片。② 将炒锅放在旺火上，放入熟猪油，烧至四成热，下鸡片走油，用勺推动划开，待鸡片色变白、收缩时，倒入漏勺沥去油。在原锅余油中，下熟笋片、熟火腿片略炒几下，放入豌豆苗，加精盐、料酒、白砂糖、味精，用湿淀粉调稀勾薄芡，烧开后，再放入鸡脯肉片，淋上香油，颠翻几下，出锅装盘，撒上小葱末即成。

功　　效 补脾益胃，宽中下气。用于恶性肿瘤见脾虚纳呆、腹胀等症者，也可用于妇女产后乳汁不下。

禁　　忌 痰湿壅盛者慎用。

食谱分析 野鸡性温，味甘，有滋养温补、强筋健骨、养肝补血的作用。豌豆苗味甘，归脾经、胃经，具有补益中气、通利二便、通乳消瘤的功效；竹笋有开胃健脾、润肠通便之功。此菜鸡肉鲜嫩，色白如玉，豌豆苗嫩绿清香，配以笋片和火腿片，呈白、奶黄、嫩绿、红四色，颇为美观。

6. 甘草小蜜枣

材　　料 炙甘草25克，小枣50克，蜂蜜20克。

制作方法 ① 将炙甘草用清水泡洗30分钟。② 将小枣用清水泡洗40分钟。③ 用一个砂锅，放适量清水，把泡好的炙甘草倒进去。④ 砂锅内水煮开后，再转小火煮30分钟左右，捞出炙甘草留下汤汁。⑤ 把泡好的小枣和蜂蜜一同加入炙甘草汤汁中，用小火炖制到汁黏稠时即可。

功　　效 气阴双补，养血安神。用于放化疗后气血消耗者，伴面白无华、乏力气短、干咳无痰、腹部隐痛、便秘等症状。

禁　　忌 素体痰湿壅盛者禁用，脾虚不能运化者慎用，糖尿病患者慎用。

食谱分析 小枣味甘，性平，是食疗中常用的材料，也是补益脾胃、滋养阴血、养心安神的佳品。蜂蜜清香甜腻，因其滋润之性，可治疗虚劳、营养不良、便秘、咳嗽等阴血亏损的病证。炙甘草具有补脾益气、祛痰止咳、缓急止痛等功效，与小枣、蜂蜜相辅相成，共奏益气养阴、补血安神之功。无病者每日早晚服用3颗小枣，亦可恢复气血，美容养颜，安神助眠。

7. 芫爆百叶

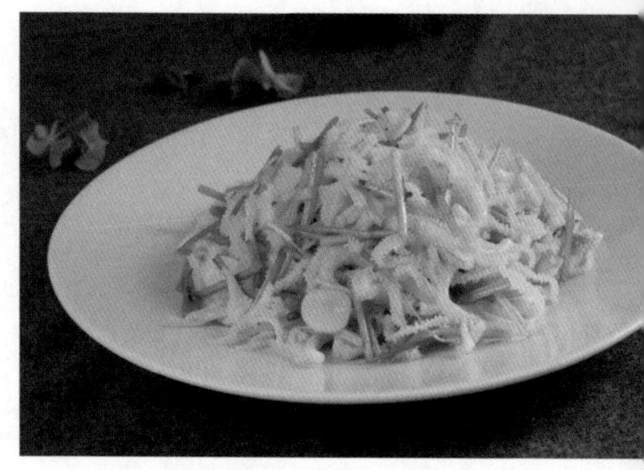

材　　料　百叶8两，香菜梗80克，料酒20毫升，胡椒粉3克，精盐5克，米醋8毫升，香油10毫升，食用油、葱丝、姜丝各适量。

制作方法　① 香菜梗洗净后切成3厘米长的段。② 将百叶洗净后沥干水分，切成0.5厘米宽的条丝。③ 锅中注水700克，加入料酒烧开，下入切好的百叶条丝汆烫8秒钟。④ 锅中放食用油，大火烧热，待油七成热时，放入葱丝、姜丝煸出香味。⑤ 放入百叶条丝，加入胡椒粉、精盐、米醋、香油，快速翻炒均匀，最后加入香菜段即可。

功　　效　补脾益胃，开胃消食。可用于肿瘤患者脾胃虚弱，食少、纳食不香等症。

禁　　忌　痰湿、胃火旺盛者慎用。有破溃者慎用。

食谱分析　百叶即牛胃，味甘，性温，无毒，归脾、胃经，补脾胃，长肌肉。香菜，古称“芫荽”，《饮膳正要》载：“味辛，温，微毒。消谷，补五藏不足，通利小便。”芫荽以其辛温之性醒脾开胃，协助运化，平日消化不好者可经常用它来调味增鲜。

8. 黑白二鲜

材　　料　水发黑木耳150克，大白菜250克，豆油50毫升，湿淀粉10克，酱油、精盐、味精、花椒面、葱花各适量。

制作方法　① 把水发黑木耳择洗干净；选大白菜的中帮或菜心，切成小片。② 锅内放豆油，烧热，下花椒面、葱花入锅，随即下白菜片煸炒，炒至白菜片清润明亮时，放入黑木耳，加酱油、精盐、味精，炒拌均匀，加入湿淀粉调稀勾芡，出锅即可。

功　　效 润肺生津，理气和胃。用于肿瘤患者身体虚弱，老年人慢性咳嗽、咽干痰少、纳食欠佳者。

禁　　忌 大便溏稀者少用。

食谱分析 大白菜味甘，性平、微寒，有养胃消食的作用。大白菜含有大量的微量元素锌和钼。黑木耳味甘，性平，有益气养血、润肺健脾的作用。黑木耳所含的多糖体是酸性异葡萄糖，具有抗肿瘤活性。二者合用，具有润肺生津、理气和胃的功效。本品黑白分明，脆嫩柔软。

9. 植物四宝

材　　料 水发蘑菇50克，水发花菇50克，冬笋60克，青豆20克，料酒、精盐、味精、湿淀粉、蘑菇汤、芝麻油、花生油各适量。

制作方法 ① 将水发蘑菇、水发花菇、冬笋切成片，待用。② 炒锅放在旺火上烧热，加入花生油，烧至六成热时，放入蘑菇片、花菇片、冬笋片过油约1分钟，倒入漏勺沥油。③ 炒锅仍放在旺火上，加入花生油，再放入蘑菇片、花菇片、冬笋片、青豆，加料酒、精盐、蘑菇汤烧沸。④ 再加味精，移至中火上烧1分钟，用湿淀粉调稀勾芡，淋入芝麻油，装盘即成。

功　　效 益气养血，止嗽化痰，利尿消肿。用于肿瘤患者食欲差、消化不良、贫血、咳痰较盛等症状。

食谱分析 鲜蘑菇味甘，性平，有益气和中、利湿解毒的作用。青豆味甘，性平，补中益气，下气利尿。冬笋味甘，性寒，清热化痰，利尿消肿。诸味合用，补益肠胃，止嗽化痰，养血抗肿瘤。

10. 五谷丰登

材　　料 南瓜200克，红薯250克，紫薯250克，麻山药160克，花生200克，白砂糖50克。

制作方法 ① 南瓜切成5厘米长、4厘米宽的角；红薯切成5厘米长、3.5厘米宽的圆柱体；紫薯切成5厘米长、3.5厘米宽的圆柱体；麻山药切成5厘米长、3.5厘米宽的圆柱体。② 花生用大火煮15分钟，煮熟后捞出，控去水分。③ 蒸锅上大火，把南瓜、红薯、紫薯、麻山药、花生用大火蒸15分钟。食用时可蘸取少许白砂糖。

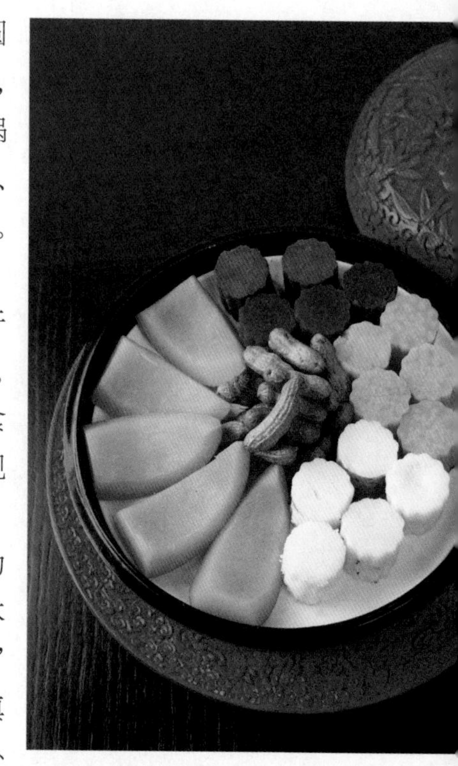

功　　效 健脾益肺，补气生血。此方用于肿瘤症见气血不足、脏腑失养者。

禁　　忌 湿阻脾胃、气滞食积者慎用。食材普遍含淀粉量高，过食可出现反酸烧心。肾癌患者慎用。

食谱分析 南瓜味甘，性温，其色金黄，为土之色，入脾、胃经，《滇南本草》记载："主治补中气而宽利。"番薯，十六世纪末引入中国，《滇南本草》记载有红白两色，可补脾胃，生津液，益肾阴。紫薯富含硒和花青素，是有名的抗肿瘤食品。山药原称薯蓣，色白，为金之色，入肺经，有益肾气、健脾胃、止泄痢、化痰涎、润皮毛的功效。山药为补肺健脾益肾的常用药，其质密而性涩，能够固精气，强身骨，应用在六味地黄丸等经典方剂中。花生富含多种营养物质，而花生红衣更是养血止血的佳品。

11. 冬笋烧肉

材　　料 冬笋200克，猪瘦肉250克，肉汤20毫升，酱油、料酒、白砂糖、味精、猪油各适量。

制作方法 ① 猪瘦肉洗净，切成小块；冬笋剥去外皮取嫩笋部分，也切成同样大的小块。② 烧开水，下猪瘦肉块烫一下即捞起，沥去血水；锅内放入适量猪油，熬热油锅，把已烫过的猪瘦肉块下锅，用旺火煸炒，再放进酱油、料酒、白砂糖、肉汤等炒，移至文火上，盖上锅盖煮。③ 另热油锅，把切好的冬笋块下锅，用旺火炸一下，即捞起放入肉锅里，与猪瘦肉块搅和，再盖好锅盖，继续焖到猪瘦肉块和冬笋块将近酥软时，加入味精即成。

功　　效 益气养血，清热化痰。用于肺癌患者咳嗽痰多，肿瘤患者体质虚弱，或接受化疗、放疗、手术治疗后恢复阶段营养不良、贫血、无力者。也可用于肺结核、支气管炎、支气管扩张、咳脓痰或痰中带血者。

食谱分析 猪肉味咸，性平，滋阴润燥，益气养血。冬笋味甘，性寒，清热化痰，利尿消肿。本品猪肉酥软，冬笋脆香，具有益气补血、清热化痰的功能。

12. 虾米冬菇白菜心

材　　料 大白菜心200克，冬菇10克，虾米5克，食用油、精盐、味精各适量。

制作方法 ① 温水浸泡冬菇后洗净；虾米浸泡待用；大白菜心洗净，切成3厘米长的小段。② 食用油熬热，放入白菜心段炒至半熟。再将虾米、冬菇、精盐、味精放入，加些肉汤或水，盖上锅盖，烧透即成。

功　　效 健脾和胃，益肾补气。肿瘤患者手术后、化疗后、放疗后的恢复阶段食欲欠佳、营养不良时均可食用。

禁　　忌 过敏体质者慎用。

食谱分析 白菜味甘，性平、微寒，有养胃消食的作用。冬菇味甘，性平，有补气健脾、和胃益肾的作用。虾米味咸，性温，有补肾壮阳的作用。三味合用，具有补肾和胃、抗肿瘤的功效。

13. 萝卜炖牛肉

材　　料 牛肉200克，红尖椒片1克，胡萝卜50克，白萝卜100克，酱油、料酒、食用油、精盐、生姜各适量。

制作方法 ① 将牛肉洗净，切成块；把胡萝卜及白萝卜削去皮，切成滚刀块，并用开水焯过；生姜切成片。② 牛肉块入锅后用食用油、酱油、料酒拌匀，再放入精盐、生姜片，再加水没过牛肉块，炖煮。待牛肉块将要炖烂时放入两种萝卜块，烧至酥烂入味即可装盘，再撒上洗净的红尖椒片，即可食用。

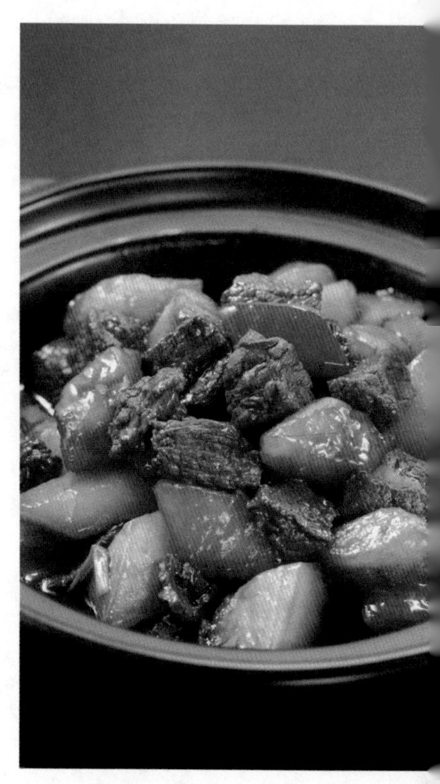

功　效　健脾和胃，抗肿瘤解毒。用于肿瘤术后恢复阶段和上呼吸道感染等。

禁　忌　热盛者慎用。

食谱分析　牛肉味甘，性平，补气养血，强筋壮骨。现代研究表明，牛肉含有大量的蛋白质、维生素B_1、维生素B_2、钙、磷等。胡萝卜味甘，性平，健脾化滞，润燥明目。白萝卜味辛、甘，性凉，下气宽中，消食化痰，清热凉血。诸味合用，具有健脾和胃、养血明目、抗肿瘤解毒的功效。

14. 玉兰冬菇瘦肉汤

材　料　水发冬菇200克，净冬笋250克，猪瘦肉100克，高汤700毫升，绍兴酒、精盐、味精、熟猪油各适量。

制作方法　① 将净冬笋切成长薄片；猪瘦肉切成米粒状。② 炒锅放在中火上，加入熟猪油烧热，放入冬笋片、猪瘦肉粒煸炒，加入高汤（250毫升）、精盐、味精、绍兴酒煮20分钟，拣起冬笋片放在汤碗的右边，叠成玉兰花状。再将水发冬菇切成片，摆在冬笋片的左边同样叠成花状，然后加入高汤（100毫升）、精盐、味精，上笼屉用旺火蒸30分钟取出，扣在另一个汤碗上。③ 砂锅放在旺火上，高汤（350毫升）下锅，加入味精烧沸后，徐徐浇在笋片和冬菇上即成。

功　效　滋阴补肾，健脾益气。适宜于肺癌、胃癌等肿瘤患者体质虚弱者，也适用于慢性胃炎，脾虚纳呆、肾虚腰酸、头昏耳鸣、咳嗽多痰者。

禁　　忌 热毒壅盛者慎用。

食谱分析 冬菇性甘，味平，无毒，归肝、胃、肾经。冬笋性甘，味寒，归肺、胃经。冬菇、冬笋与猪瘦肉合用，有滋阴补肾、健脾和胃、理气化痰、抗肿瘤解毒之功。此菜呈黄、黑两色，菇香笋脆，清鲜爽口。

15. 葱烧海参

材　　料 水发海参350克，大葱20克，蚝油15毫升，白砂糖15克，精盐13克，老抽25毫升，食用油、湿淀粉适量。

制作方法 ① 将海参和大葱切成长5厘米，宽2 ~ 3厘米的斜条，然后将海参条放入沸水中（250克水），再加入老抽20克、精盐10克、白砂糖5克，旺火煮2分钟捞出。② 锅上火，下食用油烧热，将大葱条炸至黄色备用。③ 锅里放炸好的葱条，再放入蚝油、清水及剩余的老抽、精盐、白砂糖，将海参条放入锅里，用微火煨2 ~ 3分钟，上旺火，放入湿淀粉勾芡，出锅即可。

功　　效 补肾益精，养血润燥。本方用于肿瘤症见贫血体弱伴有外感风寒者。

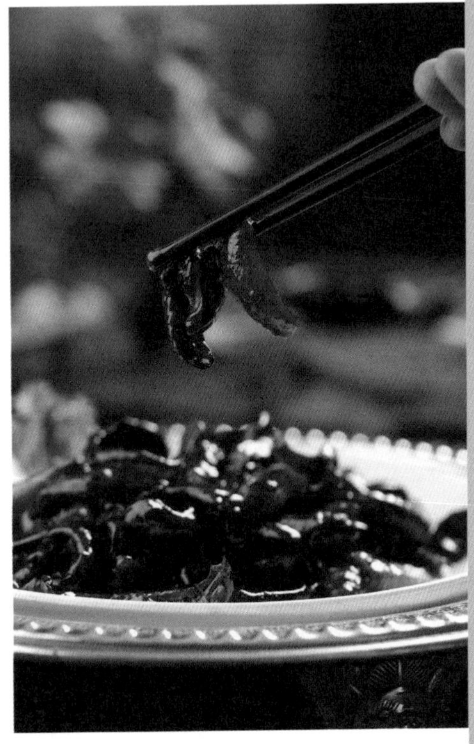

禁　　忌 表虚多汗者慎用，过敏体质者慎用。

食谱分析 海参性温，味甘、咸，能补肾益精，养血润燥，除湿利尿，含有丰富的蛋白质、海参多糖、维生素、微量元素等，具有抗肿瘤、免疫调节、抗菌、降血糖等多种功效。葱白性温，味辛，可发表、通阳、解毒、杀虫，主治风寒感冒、阴寒腹痛等证。二者合用，对贫血体弱、外感风寒的肿瘤患者尤佳。

16. 鸡丝烩豌豆

材　　料　鸡肉100克，嫩豌豆150克，生淀粉、料酒、葱末、姜末、食用油、精盐、味精各适量。

制作方法　① 将鸡肉切成肉丝，用料酒、葱末、姜末、精盐调汁泡好；生淀粉加水调汁待用；把嫩豌豆剥好，洗净。② 将食用油熬热，倒下豌豆略炒，放入少许精盐。再把鸡丝倒入，急炒几下，加少量肉汤或开水烧一会儿，再加入淀粉汁，烩熬即成。

功　　效　补益气血，抗肿瘤解毒。用于肿瘤患者以及放疗、化疗后身体虚弱者。

禁　　忌　豌豆多食易胀气，大肠癌患者慎用。

食谱分析　本品补益气血，降压祛脂，抗肿瘤解毒。本品含有大量的蛋白质、脂肪、钙、铁、烟酸、维生素等营养物质。

17. 肉末炒蚕豆

材　　料　猪瘦肉50克，嫩蚕豆150克，食用油、酱油、精盐、葱末、姜末各适量。

制作方法　① 将猪瘦肉洗净，剁成碎末；嫩蚕豆洗净。② 将食用油熬热后，煸炒葱末、姜末，继炒猪瘦肉末，炒至半熟时，把酱油、精盐等放入拌和，再将蚕豆放入一同煸炒，如太干可略加水或汤，炒透炒熟即成。

功　　效　健脾祛湿，益气养血。肿瘤患者手术后、放疗后、化疗后恢复阶段均可选食。

禁　　忌　蚕豆多食易腹胀，大肠癌患者慎用。

食谱分析　蚕豆又名胡豆，性平，味甘，入脾、胃经，有健脾利湿、消退肿瘤的作用。与猪瘦肉合用，具有健脾祛湿、补益气血的功效。

18. 豌豆熘鱼片

材　　料　鲤鱼肉250克，豌豆100克，火腿10克，鸡蛋清1个，豆油、湿淀粉、精盐、料酒、味精、大葱、生姜、大蒜、清汤、花椒油各适量。

制作方法 ① 把鲤鱼肉切成片，放在鸡蛋清中，抓拌均匀；再把火腿切片；大葱切段，大蒜切片，生姜切丝。② 锅内加豆油，烧至五六成热时，将鱼片投入油中，用手勺轻轻翻动，待鱼片浮起时，捞出，控净油后备用。③ 再把锅内的油烧热，用葱段、姜丝、蒜片炝锅，下入豌豆和火腿片，加入精盐、料酒、清汤翻炒。④ 待汤沸时，用湿淀粉勾芡，再将鱼片下锅，轻轻滑动一下，撒入味精，淋入花椒油即可。

功　　效 健脾益气，利水消肿。肿瘤患者手术后或化疗、放疗后均可选食。

禁　　忌 尿多便溏者慎用，大肠癌患者慎用。

食谱分析 鲤鱼肉，性平，味甘，有健脾除湿、利水消肿、补益气血、抗肿瘤解毒的作用。豌豆，性平，味甘，有补中益气、下气利尿的作用。

19. 冬笋炒牛肉

材　　料 冬笋200克，牛肉150克，蚝油40毫升，蒜蓉、生姜片、葱丝、精盐、料酒、湿淀粉、油各适量。

制作方法 ① 将冬笋洗净，切片；牛肉切小块。② 笋片加精盐滚过，再起锅落油，将牛肉块泡温油，捞起。③ 随即放蒜蓉、生姜片、葱丝、精盐、笋片、牛肉块、料酒炒匀，湿淀粉勾芡，加蚝油便成。

功　　效 健脾益气，清热化痰。常用于肺癌咳嗽多痰者，或食管癌、胃癌以及泌尿系统肿瘤食欲不佳、营养不良者。

禁　　忌 大便稀溏者少用。

食谱分析 冬笋性寒，味甘，归肺、胃经，有化痰下气、清热除烦、凉血润肠、利尿消肿的作用。研究发现，冬笋含有一种抗艾氏腹水瘤、肉瘤S-180的多糖，且有丰富的纤维素，有利于消化，可预防大肠癌。与牛肉合用，具有补脾胃、益气血、清痰热、强筋骨的功效。

20. 清炖海参

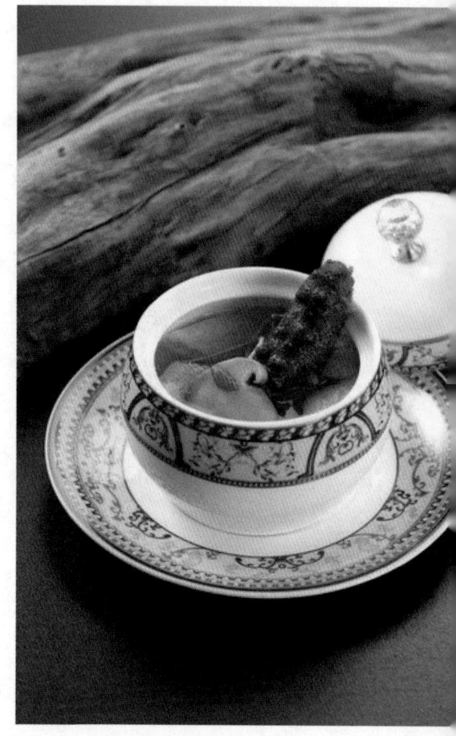

材　　料 海参500克，瘦火腿肉片30克，干口蘑15克，枸杞子0.5克，竹笙0.5克，料酒15毫升，食用油15毫升，味精4克，生姜片6克，葱段3克，高汤150毫升，精盐、胡椒粉各适量。

制作方法 ① 置锅于火上，烧热，放入食用油，投入生姜片、葱段煸透；烹入料酒，加入一半高汤，烧滚后，放入海参煨10分钟捞起。将海参除去生姜片、葱段，沥干水分，放入炖盅内，加入剩余的高汤。② 干口蘑用水发透后，洗净泥沙，切成同瘦火腿肉片相等大小，与火腿片、枸杞子、竹笙一起，放入海参炖盅内，加入味精、精盐、胡椒粉，盖上盖子，上笼蒸约30分钟取出即成。

功　　效 补气养血。适用于肺癌以及放、化疗后的血象低下者。

禁　　忌 外感风寒或湿阻中焦者慎食，过敏体质者慎用。

食谱分析 海参，性温，味甘、咸，主入心、肺、脾、肾四经，滋补气血津液。据研究，海参的营养价值很高，富有高级蛋白质和有机盐等多种营养成分，但几乎不含胆固醇。从海参中提取的黏多糖，能抑制癌细胞的生长和转移。火腿味咸，性温，口蘑味甘，性平，协同主料的补益之力，再配以温热的葱、姜、料酒、胡椒等调料，共成补虚益损、养血润燥之品。

21. 红烧甲鱼

材　　料 甲鱼1000克，鸡翅300克，猪五花肉250克，葱白50克，姜片50克，鸡汤500毫升，精盐、料酒、酱油、味精、胡椒粉、麻油各适量。

制作方法 ① 甲鱼按常法宰杀，去甲壳、内脏，洗净，去脚、爪，切成四块，甲壳煨汤用。猪五花肉切块，鸡翅切段，一起入沸水锅内氽一下，捞起。将甲鱼盛入碗内，上笼蒸之。② 油锅烧热，放入猪五花肉块、鸡翅段、葱白、姜片，炒四五分钟，加酱油、精盐、料酒、鸡汤烧沸，倒入炒锅内，移至小火上炖煮。③ 放入甲鱼块后，再在旺火上煨，加入味精、胡椒粉、麻油，肉烂熟时，即可食用。

功　　效 滋阴养血，益肾壮骨。适用于肿瘤症见气血亏虚者。

禁　　忌 脾胃阳虚者、孕妇忌服。

食谱分析 甲鱼，性平，味甘，有滋阴补虚、凉血益肾、健骨散结的作用。甲鱼含有大量的营养物质，如蛋白质、脂肪、维生素、无机盐等，并可促进血液循环。与猪肉、鸡翅等合用，具有补益气血、滋养五脏、抗肿瘤消肿的功效。此菜味道鲜美，营养丰富。

22. 鸡肉三鲜汤

材　　料 水发海参50克，鲜虾仁30克，鸡脯肉50克，青菜心25克，鸡蛋清1个，清汤500毫升，湿淀粉、酱油、精盐、料酒、味精各适量。

制作方法 ① 将每个海参用刀切成四大片；将鸡脯肉切成片，和鲜虾仁同放一个碗内，加入鸡蛋清、精盐、湿淀粉拌匀浆好，待用。② 锅内放清水1000毫升烧开，将鸡肉片、虾仁、海参、青菜心分别在沸水内煮熟，均捞至一个汤碗内。炒锅烧热，放入清汤、酱油、精盐、料酒、味精，烧沸去沫，浇入汤碗内即成。

功　　效 滋阴补肾，益精养血。适用于肿瘤患者体质虚弱、食欲欠佳、营养不良者。另外，可用于肺结核、神经衰弱、贫血者。

禁　　忌 大便秘结者少用，过敏体质者慎用。

食谱分析 海参，性温，味甘、咸，补肾益精，养血润燥。虾仁，性温，味咸，有补肾壮阳的作用。二者与诸味合用，有补肾壮阳、益精养血、抗肿瘤解毒的功效。菜汤清淡味美，嫩滑清口。

23. 芙蓉鱼片

材　　料 鱼泥500克，葱末5克，姜末5克，熟火腿末5克，精盐3克，料酒5毫升，熟猪油10克，熟火腿片10克，水发香菇20克，豌豆苗30克，料酒、精盐、味精、湿淀粉各适量，熟鸡油6毫升，熟猪油1000毫升。

制作方法 ① 鱼茸的制备：将鱼泥500克，放入钵中，加水400克，顺同一方向搅至有黏性时，加水350克，再按前法搅匀5分钟左右；加葱末、姜末、熟火腿末、精盐、料酒、熟猪油，一起搅匀即成。② 将炒锅放在中火上烧热，下熟猪油，烧至三成热时，用炒勺将鱼茸多次连续地舀入油锅（油温区保持在二成热左右，不能升高），氽约30秒钟，即成片状；翻身后，再氽30秒钟左右，捞起。锅内留油15克，放入料酒、水、熟火腿片、水发香菇、味精，用湿淀粉勾成薄芡，倒入鱼片，再放上洗净的豌豆苗，将鱼片轻轻地翻身，淋上熟鸡油即成。

功　　效 益气养血，滋阴补肾。肿瘤患者形体消瘦、食欲缺乏、营养不良，或在手术后，或接受化疗、放疗期间均可食用。亦可用于高血压、慢性胃炎、肝炎、贫血者。

食谱分析 本品具有暖胃和中、平肝祛风、补益气血、滋肾生津的功效。此菜白如芙蓉，缀以火腿、豆苗，外观素雅清淡，肉质柔滑鲜嫩。

24. 龙井鱼片

材　　料 青鱼1条（重约1500克），火腿末15克，龙井茶叶5克，熟竹笋片50克，水发香菇片10克，鸡蛋清2个，鸡汤125毫升，熟猪油500毫升，绍兴酒、精盐、味精、湿淀粉各适量。

制作方法 ① 青鱼去鳞、鳃、内脏，洗净，剔去背脊骨、鱼皮、腹部肉和背肉上的红筋，取净肉250克，切成长鱼片，放入碗中，加精盐2克、湿淀粉15克和鸡蛋清拌匀，待用。② 炒锅放在中火上，下熟猪油，烧至五成热时，放入拌好的鱼片，用筷子划散，约10秒钟即用漏勺捞起，盛入盆中。把龙井茶叶放入杯中，加沸水泡约1分钟，去茶叶，留下茶水待用。③ 将炒锅中的油倒出后，放在中火上，放入鸡汤、精盐、绍兴酒、味精、水发香菇片、熟竹笋片，待汤沸时，用炒勺搅拌一下，将鱼片放入，再用炒勺搅拌一下，然后用湿淀粉调稀勾芡，放入茶水，淋上熟猪油。起锅，装入盆中，撒入火腿末即成。

功　　效 益气解毒，清热利水。用于肿瘤症见体质虚弱、感染发热、食欲欠佳者。

食谱分析 本品特点为玉白味鲜，翠绿清香，具有益气、利尿、消食、清热、解毒、抗肿瘤的功效。另外，高血压、高脂血症、心血管病、脑血管疾病等患者，亦宜经常选食。

25. 龙井虾仁

材　　料 大河虾（活）1000克，龙井茶叶3克，鸡蛋清1个，绍兴酒10毫升，熟猪油1000毫升，精盐、味精、湿淀粉各适量。

制作方法 ① 将大河虾去壳，挤出虾肉（用两手指分别捏住虾的头部和尾部，稍用力向中间一挤），盛入小竹箩里，放入冷水中，用筷子轻轻地搅拌，两三分钟后，换水再洗。这样反复洗三次，把虾仁洗得雪白，盛入碗内，放入精盐和鸡蛋清，用筷子搅拌至有黏性时，再放入湿淀粉、味精拌匀，放置1小时，使调料渗入涨透的虾仁。② 取茶杯一个，放上龙井茶叶，用沸水50毫升泡开，放1分钟，取出40毫升茶汁，剩下的茶叶和茶汁待用。将炒锅在中火上烧热，用油滑锅后，下熟猪油，烧至四成热，放入虾仁，并迅速用筷子划散，约划5秒钟，立即将锅端起，倒入漏勺沥去油，再将虾仁倒入锅中，并迅速把茶叶连汁入锅，烹入绍兴酒，放在中火上翻炒片刻，即出锅装盘。

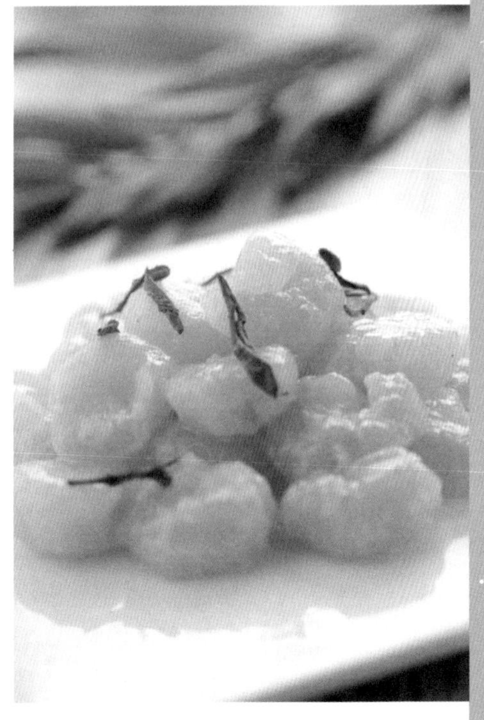

功　　效　补肾助阳，消食利水。适宜于肿瘤患者和高脂血症、水肿患者食用。

禁　　忌　阴虚火旺者慎用。

食谱分析　虾仁性温，味甘、咸，有补肾壮阳、开胃化痰的作用。龙井茶叶可分离出一种多酚类物质，可抑制肿瘤细胞的生长。诸味合用，具有补肾、清热、消食、利尿的功效。本品特点为虾仁玉白鲜嫩，茶叶碧绿味香。

26. 蟹烧海参

材　　料　水发海参250克，蟹肉、黄各50克，熟笋50克，水发香菇25克，香菜3克，鸡清汤200毫升，熟猪油100毫升，小葱末5克，姜末5克，酱油、醋、精盐、绍兴酒、白胡椒粉、湿淀粉各适量。

制作方法　① 将水发海参用刀片成大柳叶片；熟笋、水发香菇切成片；香菜切碎，备用。② 将海参片放在冷水锅里，用旺火烧开后，捞起沥干。③ 炒锅放在旺火上，下一半熟猪油，烧至五成热，下小葱末、姜末（各2克）稍煸，再放进蟹黄翻炒几下，烹绍兴酒，炒出香味时，出锅装盘。④ 炒锅再放旺火上，下剩余熟猪油，烧至五成热，放入剩余小葱末、姜末稍煸，随即放进蟹肉煸炒出香味，加醋、绍兴酒略炒几下，再加鸡清汤、酱油、精盐、海参片、熟笋片、香菇片烧烩入味后，用湿淀粉调稀勾芡，淋熟猪油，起锅装盘。⑤ 将蟹黄盖在海参上，撒上白胡椒粉。上桌时，随香菜佐食。

功　　效　补气养血，益肾填精。适用于肿瘤患者形体消瘦、倦怠乏力、气血不足、大便秘结、小便频数者。亦可用于贫血、肺结核、神经衰弱、肝炎等患者。

禁　　忌　脾胃虚寒者慎用，过敏体质者慎用。

食谱分析　海参，性温，味甘、咸，能补肾益精，养血润燥，除湿利尿。动物实验证实，海参中含有的粗海参霉素对小鼠肉瘤有抑制作用。蟹黄，性寒，味咸，有清热、散瘀、通筋的作用。诸味合用，具有补益气血、滋肾益精、抗肿瘤的功效。此菜汤汁橘红油亮，海参柔润软滑，鲜味精醇。

27. 笼蒸全鸭

材　　料　鸭子1只（约重2500克），火腿100克，水发口蘑50克，水发冬菇50克，水发玉兰片100克，清汤（由猪腿骨、猪五花肉、猪肘子加水煮成）1000毫升，酱油50毫升，料酒50毫升，葱片25克，姜片10克，精盐10克，透明纸半张。

制作方法　① 将鸭子洗净，砸断小腿骨环，剔去鸭掌大骨，抽去鸭舌及食管，剁去鸭嘴，在胸骨上缘剁断脖颈，皮不可剁断。放入沸水锅内煮半小时（三成熟），捞至凉水内洗净，拔净毛根，抽去脊骨，割掉肛门。把鸭头、脖子插入胸脯内，葱片、姜片塞入腹内。

② 将火腿切成长方片，水发玉兰片用刀稍拍，撕成长段。水发口蘑、水发冬菇均去根洗净，每个切为两半。取砂锅一口，把抽出的鸭脊骨剁为两段，放在锅底，鸭腹面朝上放在鸭骨上，口蘑摆在鸭腔中间成一行，玉兰片、冬菇、火腿片分别横摆在口蘑的两边，倒入清汤、酱油、精盐、料酒，用透明纸将砂锅口盖严、捆紧（防止笼屉内蒸气水滴进锅里，保持鸭子鲜味），放入笼屉内用旺火蒸约3小时即熟，取出锅去透明纸，去浮油即成。

功　　效　滋阴益气，利水消肿。适用于肿瘤患者或接受化疗、放疗后出现阴虚发热、口炎舌炎、津液亏耗者。另外，可用于慢性肾炎、肝炎、肝硬化伴少量腹水、病久体弱、食欲缺乏等患者。

禁　　忌　脾虚便溏者慎用。

食谱分析　鸭肉，性微寒，味甘、咸，有滋阴养胃、利水消肿、健脾益气的作用。与诸味合用，具有滋阴补虚、利尿消肿、抗肿瘤的功效。本品特点为清香味鲜，肉烂不腻。

28. 什锦鸭羹

材　　料　熟鸭肉200克，菜花50克，冬笋50克，水发海参25克，水发冬菇15克，水发蹄筋10克，火腿10克，青豆10粒，葱末、姜末、蒜泥、精盐、味精、湿淀粉各适量，清汤（由猪腿骨、猪五花肉、猪肘子加水煮成）750毫升，猪油50毫升。

制作方法　① 将熟鸭肉、菜花、冬笋、水发海参、水发冬菇、水发蹄筋均切成小丁，与青豆一起用沸水焯过；火腿也切成丁，待用。② 炒勺内放入猪油，在中火上烧至八成热时放入葱末、姜末炸出香味，加鸭肉、菜花、冬笋、海参、冬菇、蹄筋、火腿、青豆略炒，再加清汤、精盐、葱末、蒜泥、味精，烧沸后，加入湿淀粉勾芡即成。

功　　效　滋阴补气，益精养血。适用于肿瘤症见身体虚弱、营养不良、气血不足、津液亏耗者，接受放疗、化疗时亦可常食，病后虚弱调养、手术后失血性贫血等均可选用。

禁　　忌　痰盛湿阻者慎用。

食谱分析　鸭肉，性微寒，味甘、咸，有滋阴养胃、利水消肿、健脾益气的作用。冬笋，性寒，味甘，清热消痰，利尿消肿。海参，性温，味甘、咸，有补肾益精、养血润燥的作用。蘑菇，性平，味甘，有补气和胃、理气化痰的作用。蹄筋，性平，味甘、咸，有补血填精、强身健体的作用。诸味合用，具有滋补五脏、益精养血、清补心胸、抗肿瘤解毒的功效。此菜绚丽多彩，鲜香多味。

29. 冬菇烧面筋

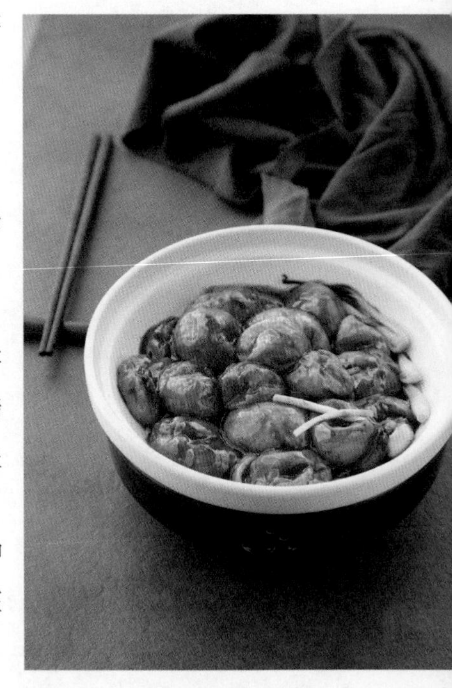

材　　料　面筋100克，干冬菇10克，冬笋20克，油菜10克，精盐、葱丝、姜丝、花生油、酱油各适量。

制作方法　① 将面筋切成块；冬笋切成末；把干冬菇用开水泡发、洗净、去蒂，切成末。② 花生油烧热后，放入葱丝、姜丝爆香，先炒面筋，再把洗好的油菜、冬菇末、冬笋末放入同炒几下，加入酱油、精盐、清水（或高汤）同煮，入味即成。

功　　效　健脾益胃，解毒抗肿瘤。对于肿瘤患者食欲不佳、营养不良或在手术后、放疗、化疗恢复阶段，均可食用。

禁　　忌　脾胃虚寒者慎用。另外，面筋不宜与茭白同吃，同吃宜形成结石。

食谱分析　冬笋性寒，味甘，有清热化痰、利尿消肿的作用。冬菇又名香菇，性平，味甘，有健脾补气、理气和胃的作用。它们与面筋合用，具有健脾养胃、润肺止咳、理气化痰、抗肿瘤解毒的功效。本品面筋松软，冬菇淡鲜，笋片清脆。

30. 姜炒鸭片

材　　料　净鸭脯肉300克，嫩姜10克，净冬笋100克，水发香菇50克，葱白10克，鸡蛋1个，上汤50毫升，熟猪油500毫升，鲜牛奶150毫升，绍兴酒、酱油、味精、湿淀粉、干淀粉各适量。

制作方法　① 将净鸭脯肉切成薄片；嫩姜洗净，切成薄片；净冬笋也切成薄片；水发香菇切块；葱白切成马蹄片；鸡蛋磕开，鸡蛋清打散。② 将鸭片放在碗里，放入鸡蛋清和干淀粉抓匀。酱油、味精、绍兴酒、上汤和湿淀粉调拌成卤汁，加入鲜牛奶调汁。③ 炒锅放在旺火上，下熟猪油烧至五成热时，将挂匀蛋清糊的鸭片下锅，用筷子拨散，炸至白色时，倒进漏勺沥去油。炒锅留余油，放在中火上，先下嫩姜片煸炒一下，再放冬笋片、葱白片、香菇片、鸭片稍炒，倒入卤汁翻炒几下即成。

功　　效　健脾益肺，生津润燥。用于肿瘤患者虚弱劳损、营养不良、大便干结。亦宜用于慢性肾炎、慢性胃炎、肝炎、习惯性便秘、慢性支气管炎等病。

禁　　忌　便溏者慎用。

食谱分析　鸭肉，性微寒，味甘、咸，有益气养阴、利水消肿的作用。生姜，性温，味辛，有温肺止咳、温胃止呕、解毒止泻的作用。本品具有滋补虚损、益肺健脾、利尿消肿、生津润燥、抗肿瘤解毒的功效。

31. 奶油莲香鸡

材　　料　嫩母鸡1只（约1000克），熟火腿丁15克，水发香菇丁25克，水发莲子150克，葱段10克，鲜牛奶250毫升，熟鸡油20毫升，料酒、精盐、味精、湿淀粉各适量。

制作方法 ① 将嫩母鸡按常法宰杀、洗净，最好剔去鸡骨，待用。② 水发莲子用沸水泡过，去皮及莲子心，加入水发香菇丁、熟火腿丁、精盐、味精一起拌匀，放入鸡腹中，刀口用线缝合。然后扭鸡颈皮打个结，放入沸水锅中煮3分钟取出，用水洗净，放在锅中（背朝上），加入葱段、料酒，上笼用旺火蒸2小时取出，去掉葱段，拆去缝合的线，放在大盘中（鸡腹朝上）。将鲜牛奶倒入炒锅中，加入原汤汁、精盐、味精、料酒，烧沸后，立即加入调稀的湿淀粉勾成薄芡，淋上熟鸡油，起锅浇在鸡身上即成。

功　　效 温中补气，益精填髓。适用于肿瘤患者形体消瘦、气血不足、倦怠乏力者，在术后或化疗、放疗期可均可食用。另外，贫血、肝炎、肾炎、营养不良以及慢性肠炎或习惯性便秘者，均可食用。

禁　　忌 毒热壅盛者慎用。

食谱分析 鸡肉性温，味甘，有温中补气、补精填髓、降逆止呕的作用。与火腿、香菇、莲子等合用，可补五脏虚损。此菜色泽乳白，肉质鲜嫩，奶香浓郁。

32. 蚝油双拼鸡

材　　料 白条鸡1只（约900克），笋片100克，冬菇100克，蚝油50毫升，猪油50毫升，鲜牛奶75毫升，上汤500毫升（由鸡肉、牛肉块、猪排骨、火腿骨、鸡杂骨等煨制成的汤），姜片25克，葱段25克，料酒、胡椒粉各少许，食用油适量。

制作方法 ① 用鲜牛奶擦匀鸡身，落油锅炸至淡黄色，然后取起，同姜片、葱段、笋片、冬菇再下锅，加猪油、料酒、蚝油、胡椒粉、上汤，加盖炖熟，晾凉去骨，起肉，切成片。② 一片鸡肉、一片笋、一个冬菇，按序排好摆盘。

功　　效 滋补五脏，益精养血。适用于癌症患者接受手术、化疗、放疗后出现食欲减退、形体消瘦、营养不良、气血不足等症状，另外，也可用于营养不良所致贫血、胃炎、慢性肠炎、慢性支气管炎等病证。

禁　　忌　毒热壅盛者少用。

食谱分析　鸡肉性温，味甘，有温中补气、补精填髓、降逆止呕的作用。与笋片、冬菇等合用，具有滋补五脏、益气养血、温中健脾、抗肿瘤解毒的功效。本品含有丰富的营养物质，如蛋白质、脂肪、维生素以及多种微量元素。

33. 抓炒菠萝里脊

材　　料　猪里脊200克，菠萝100克，白砂糖100克，米醋100毫升，番茄酱20克，面粉、食用油、湿淀粉各适量。

制作方法　① 菠萝切成长6厘米、宽1厘米的条，猪里脊条切成长6厘米、宽1厘米的条。② 面粉加水搅拌均匀，放入猪里脊条，称为“挂糊”。③ 食用油烧至180℃时，下挂好糊的里脊条，炸3分钟，至金黄时捞出，称为“炸里脊糊”。④ 炒锅置旺火，放入白砂糖、米醋、番茄酱，用湿淀粉勾芡，再下入炸好的里脊条、菠萝条，翻炒均匀即成。

功　　效　清热解暑，生津止渴。可用于肿瘤患者身热烦渴、腹中痞闷、小便不利等症。尤宜于夏季服用。

禁　　忌　菠萝含钾高，肾脏病患者不宜食用；糖尿病患者慎用。

食谱分析　菠萝是一种热带水果，含有大量的果糖、葡萄糖、维生素A、维生素B、维生素C、磷、柠檬酸和蛋白酶等物。临床研究观察表明，菠萝蛋白酶能抑制肿瘤细胞的生长，有效防治心血管疾病，可通过激活炎症反应治疗炎症和水肿。菠萝味甘、酸，性微寒，有清热解暑、生津止渴、利小便的功效。

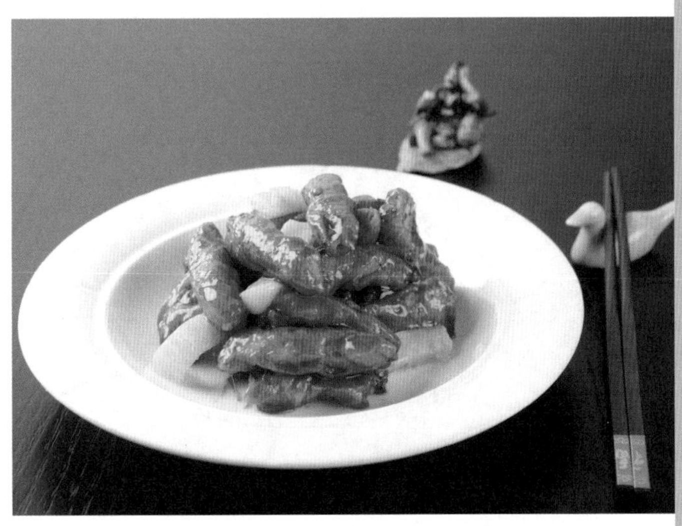

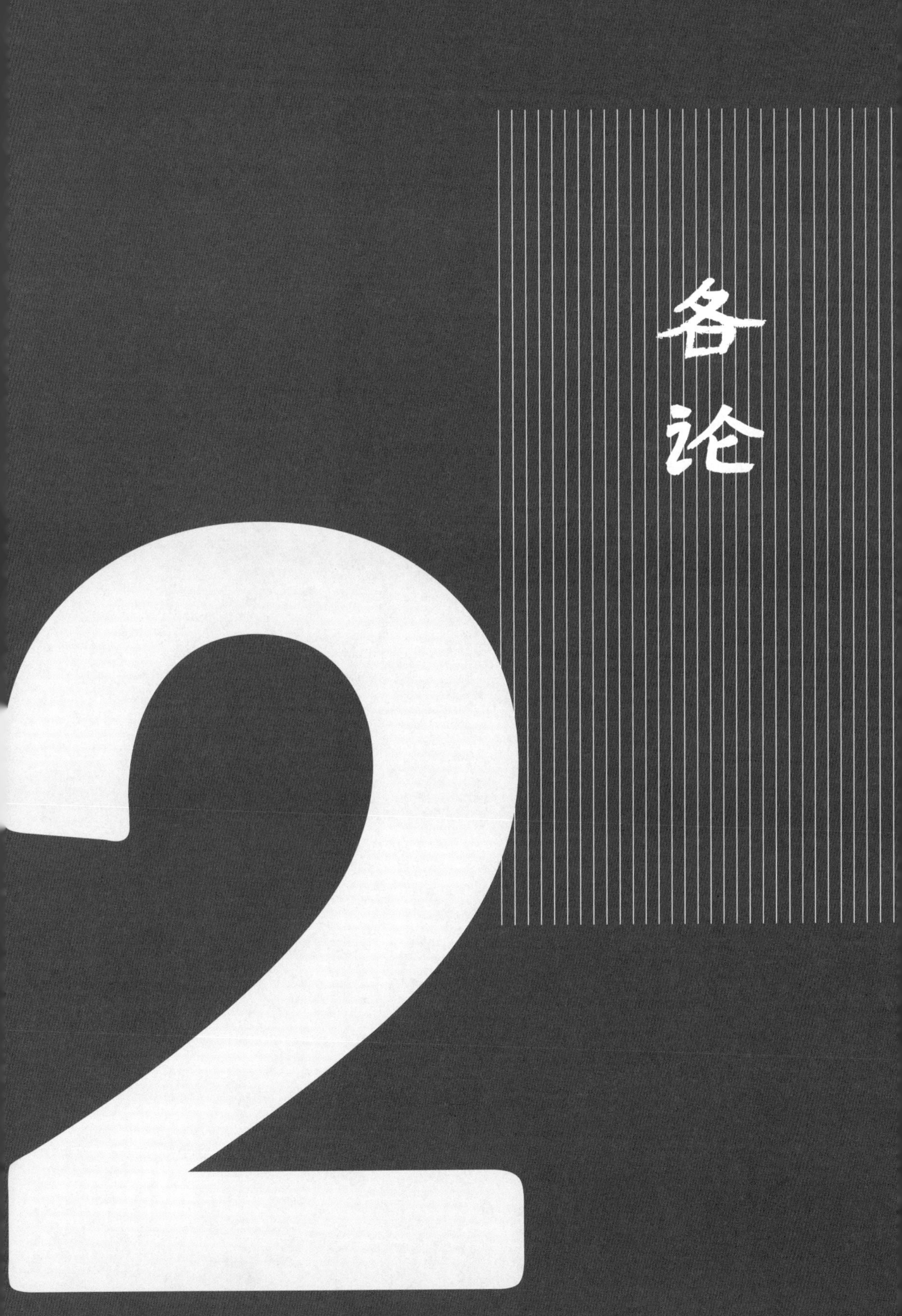
各论
2

第五章
肺癌

第一节　临床特点

肺癌或原发性支气管肺癌是最常见的肺部原发恶性肿瘤，是我国发病率和病死率增长最快、对人群健康和生命威胁最大的恶性肿瘤之一。肺癌的病因至今尚不完全明确，但大量资料表明，长期大量吸烟与肺癌的发生有着非常密切的关系。已有的研究证明：长期大量吸烟者患肺癌的概率是不吸烟者的 15 ~ 30 倍，开始吸烟的年龄越小，患肺癌的概率越高。肺癌的临床表现比较复杂，患者早期症状常见胸痛、咳嗽、咳痰、痰中持续带血或偶有血丝，甚者可引起大咯血，伴有胸闷、气短、喘憋、发热或声音嘶哑等。后期出现呛咳无痰或咯血块、胸腔积液、消瘦、贫血乃至恶病质。由于肺癌所产生的某些特殊活性物质（包括激素、抗原、酶等），患者可出现一种或多种肺外症状，常可出现在其他症状之前，并且可随肿瘤的消长而消退或出现，如肺源性骨关节增生症，与肿瘤相关的副肿瘤综合征等。此外，癌细胞扩散可通过淋巴转移至纵隔淋巴结和锁骨上淋巴结，直接侵犯和种植性转移至胸膜，也可以通过血行转移，侵犯肺、肝、骨、脑等脏器。

第二节　康复护理

一、生活习惯

首先应戒烟，因为吸烟可抑制气管的纤毛运动，减弱肺泡中巨噬细胞的吞噬杀菌作用。肺癌也会由患者的饮食习惯诱发，因此肺癌患者的饮食护理中应当注意选用清补、温补的食物，同时能够健脾养胃，使患者的脾胃保持良好的功能，患者养成定时进餐的饮食习惯，食物营养要合理进行调配。起居有节，动静结合，寒暖适度，加强体质锻炼，如练八段锦。选用能增强机体免疫力、有助于药物抑制癌细胞作用的食品，如甜杏仁、薏苡仁、牡蛎、海蜇、蛤蜊、海参、沙棘等。亦可对症选用具有止咳、退热、止血、顺气、宽胸、止痛作用的食品，以减轻痛苦及增强治疗信心。日常保持平和心态，并可采用暗示疗法、移情、音乐疗法，加强病友之间交流，加强家庭情感支持等，避免忧思恼怒。

二、辨证施食

肺癌患者会有明显胸痛、剧烈的喘促胸闷等临床表现，用药时必须保证中药具有通经络化瘀阻、宣肺化痰与解毒抗肿瘤的作用，如可用相应的半夏、天竺黄等中药。同时进行对症处理，痰多患者雾化吸入化痰中药；咯血患者采取侧卧使气道保持通畅，及时将痰中血块清除干净防止出现窒息现象。患者如果有痰少且不容易咳出、喘促无力等临床表现，多属气阴两伤，使用中药时必须保证起到补气养阴的作用，因此可以选择黄芪、百合、川贝母等对肺部进行保养的药物。如刺激性呛咳时，可用白果、萝卜、荠菜、苦杏仁、橄榄等；痰液黏稠难出者，可用海蜇、荸荠、薏苡仁、海带、紫菜等；并发感染者，可选择冬瓜、薏苡仁、丝瓜、萝卜、荞麦等；发热者，可选用黄瓜、冬瓜、苦瓜、莴苣、百合、苋菜、鱼腥草、马齿苋、西瓜、橄榄、青鱼等；咳血者，选用青梅、藕、甘蔗、梨、海蜇、海参、莲子、海带、豆腐、荠菜、茄子、牛奶、鲫鱼、甲鱼、淡菜等，此时暂禁用温热性的韭菜、葱、蒜、辣椒、羊肉、狗肉等；胸痛明显者，选用油菜、丝瓜、猕猴桃、核桃、荞麦、苦杏仁、茄子、芥菜、橘子、橙子、鲫鱼等，并可在菜肴中加入葱、姜、蒜等。

三、放疗、化疗期间饮食

放疗期间可选择荠菜、豆腐、薏苡仁、苦杏仁、百合、海蜇等。化疗期间可选用鹅血、蘑菇、桂圆、黄鳝、核桃、甲鱼、乌龟、葫芦等保护白细胞，选用鲤鱼、银鱼、胖头鱼、草鱼、绿豆、赤小豆、扁豆等保护消化功能。

第三节　食谱选择

1. 杏仁甘蓝糕

材　料　苦杏仁150克，甘蓝10克，白砂糖60克，奶油、糖桂花、菠萝、橘子、冷甜汤各适量。

制作方法 ① 苦杏仁加水适量，磨成杏仁浆。② 锅中加水150毫升，入甘蓝，慢火煮。③ 甘蓝煮熟烂，加杏仁浆、白砂糖、奶油，搅拌均匀，烧至微沸。④ 出锅倒入盆中，冷却后放入冰箱冻成块，即成杏仁甘蓝糕。⑤ 用刀将杏仁甘蓝糕切成块，放入盘中，撒上糖桂花，加入菠萝、橘子，浇上冷甜汤，即可食用。

功　　效 润肺止咳，化痰平喘。此方可用于肺癌伴有咳喘气促者。

禁　　忌 大便溏稀者慎用。杏仁有小毒，不宜多服。如出现中毒，可以梅子汁解之。糖尿病患者慎用。

食谱分析 杏仁性温，味苦，治咳喘上气，雷鸣喉痹。治心下急满痛，除心腹烦闷；疗肺气咳嗽，上气喘促。苦杏仁苷在体内可分解出氢氰酸和苯甲醛，二者均有较强的抗肿瘤作用。《备急千金要方·食治方》记载，甘蓝性平，味甘，无毒，入胃、肾经，其“久食大益肾，填髓脑，利五脏，调六腑”。甘蓝是世卫组织推荐的最佳蔬菜之一，被誉为“天然的胃药”。此方润肺祛痰，止咳平喘，宜用于肺癌咳喘气促者。

2. 青蒜炒猪肺

材　　料 青蒜300克，猪肺200克，料酒、菜油、盐、味精各适量。

制作方法 ① 将猪肺内的血水冲净，用刀在肺的两叶各竖切开两刀，挤出肺内之水，把肺放入沸水中烫后捞出，洗净，切片。② 青蒜洗净，切段。③ 锅内放入菜油烧热，加入猪肺片煸炒，烹入料酒，入青蒜段炒片刻，加盐、味精，炒熟即成。

功　　效 补肺健脾。适用于肺癌肺脾两虚的患者。

禁　　忌 《滇南本草》载：“青蒜多吃令人胃中痰动，心胃嘈杂，伤肝昏眼目，咳嗽忌食。”有消化道炎症者忌用，咳嗽痰多者慎用。

食谱分析 青蒜性温，味辛，醒脾消食，有一定的抗肿瘤作用。猪肺性平，味甘，补肺止咳，润肺解毒，可用于肺虚久咳、痰喘。

3. 益寿鸽蛋汤

材　　料 枸杞子10克，龙眼肉10克，黄精10克，鸽蛋15克，冰糖20克。

制作方法 ① 枸杞子、龙眼肉、黄精洗净，切碎，放入砂锅中，加水约750毫升。② 煮沸15分钟，将鸽蛋打入锅中，加入冰糖，煮至鸽蛋熟即可。

功　　效 益气养血。适用于肺癌气血双亏者。

禁　　忌 痰毒壅盛者忌用。糖尿病患者慎用。

食谱分析 鸽蛋性平，味甘，补肾益气解毒。枸杞子滋阴补血，可抑制癌细胞的转移。龙眼肉即桂圆，补气养血，有较好的抗肿瘤功效。黄精性平，味甘，补脾，润肺，益精。四味配伍，以补虚见长。

4. 黄芩莲子饭

材　　料 黄芩20克，干莲子10克，粳米200克。

制作方法 ① 将黄芩用清水泡洗30分钟。② 将干莲子、粳米一起用清水泡洗40分钟。③ 用一个砂锅（或其他锅），放满清水，把泡好的黄芩倒进去。④ 锅煮开后，再转小火煮30分钟左右后，捞出黄芩。留下汤汁。⑤ 把泡好的粳米与莲子，一同加入黄芩汤汁，上锅蒸熟即可。

功　　效 清热泻火，益气养胃。适用于肺癌、胃癌热盛出血，或肿瘤患者脾胃虚弱、虚火内扰者。

禁　　忌 素体阳虚、脾胃虚寒患者，服后易腹泻。

食谱分析 黄芩味苦，性寒，入肺、胆、大肠经，善治上焦之火。莲子补脾益肾，养心安神，粳米滋养胃肠，《本草纲目》载："（莲子）禀清芳之气，得稼穑之味，乃脾之果也。"《千金方》："（粳米）平胃气，长肌肉。"以黄芩水蒸莲子饭，颜色金黄，补中寓清，对很多体质复杂的肿瘤患者是颇有助益的，但由于性微寒，阳虚者不适合连日服用。

5. 白萝卜炒章鱼

材　　料 白萝卜100克，章鱼200克，葱花、姜丝、油、盐、味精各适量。

制作方法 ① 白萝卜洗净，切丝。② 章鱼去内脏、洗净，切片。③ 将白萝卜丝、姜丝放入锅中，加油炒至八成熟时，倒入章鱼片、葱花、盐、味精等，炒熟即成。

功　　效 消食化痰，益气生津。此方可用于肺癌伴有咳喘痰多者。

禁　　忌 有过敏体质者慎用。

食谱分析 萝卜性寒，味甘、平，消食化痰，除燥生津，解毒散结。现代研究发现，萝卜有较强的抗肿瘤作用。章鱼性平，味甘、咸，其提取物对小鼠肉瘤S-180抑制率达30%以上。此方消食化痰，抗肿瘤防癌，适用于肺癌伴有咳喘痰多者。

6. 杏仁蒸五花肉

材　　料 甜杏仁30克，五花猪肉500克，冰糖30克，水淀粉5克，酱油、葱花、姜丝、料酒、猪油、香油、香菜各适量。

制作方法 ① 五花猪肉洗净，切成长方块；甜杏仁浸泡去皮。② 将猪油加入锅内烧热，加冰糖15克，煎成紫红色时，加入猪肉块翻炒至肉呈红色，下葱花、姜丝、酱油、料酒、甜杏仁，加温水适量，煮沸后改用慢火炖至七成熟。③ 放入余下的冰糖、水淀粉，翻炒拌匀，盛入大碗中。④ 用蒸锅蒸至肉烂熟，点入少许香油、香菜即成。

功　　效 益气养阴，止嗽定喘。此方适于肺癌咳喘证属气阴两虚者。

禁　　忌 痰湿壅盛者慎用。

食谱分析 甜杏仁，性平，味甘，无毒，有润肺平喘之功。猪肉补虚解毒，滋阴润燥。二味相合，定喘止咳，补虚抗肿瘤，适用于肺癌咳喘患者。

7. 芸豆卷

材　　料 干芸豆50克，白芝麻20克，糖桂花10克，白砂糖20克，红豆沙250克，玉竹叶3克，三色堇花2克。

制作方法 ① 干芸豆用凉水泡12小时，用小火煮成七成熟捞出后用大火蒸2小时，用箩过滤成泥，分好25克/剂。② 白芝麻、糖桂花、白砂糖，调好备用。③ 红豆沙加入清水100克调匀即可。④ 把分好的芸豆泥，擀成长20厘米，宽15厘米后加入调好的馅各一半，卷起，切成4厘米小段，再撒上洗净的玉竹叶、三色堇花即可。

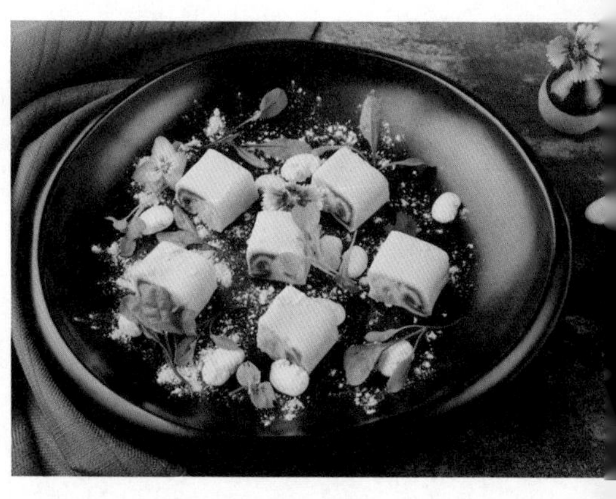

功　　效　补中益气，润肺生津。适用于肺癌，脾肺不足证。

禁　　忌　糖尿病患者慎用。

食谱分析　芸豆卷是一道小甜品，香甜松软，入口即化。《随息居饮食谱》载："豆具五色，功用略同。"凡豆皆可补心脾，解毒。芸豆、白芝麻、白砂糖均为白色，可补中益气，润肺安神；红豆又可利水消肿。桂花以其香气浓郁，常被古人做成桂花酒、桂花露、桂花糕等，有温中散寒、化痰止咳的功效，可为芸豆卷提香。

8. 知母炖牛肉

材　　料　知母50克，黄牛肉500克，料酒、盐、姜丝、葱花各适量。

制作方法　① 黄牛肉洗净，切块，知母洗净。② 二者放入砂锅中，加入葱花、姜丝、料酒、盐等，炖至黄牛肉块烂熟即成。

功　　效　补脾胃，泻肺火。宜用于早期肺癌咳嗽痰喘者，也可用于胃癌、肝癌患者。

禁　　忌　痰湿壅盛者慎用。

食谱分析　知母性寒，味苦，清热滋阴，润肺生津。现代研究证明，知母皂苷有抑制癌细胞生长的作用。黄牛肉性平味甘，补脾胃，益气血，强筋骨。二味合用，平补脾胃，滋阴润肺。

9. 银杏鸭

材　　料　银杏200克，鸭肉500克，高汤500毫升，葱、姜、盐各适量。

制作方法　① 银杏打破去壳，在开水内煮熟，撕去皮膜，切去两头，通去心，再用开水焯去苦味；鸭肉洗净，切块。② 将银杏、鸭肉块放入锅中，加入高汤及各种调料，上笼蒸约2小时，至鸭肉熟烂后食用。

功　　效　补中益气，止咳定喘。用于肺癌久咳不止者。

禁　　忌　咳痰不畅者慎用。

食谱分析　鸭肉性凉，味甘，补中益气，和胃消食。银杏仁又名白果，性平，味甘、苦、涩，有毒，能敛肺止咳，定喘缩尿。二者合用，有平喘补虚、利水退肿的功效。

10. 鸡茸银耳

材　　料　鸡胸脯肉100克，银耳75克，蛋清100克，牛奶50毫升，黄瓜50克，胡萝卜50克，淀粉25克，味精5克，白砂糖10克，料酒10毫升，姜末5克，葱末5克，花生油50毫升，香油25毫升，盐3克，鸡汤适量。

制作方法　① 将鸡胸脯肉斩成茸入碗，加蛋清、牛奶、淀粉，打匀待用。② 银耳泡发，用鸡汤煨烂后捞出待用。③ 黄瓜、胡萝卜切片。④ 将花生油烧至五六成热后，加入调好的鸡茸液，待浮起后捞出，用开水焯洗去浮油，并倒出余油。⑤ 将香油烧热，加入葱、姜末煸炒，再入鸡茸、银耳、黄瓜片、胡萝卜片、鸡汤、调料等，煮沸后稍煨片刻放芡汁，即成。

功　　效　补气养血，滋阴清热。此方用于肺癌气阴两虚以及放、化疗后白细胞低下者。

禁　　忌　凡外感风寒及咳嗽痰多的患者，不宜食用。

食谱分析　鸡胸脯肉，温中益气，补精填髓，为主料。银耳，性平，味甘、淡，滋脾胃；蛋清，润肺；牛奶，补虚损，益肺胃；黄瓜，清热利水；胡萝卜，健脾补虚。以上均为此菜的辅料。再加上姜、蒜等调料，共具平补气血及抗肿瘤之功效。

11. 清蒸鳗鱼

材　　料　鳗鱼500克，细盐1匙，料酒2匙，生姜3片。

制作方法　① 鳗鱼剖腹，洗净，切成大块，置于拼盘中，淋上料酒，撒上细盐，放生姜。② 用旺火隔水蒸1小时，离火，热食。

功　　效　益气养血，祛风通络。适用于肺癌术后气血两虚者。

禁　　忌　此菜食之易饱，过量不易消化，影响食欲。

食谱分析　鳗鱼性平，味甘，《本草纲目》谓其“甚补益”，又能杀诸虫，祛风湿，为此菜之主料。料酒，性温，味甘、辛、苦，醒脾胃，助消化，加强主料祛风、通经络之功；生姜，辛温，亦增温脾胃之功。共成补虚损、治痨瘵、杀诸虫、祛风寒之菜肴。

12. 酱烧冬笋

材　　料　净鲜冬笋1300克，豌豆苗150克，甜面酱50克，精盐、酱油、白砂糖、味精、芝麻油各适量，肉汤100毫升，熟猪油适量。

制作方法　① 净鲜冬笋切成长3厘米、厚1厘米的条。② 炒锅放在中火上，下熟猪油，烧至七成热，下豌豆苗、精盐，煸炒几下，盛入盘的一端。再把炒锅放在中火上，加入熟猪油烧至六成热，下冬笋条微炒一下捞起。③ 锅内留余油，下甜面酱炒熟，加肉汤，放入冬笋条、豌豆苗、酱油、白砂糖烧至汁浓油亮时，加味精、芝麻油，颠匀起锅，盛入盘中即成。

功　　效　健脾化痰，清热利水。适宜于肺癌属痰热壅盛证及膀胱癌患者。也可用于慢性支气管炎黄痰、喘憋等。

禁　　忌　脾胃虚寒者少用。

食谱分析　冬笋性寒，味甘，清热化痰，利尿消肿。诸味合用，有清化痰热、健脾和胃、利尿消肿的功能。

13. 杏仁豆腐

材　　料　杏仁150克，水泡桃胶50克，薄荷叶2克，洋白菜10克，白砂糖60克，奶油、糖桂花、菠萝、冷甜汤各适量。

制作方法　① 杏仁加水适量，磨成杏仁浆。② 锅内加水500毫升，入洋白菜，煮至洋白菜烂熟，加杏仁浆、白砂糖、奶油，搅拌均匀，烧至微沸，出锅倒入盆中。③ 冷却后放入冰箱冻成块，即成杏仁豆腐。④ 用刀将杏仁豆腐切成块，放入盘中，加入糖桂花、菠萝、水泡桃胶、薄荷叶，浇上冷甜汤即可食用。

功　　效　润肺祛痰，止咳平喘。本方用于肺癌伴有咳喘气促者。

禁　　忌　大便稀溏者慎用。糖尿病患者慎用。

食谱分析　杏仁性平，味苦，治咳喘上气，雷鸣喉痹。苦杏仁苷在体内可分解出氢氰酸和苯甲酸等，有较强的抗肿瘤作用。

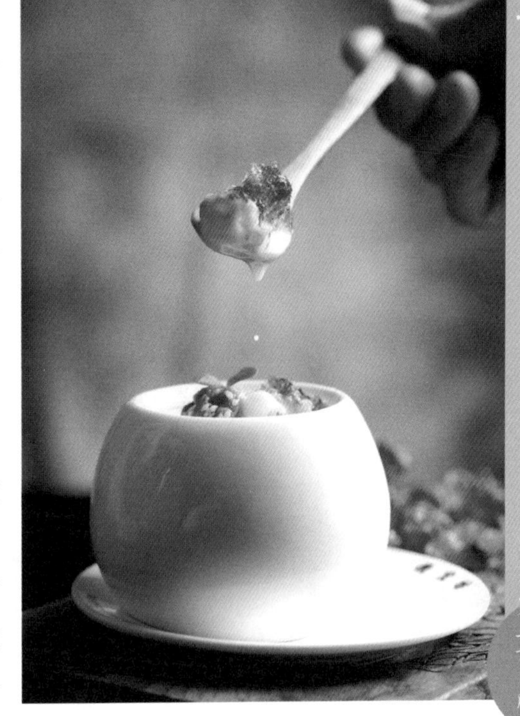

14. 鱼腥草猪肚汤

材　　料　鱼腥草100克，猪肚1个，佐料适量。

制作方法　① 猪肚洗净，将鱼腥草塞入猪肚内。② 放入锅中，加水适量。③ 煮至肚烂汤浓，加佐料适量即成。

功　　效　补虚安中，化痰解毒。宜用于肺癌咳嗽伴有浓痰的患者。

禁　　忌　体虚者慎用。

食谱分析　鱼腥草又称蕺菜，性寒，味辛，清热解毒，排脓止咳。古方用治肺痈特效。现代研究证明，鱼腥草素对小鼠艾氏腹水瘤有明显抑制作用，对癌细胞有丝分裂抑制率可达45.7%，猪肚补虚安中，与鱼腥草合用，可用于肺癌咳嗽伴有浓痰的患者。

15. 知母炖猪肺

材　　料　知母50克，猪肺200克，料酒、姜丝、葱花各适量。

制作方法　① 猪肺洗净，切块，与知母同入砂锅中，并放入葱花、姜丝、料酒等。② 炖至猪肺烂熟即成。

功　　效　补肺泻火。

禁　　忌　湿阻中焦者慎用。

食谱分析　知母性寒，味苦、辛，清热滋阴，润肺生津。现代研究证明，知母皂苷有抑制肺癌细胞生长的作用。猪肺性平味甘，具有补肺止咳的作用。二味相合，补肺气、泻肺火。宜用于肺癌之气阴两虚、咳嗽咯血者。

16. 竹笋枸杞叶

材　　料　鲜枸杞叶250克，竹笋50克，冬菇50克，白砂糖、食盐、食用油、味精各适量。

制作方法　① 鲜枸杞叶去硬梗，洗净；竹笋、冬菇用热水泡发，洗净，切丝。② 炒锅内放入食用油烧热，将竹笋丝、冬菇丝略炒，加入鲜枸杞叶，翻炒片刻。③ 加食盐、白砂糖、味精，起锅上盘。

功　　效　益气养血，止咳化痰。此方宜用于肺癌咳喘痰多者。

禁　　忌　脾胃虚寒者慎用。

食谱分析　枸杞叶味苦、甘，性凉，入心、脾、肾经，有补虚益精、清热止渴、祛风明目之功。枸杞叶提取物对子宫颈癌有明显的抑瘤作用，对小鼠肉瘤S-180亦有较好的疗效。竹笋性寒，味甘，益气养血，止咳化痰。竹笋的水煎提取液具有抑制细胞突变的作用。冬菇味甘、平，性凉，入肝、胃经，有补肝肾、健脾胃之功效，还有化痰理气、益胃和中、抗肿瘤解毒的作用。

17. 川贝雪梨猪肺汤

材　　料　猪肺250克，川贝母10克，雪梨2个，冰糖少许。

制作方法　① 将雪梨削去皮，切成小块；猪肺洗净，切成8块，用手挤去泡沫；与川贝母一起放入砂锅内。② 加冰糖、清水适量，慢火熬3小时后服用。

功　　效　清热化痰，润肺止咳。此方适用于肺癌干咳者。

禁　　忌　脾虚便溏者慎用。糖尿病患者慎用。

食谱分析　猪肺性平，味甘，具有补肺止咳的作用。雪梨性凉，味甘、酸，生津止渴，具有止咳化痰、清肺降火的作用。川贝母性微寒，味苦、甘，具有化痰止咳、清热散结的作用。三者合用，具有润肺止咳、清热化痰的功效。

18. 冰糖杏仁粥

材　　料　南杏仁（甜杏仁）15克，北杏仁（苦杏仁）15克，粳米50克，冰糖适量。

制作方法　① 将南、北杏仁用清水泡软去皮，捣烂。② 粳米用清水泡软，与南、北杏仁一起，加水及冰糖适量，煮成稠粥食用。

功　　效　润肺祛痰，止咳平喘，下气润肠。此方用于肺癌咳嗽不止者。

禁　　忌　苦杏仁有小毒，宜少服。糖尿病患者慎用。

食谱分析　苦杏仁性微温，味苦，止咳平喘，润肠通便；甜杏仁性平，味甘，润肺止咳。

19. 白及炖燕窝

材　　料　白及10克，燕窝10克，冰糖适量。

制作方法　① 将前两味放入锅内，加清水适量，慢火煮至极烂，过滤去渣。② 加冰糖适量调味，再炖片刻即可。

功　　效　益气养阴，止嗽止血。用于肺癌喘息不宁，咳嗽咯血者。

禁　　忌　咳痰不畅者慎用。糖尿病患者慎用。

食谱分析　白及性微寒，味苦、甘、涩，归肺、肝、胃经，收敛止血，消肿生肌；燕窝有补肺养阴、益气润燥的作用。二者合用，具有益气养阴、止嗽止血的功效。

20. 百合鸡蛋汤

材　　料　百合50克，鸡蛋1个，白砂糖25克。

制作方法　① 百合浸泡过夜，捞出，放入锅中，加水适量煮沸。② 打入鸡蛋，搅匀再煮沸，加白砂糖即成。

功　　效　润肺止咳。适用于肺癌干咳者。

禁　　忌　痰湿壅盛者少用。糖尿病患者慎用。

食谱分析　百合性寒味甘，能够养阴润肺止咳。百合提取物对小鼠肉瘤S-180有抑制作用。国外应用百合治疗肺癌与乳腺癌收到较好疗效。鸡蛋益气养血，滋阴润燥。

21. 酱爆陈皮鸡丁

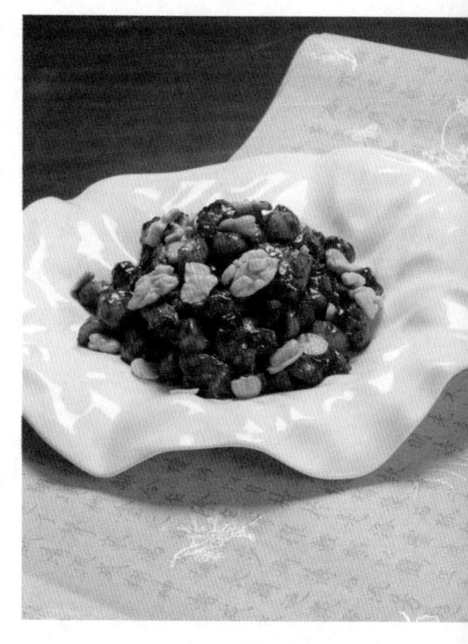

材　　料 鸡丁150克，水煮蚕豆50克，陈皮末5克，核桃仁8枚，六必居甜面酱100克，生姜末20克，白砂糖100克，水50克，香油80毫升，精盐3克，淀粉20克，油适量。

制作方法 ① 制作陈皮酱：将六必居甜面酱、生姜末、白砂糖、水、香油、陈皮末调和均匀。② 鸡丁加盐和10克淀粉搅拌均匀，称为“上浆”。③ 锅上火，烧油，油温至五成热（150℃）时，下入上好浆的鸡丁划油，鸡丁变白、浮出油面时捞出备用。④ 10克淀粉加少量清水调成湿淀粉，锅上火，烧油，油温至四成热（120℃）时下入陈皮酱，炒香后加入湿淀粉勾芡，再下入鸡丁、水煮蚕豆以及核桃仁，翻炒均匀后即可。

功　　效 辛香开胃，化痰止咳。用于肺癌咳嗽痰多、胸脘胀满者。

禁　　忌 阴虚肺燥者少服。糖尿病患者慎用。

食谱分析 陈皮，味苦，性辛、温，归肺、脾经，理气健脾，燥湿化痰。用于胸脘胀满，食少吐泻，咳嗽痰多。《本草汇言》：“味辛善散，故能开气；胃苦开泄，故能行痰；其气温平，善于通达，故能止呕、止咳，健脾和胃者也。”李东垣认为：“夫人以脾胃为主，而治病以调气为先，如欲调气健脾者，橘皮之功居其首焉。”炖肉时加入三五片，能使肉质更加鲜嫩，味道更加香浓。

22. 杏仁肉

材　　料 猪五花肉250克，大杏仁10克，碎冰糖10克，料酒10毫升，葱、姜各20克，淀粉10克，猪油5毫升，酱油适量。

制作方法 ① 猪五花肉切成1.5厘米见方的块。将淀粉用两倍清水调成湿淀粉。葱、姜洗净切成小段。大杏仁用开水泡透，去掉外衣，用纱布包好待用。② 取碎冰糖一半，放入有少许猪油的锅里，炒成深红色后，再把切好的肉块放进锅中一同搅炒，等肉块炒成红色时，将葱、姜、酱油、料酒以及包好的杏仁一同放入，炒匀。③ 移至文火，等肉炖至半熟时，放入剩下的碎冰糖，再用文火炖至肉块快酥烂时，把锅端下来。④ 取出包杏仁的布，将杏仁放在盘底上铺平，肉块使肉皮朝下，放在盘上。倒入一些炖肉汤，再放入蒸屉，蒸到肉酥时取出，倒扣在汤盘里。⑤ 用剩下的原肉汁加入调好的湿淀粉煮成浓汁，浇在肉块上即成。

功　　效 止咳化痰，润肠通便。用于肺癌、食管癌、胃癌患者咳嗽、便秘等。

禁　　忌 大便溏稀者少用。糖尿病患者慎用。

食谱分析 本品猪肉酥烂，杏仁清脆，冰糖甜而不腻，有祛痰止咳、滋阴润肠的作用。杏仁中含有苦杏仁苷，水解后产生氢氰酸、苯甲酸及葡萄糖，其中氢氰酸有抗肿瘤、镇咳作用。杏仁含脂肪较多，能润肠通便。

23. 荸荠豆浆

材　　料 生豆浆200毫升，荸荠10个，白砂糖25克。

制作方法 ① 荸荠洗净，捣烂榨汁，备用。② 生豆浆放入锅中煮沸，兑入荸荠汁，再煮沸。③ 倒入碗中加白砂糖混匀。

功　　效 滋阴润燥，清肺化痰。宜用于肺癌发热咳嗽、口干、咽燥者。

禁　　忌 外感咳嗽，痰湿壅盛者慎用。糖尿病患者慎用。

食谱分析 荸荠性寒味甘，清热化痰，生津利咽。荸荠含有抗肿瘤有效成分，其各种制剂在动物体内均有抑癌效果。豆浆性平味甘，补虚润燥，清肺化痰，抗肿瘤防癌。

24. 南瓜炖牛肉

材　　料 牛肉250克，南瓜500克，葱段、姜片、精盐各适量。

制作方法 ① 牛肉洗净，切小块；南瓜去皮，切小块。② 先放牛肉块入锅内，加葱段、姜片、精盐、清水，先武火烧沸，再转文火炖熬至六成熟，再加南瓜炖至牛肉熟烂。

功　　效 健脾益气，解毒杀虫。肺癌合并感染，脓血痰较多者，可以食用。

禁　　忌 气滞湿阻者忌用。糖尿病患者慎用。南瓜糖分较高，不宜多食，以防腹胀。

食谱分析 牛肉性平，味甘，可补脾胃，益气血，强筋骨，其补气与黄芪同功，可用于消化不力、腰膝酸软者。南瓜性温，味甘，除补中益气外，还可解毒杀虫。《岭南草药志》中记载，南瓜炖牛肉专治肺痈，咳吐脓痰；肺癌合并感染，脓血痰较多者，也可食用。

25. 百合肚肺

材　　料 猪肚150克，猪肺1叶，火腿片50克，百合50克，调料适量。

制作方法 ① 猪肚、猪肺洗净，切块。百合洗净，剥成片。② 将猪肚块、猪肺块与火腿片一起下锅，加水适量共煮。③ 至烂熟时，加入百合片及适量的调料，再煮2分钟即成。

功　　效 健脾补肺。可用于肺癌、胃癌患者手术前后或放疗前后。

禁　　忌 湿热蕴甚者慎用。

食谱分析 猪肚健脾，猪肺补肺，二者扶正补虚，健脾益肺。百合润肺止咳，补心安神。百合提取物对小鼠肉瘤S–180有抑制作用，对肺癌有较好疗效。此方以扶正为主，肺癌、胃癌患者手术前后或放疗前后均可食用。

26. 烤鲍鱼

材　　料 鲍鱼60克，冬虫夏草6克，枸杞子15克。

制作方法 ① 将鲍鱼洗净，热水浸泡4小时。② 鲍鱼放入砂锅，加开水煮至熟软。③ 冬虫夏草、枸杞子洗净，同鲍鱼放入盘内烤熟。

功　　效 补肺益肾，止咳平喘。适用于肺癌虚喘，咳吐痰血的患者。

禁　　忌 痰湿甚者慎用。

食谱分析 冬虫夏草补益肺肾，止咳平喘，有一定的抗肿瘤作用。枸杞子性平味甘，润肺滋阴，补肾益精，研究证实枸杞子可抑制肺癌小鼠的癌细胞转移。鲍鱼味甘美，营养丰富，所含鲍类素有抑制癌细胞生长的作用。

27. 杉木鸡

材　　料　白公鸡1只，麻油150克，生姜150克，菠萝心150克，杉木片50克，米酒等调料适量。

制作方法　① 白公鸡宰杀，去内脏及毛。② 生姜、菠萝心、杉木片洗净切块，与公鸡同入锅中，加米酒及水适量，煮至肉熟，加调料即成。

功　　效　温中化痰。适用于肺癌患者。

禁　　忌　湿热内盛者慎用。

食谱分析　此方是台湾民间验方。杉木性温味辛，祛风止痛，散瘀止血。现代研究发现，杉木有较好的抗肿瘤疗效。菠萝心性平味甘，清热生津润肺。生姜温中散寒止呕。鸡肉温补，抗肿瘤。麻油性凉味甘，润肠通便，解毒生肌。据报道，此方对肺癌疗效较好。

28. 避风塘杏仁藕夹

材　　料　藕盒10个，蒜蓉90克，杏仁10克，干辣椒段10克，三色堇1克，淮盐10克，油适量。

制作方法　① 超市买到的藕盒自然解冻，杏仁用180℃油炸脆后捞出。蒜蓉用180℃油炸脆后捞出，称为“避风塘料”。② 锅置大火上，宽油烧至180℃时放入藕盒，小火慢慢炸2分钟，炸至藕盒充分成熟、外表微黄时捞出。③ 锅中不要底油，放入藕盒、炸杏仁、淮盐略炒，再加“避风塘料”翻炒均匀出锅装盘，再撒上洗净切好的干辣椒段、三色堇，即可。

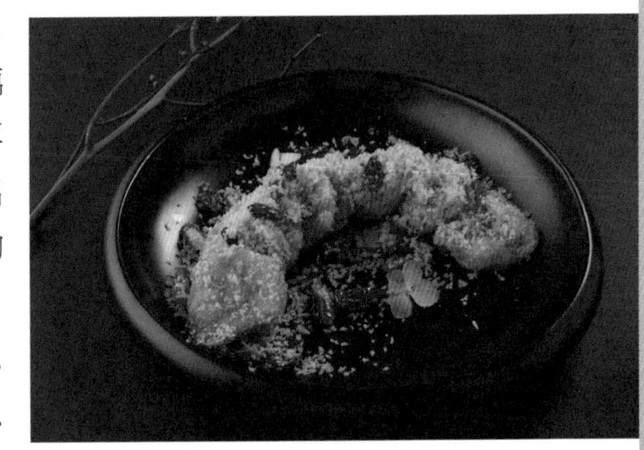

功　　效　清热凉血，止咳平喘润肠。本方用于肺癌患者喘咳、

内热出血等证，及肠癌患者大便不畅伴少量出血者。

禁　　忌　痰热内盛者慎用。

食谱分析　藕性寒，味甘，清热散瘀，凉血止血，主治热病烦渴、吐衄等证。《随息居饮食谱》言："藕以肥白纯甘者良。生食宜鲜嫩，煮食宜壮老，用砂锅桑柴缓火爆极烂，入炼白蜜收干食之，最补心脾。若阴虚、肝旺、内热、血少及诸失血证，但日熬浓藕汤饮之，久久自愈，不服他药可也。"杏仁性温味苦，止咳，平喘，润肠，主治咳嗽、喘满、便秘等证。两者皆为常见之物，又皆可入肺经，肺癌喘咳患者尤宜。肺与大肠相表里，本品也可开肺润下，缓解肠癌患者大便不畅等症状。

29. 荠菜百合

材　　料　荠菜100克，百合50克，油、精盐、白砂糖各适量。

制作方法　① 荠菜洗净，切末。百合洗净，分开成瓣。② 炒锅加油烧热，加入百合炒至微烂，加荠菜末同炒至熟。③ 加盐、白砂糖各适量。

功　　效　疏肝健脾，化痰平喘。此方宜用于肺癌咳喘或咯血者。

禁　　忌　痰热壅盛者少用。

食谱分析　此方为民间验方。荠菜性温，味甘，疏肝和中，止血。荠菜所含多糖类和黄酮类物质，能抑制肿瘤生长，并能使癌前病变恢复正常。百合具有祛痰镇咳平喘的功效，所含秋水仙碱可明显抑制癌细胞增长。

30. 杏仁粥

材　　料　杏仁10枚，粳米100克，冰糖适量。

制作方法　① 杏仁煮烂，去皮取肉。② 粳米置锅中，加水适量煮粥。③ 粥将熟时加杏仁肉同煮片刻，入冰糖即成。

功　　效　止咳定喘。此方宜用于肺癌咳喘的患者。

禁　　忌　杏仁有小毒，宜少用。糖尿病患者慎用。

食谱分析　杏仁含有苦杏仁苷、儿茶酚、黄酮类物质，具有直接或间接的抗肿瘤防癌功效。据流行病学调查分析，斐济之所以癌症患者较少，是因为当地居民特别喜爱吃杏，日常饮食以杏干为主食。

31. 百合粥

材　　料　百合30克，粳米50克，冰糖适量。

制作方法　① 百合剥皮，洗净，切碎。② 与粳米同入砂锅中，加水适量煮粥。③ 至米熟粥稠，加入冰糖即成。

功　　效　润肺止咳。此方用于肺癌干咳或咯血者。

禁　　忌　风寒咳嗽、腹痛便溏者忌用。糖尿病患者慎用。

食谱分析　百合性平，味甘、微苦，润肺止咳，清心安神，所含秋水仙碱有较强抗肿瘤功能。粳米补虚安中。

32. 猪肺粥

材　　料　猪肺100克，薏苡仁50克，粳米100克，食盐少许。

制作方法　① 猪肺洗净，切块，沸水煮5分钟，备用。② 薏苡仁、粳米洗净下锅，加水适量煮粥，半熟时加入猪肺，煮至烂熟。③ 加入少量食盐即成。

功　　效　补肺健脾，化痰止咳。此方宜用于气虚咯吐痰血的肿瘤患者。

禁　　忌　不宜与白菜、饴糖同食。

食谱分析　猪肺性平，味甘，补肺止咳，以脏养脏。薏苡仁性凉，味甘、淡，健脾利湿，清热补肺。现代研究表明，薏苡仁对艾氏腹水瘤有明显抑制作用。

33. 竹叶粳米粥

材　　料　鲜竹叶100克，粳米100克，红糖适量。

制作方法　① 将鲜竹叶洗净，切碎，入锅加水煎成浓汁，取竹叶汁与粳米同煮至熟。② 加红糖适量。

功　　效　滋阴清热。此方适宜于肺癌阴虚的患者。

禁　　忌　气虚者慎用。糖尿病患者慎用。

食谱分析 竹叶性寒，味甘，有清热除烦、生津、利尿的功效。现代研究证实，竹叶中的多糖对多种恶性肿瘤有治疗作用，尤其对癌症晚期的恶病质有效。

34. 虫草龟汤

材　　料 冬虫夏草5克，金钱龟1只（500克），大枣10枚，姜、葱、油、盐、味精各适量。

制作方法 ① 金钱龟放入沸水中烫死，去头、爪，除内脏，肉切块。② 将龟甲、龟肉块与冬虫夏草、大枣同置于锅中，加水适量，煮沸。③ 用慢火煮至肉烂汤浓，再加入葱、姜、油、盐及味精煮沸即成。

功　　效 补肺，健脾，益肾。宜用于肺癌、肝癌日久体虚的患者。

禁　　忌 咳吐黄痰者忌用。

食谱分析 金钱龟性平，味咸，归肝、肾、心经，滋阴补血，益肾健骨。现代研究证实，龟蛋白中含有抗肿瘤成分。冬虫夏草补肺益肾，尤对小鼠肺腺癌有显著疗效。大枣补气养血。

35. 百合银耳汤

材　　料 百合50克，银耳25克，冰糖25克。

制作方法 ① 百合、银耳用温水浸泡1小时。② 洗净入锅，加水适量，慢火煮至汤汁黏稠，加入冰糖即成。

功　　效 润肺止咳。适用于肺癌阴虚咳嗽者。

禁　　忌 气虚乏力者慎用。糖尿病患者慎用。

食谱分析 百合润肺止咳，抗肿瘤，解毒。银耳性平，味甘、淡，滋阴润肺，养胃益肾。银耳含有3种多糖，均对小鼠肉瘤S-180有抑制作用。二味相合，滋阴润肺，抗肿瘤，解毒。

36. 灵耳汤

材　　料 灵芝15克，黑木耳、银耳各10克，冰糖15克。

制作方法 ① 将黑木耳、银耳用温水泡发后洗净，放置在大碗中。② 加入洗净的灵芝，再加入适量水和冰糖。③ 将碗放入蒸锅中，旺火蒸1小时即可。

功　　效 益气养血，润肺止咳。此方适用于肺阴不足或肺肾两虚的肺癌患者。

禁　　忌 痰湿壅盛者慎用。糖尿病患者慎用。

食谱分析 黑木耳、银耳可活血养血，又有一定的抗肿瘤作用。灵芝性平，味甘，消虚劳，止咳嗽，平喘。灵芝能增强细胞免疫和体液免疫功能，对小鼠肉瘤S-180有抑制作用。二味相伍，补虚抗肿瘤，润肺止咳。

第六章
鼻咽癌

第一节 临床特点

鼻咽癌是常见的恶性肿瘤之一，我国以华南、西南各省高发，如：广东、广西、江西、福建一带较多。目前认为鼻咽癌是一种多基因遗传病，有一定的家族遗传倾向。鼻咽癌的病因尚不明确，较为肯定的致病因素是EB病毒感染。有研究显示：年幼时经常食用煎炸食物、腌制咸菜及咸鱼与鼻咽癌的发生存在相关性，这与咸鱼及腌制品中高浓度亚硝酸胺化合物有关；同时，土壤环境中锶、硒、钡等元素含量甚低，也是鼻咽癌发生发展的重要因素。早期常无明显的症状，难以用肉眼检查到原位灶。吸入性血痰是鼻咽癌患者最典型的症状，另外耳内闭塞感、听力减退、头痛、鼻塞也是鼻咽癌的常见症状；晚期侵及头脑，可出现头痛剧烈、耳聋、复视及颈部淋巴结肿大等。鼻咽癌位于上咽部或咽的鼻部，周围有很多重要器官，解剖结构较为复杂，手术较困难，所以一般不采取手术治疗。而鼻咽癌对放射线治疗具有中度敏感性，所以放疗为鼻咽癌的首选治疗手段，在放疗过程中常常伴有气阴两虚之口舌干燥等症状。但对较高分化癌，病程较晚以及放疗后复发的病例，手术切除和化疗药物治疗亦属于不可缺少的手段。随着医疗技术的发展，也有其他较为先进的治疗技术：如干细胞输注生物治疗、分子靶向治疗等。鼻咽癌因肿瘤易复发及早期转移，预后不佳。

第二节 康复护理

鼻咽癌患者康复护理要点如下。

一、出血的处理

鼻咽癌患者手术或放化疗后，不要用力擤鼻，避免剧烈咳嗽、打喷嚏，以免血管内压力升高，引起再次出血。患者欲咳嗽、打喷嚏时，可做深呼吸、呵气、用舌尖顶上颚深呼吸或用下齿咬住上唇等动作来进行克制。术后患者，卧床休息，取半坐卧位或端坐位，有利于口鼻腔分泌物的引流，同时使膈肌下降，有利于改善呼吸状况。头偏向一侧，有利于血液流出，防止误吸血块而引起窒息。若出现少量涕中带血时，可局部用麻黄素止血；中量出血时，可局部用麻黄素、肾上腺素纱条或鼻棉填塞止血，肌注止血药；大量出血时，勿吞咽血液，保持镇静，鼻上部置冰袋，鼻咽部用凡士林油纱填塞鼻后孔压迫止血，并及时到医院就医。

二、口干的处理及五官卫生保健

鼻咽癌患者放疗后常常出现口干症，这是由于放疗过程中无法避开唾液腺和口腔黏膜，口干症成为主要的后遗症之一。患者出现口干症时给予高热量、高维生素软食，使用 4% 硼砂溶液或 3% 碳酸氢钠溶液漱口，5 ~ 6 次 / 天。当患者出现口腔溃疡、假膜、疼痛时，可选用贝复济外敷以减轻疼痛，也可以用生理盐水 + 利多卡因 + 维生素 B_{12} 混合液漱口，以起到镇痛、消炎效果。

为了减轻放疗引起的口腔并发症，放疗前需要做口腔预处理，如拔除牙齿残根、修补龋齿、治疗口腔炎症等。注意口腔卫生，如戒烟酒，避免进食油炸、辛辣、咸酸、粗糙及刺激性食物，鼓励多喝水，餐后用凉水或淡盐水漱口，睡前、晨起用软牙刷刷牙，避免划伤口腔黏膜，选用合适的中草药牙膏等。

患者放疗后口干症可能长期存在，注意口腔卫生，多饮水，避免油炸、辛辣、粗糙食品，不可饮酒。可用清热、解毒、生津的中草药，如生津止渴的乌梅、酸枣、西洋参等煎水饮用。由于放疗损伤面部软组织，部分患者放疗后出现张口困难，加重口干症相关症状，患者可做张口训练 3 ~ 5 次 / 天，每次张口 100 次，以有效预防放疗后张口困难。此外 2 ~ 3 年内勿拔牙，以防止颌骨坏死。

当肿瘤侵犯或压迫耳咽器官时，容易合并感染，耳内或鼻孔出现脓性分泌物，甚至带有腥臭之味；鼻泪管被堵，眼部容易感染。所以要特别注意鼻、耳、眼睛的清洁卫生。放疗后出现咽干、咽痛等症状，严重时影响吞咽。要多漱口，保持口腔卫生，咽部可喷含抗生素或双料喉风散等。

三、改善环境

患者的居住环境，不宜干燥，室内的相对湿度保持在 60% ~ 70% 为宜。

四、皮肤护理

放疗过程中，照射野避免化学和物理的刺激，忌用肥皂、碘酒、胶布等，避免日光和寒风刺激，防止机械性刺激、摩擦和手抓，避免热敷，局部痒可涂薄荷淀粉。放疗后出现皮肤渗液，应暴露皮肤，忌刺激，局部可涂百多邦（莫匹罗星）或黑绛丹（北京中医医院方）。

五、饮食宜忌

1.主食的选择

小麦、大麦、玉米、荞麦、高粱、小米、燕麦、粳米、黑豆、绿豆、糯米、赤小豆等味甘性平，并富含维生素 B_1、维生素 B_2、烟酸、胡萝卜素、赖氨酸，具有抗肿瘤抑痛作用；含有镁、硒等元素，镁可抑制癌症的发生，硒有抗氧化作用，防止肿瘤的形成。忌黏腻的主食，宜选择汤、粥类食物。

2.蔬菜的选择

茄子、冬瓜、白萝卜、丝瓜、油菜、菠菜、芹菜、黄花菜、南瓜、蘑菇、木耳、苦瓜、紫菜等。这种蔬菜富含多种维生素、微量元素及抗肿瘤复合物。忌辛辣食物。

3.肉食的选择

猪肉、牛奶、鸡蛋、鸭蛋、鲫鱼、鲤鱼、泥鳅、甲鱼、鲍鱼、鲢鱼、猪肺、猪肝、猪蹄、猪皮等性平（凉），味甘，具有不同程度的抗肿瘤抑癌作用，并且具有很好的补益虚损的作用。

4.水果的选择

苹果、梨、香蕉、乌梅、椰子、橙子、橘子、无花果、西瓜、黄瓜、葡萄等性寒（凉）味酸甘，具有滋阴清热作用，并含有丰富的维生素 C 及多种抗肿瘤复合物。水果宜取汁服用。

六、其他护理要点

有部分患者往往出现一系列上热下寒的征象，可用引火下行的外用方法，如引火归元足贴（吴茱萸）。

第三节 食谱选择

1. 炝菜花

材　　料 菜花150克，胡萝卜15克，黄瓜15克，豆油15毫升，味精、精盐、花椒粒、香油各适量。

制作方法 ① 将菜花掰成小块，胡萝卜切成菱形片，均用开水焯至断生，用凉水过凉，沥干水装盘。② 黄瓜切片，也放在盘中。③ 炒锅烧热，放入豆油、花椒粒炸香，浇在菜花上，略焖一会儿，再加精盐、味精、香油拌匀即可。

功　　效 益气健脾。本方用于鼻咽癌、胃癌等脾胃不和者。

禁　　忌 湿热内盛者少用。

食谱分析 菜花味甘，性平，补中益气，为主料。黄瓜甘寒清热，胡萝卜性平味甘，具有健脾胃、补气血之功效，为辅料。共成健脾和胃之品。适宜于鼻咽癌、胃癌等脾胃不和者。

2. 炝三丝

材　　料 腐竹150克，香菇75克，胡萝卜75克，精盐、味精、香油各适量，姜丝、胡椒粉各少许。

制作方法 ① 将腐竹、香菇分别水发。② 将腐竹切成细丝，香菇洗净切丝，胡萝卜去皮切丝，分别用开水煮熟、过凉，加入精盐、味精、胡椒粉等调料拌匀。③ 香油烧热，投入姜丝，煸出香味，倒入三丝内，拌匀即可。

功　　效 和中益气。本方用于鼻癌肺脾气虚者。

禁　　忌 湿热内盛者少用。

食谱分析 腐竹性平，味甘，益气和中。香菇性平，味甘，补气益胃。胡萝卜性平，味甘，健脾益气，补气血。三者合用，具奏益气和中的功效。适宜于鼻癌、肺癌、胃癌之肺脾气虚者。

3. 无花果肉

材　料 鲜无花果120克或干果60克，猪瘦肉120克，精盐适量，姜丝、葱段各少许。

制作方法 ① 猪瘦肉、鲜无花果（或干果）分别洗净切块。② 加水1000毫升。③ 加精盐、姜丝、葱段等。④ 煮至肉烂为度。

功　效 健脾和胃，消肿解毒。本方用于鼻咽癌放疗后口干咽痛的患者。

禁　忌 湿热内盛者慎用。

食谱分析 无花果性平，味甘，有健脾和胃、消肿解毒的功效，可治疗咽喉肿痛。现代研究证实，无花果具有显著的抗肿瘤、增强免疫力、抗氧化、抑菌作用，同时无花果叶还具有降血糖、抗病毒作用。无花果与猪瘦肉配伍，能够扶正、解毒、消肿，尤其适用于鼻咽癌放疗后口干咽痛的患者，对食管癌、胃癌也有较好的作用。

4. 小米辽参

材　料 60头干辽参1只，小米25克，鸡汤200毫升，南瓜蓉10克，枸杞子3个，鸡粉6克，白砂糖3克。

制作方法 ① 60头干辽参与枸杞用纯净水泡一夜。② 第2天把泡好的辽参捞出，去杂，放入蒸锅，大火蒸50分钟，成为“发好的辽参”。③ 小米放入鸡汤内，加入南瓜蓉，煮熟，加鸡粉、白砂糖，搅拌均匀，调成金黄色，再将发好的辽参与枸杞子放入，用小火煨20分钟，制入味即可。

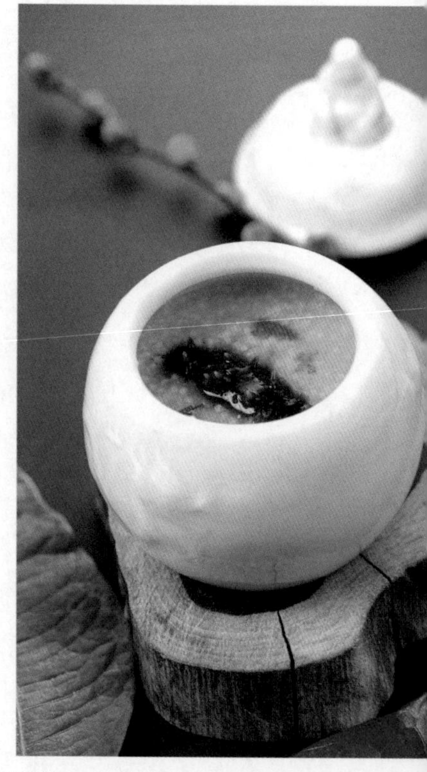

功　效 补中益气，健脾益肺。用于鼻咽癌及其他肿瘤放化疗后口干渴、虚热扰神等症。

禁　忌 火盛者慎用。

食谱分析 辽参具有补中益气、健脾益肺的功效，可用于治疗肺脾虚弱、气短、心悸、食少便溏、虚喘、内热消渴等。小米，古称“粟”，利小便，除烦热，治胃热消渴，反胃吐食，止痢。两者相合，补气作用较强，尤适用于放化疗后中气受损、虚热扰神之证，及产后和大病初愈的康复治疗。

5. 猪蹄无花果汤

材　　料 无花果60克（鲜品120克），猪蹄2只，葱、姜、蒜、食盐等调料适量。

制作方法 ① 将无花果、猪蹄洗净放入锅中。② 加适量水。③ 待猪蹄烂熟后，加入葱、姜、蒜、食盐等调料即可。

功　　效 养血润燥，解毒抗肿瘤。此方用于鼻咽癌证属气血虚弱的患者。

禁　　忌 湿热内盛者少用。

食谱分析 无花果肉中的维生素Ａ、维生素Ｄ能阻止致癌物亚硝胺的形成，并能分解人体内已形成的亚硝胺；无花果中有一种特殊的葡聚糖成分，能直接杀灭癌细胞。日本将无花果制成针剂，广泛用于咽喉癌、宫颈癌、膀胱癌的治疗，取得了较好疗效。无花果性平味甘，有健脾和胃、消肿解毒的功效；猪蹄性平味咸，具有补血消毒、通乳托疮的功效。两味相合，能够润燥补血，扶正抗肿瘤，适用于鼻咽癌气血虚弱的患者。

6. 莲子汤

材　　料 莲子（去心）30克，粳米100克，白砂糖少许。

制作方法 ① 先将莲子研如泥状。② 与粳米同入锅中，加水煮成粥。③ 放少许白砂糖即可。

功　　效 养心健脾，益肾涩肠。此方可用于鼻咽癌、肠癌患者。

禁　　忌 大便秘结者慎用。

食谱分析 莲子性平，味甘，养心健脾，益肾涩肠。《本草备要》载莲子“清心除烦，开胃进食，专治禁口痢”。粳米甘平，温中和胃，益气止泻。现代研究证明，莲子含有一种能抗鼻咽癌的特殊成分，即氧化黄心树宁碱。所以此汤对鼻咽癌有特殊功效。

7. 山药莲子汤

材　　料 山药30克，莲子（去心）30克，薏苡仁30克，白砂糖少许。

制作方法 诸味洗净共置锅内，加水适量，慢火煮熟，加入白砂糖即成。

功　　效 益气健脾。本方用于鼻咽癌、肺癌证见脾虚者。

食谱分析 山药平补肺脾肾，治消渴。莲子性平味甘，清心养胃，补气安神。现代研究发现莲子有治疗鼻咽癌的作用，其主要有效成分为氧化黄心树宁碱。薏苡仁性凉味甘淡，健脾补肺，有多种抗肿瘤成分。三味相合，可用于鼻咽癌肺脾气虚患者。

8. 蜜汁葡萄藕

材　　料 鲜藕750克，糯米200克，猪网膜油2张（100克），葡萄500克，蜂蜜800克，冰糖、食碱各适量。

制作方法 ① 选用粗节鲜藕，切去一端的藕节，洗净控水待用。② 葡萄洗净摘粒，糯米淘洗干净，晾干水分。③ 从藕的一头切开处把糯米灌入，然后将其轻轻砸平，以防漏米。④ 取大砂锅放入清水，将藕节放入锅内，煮沸后改用小火煮至五成熟，在锅中加入食碱，煮至熟透，藕变红色，捞出晾凉，削去藕的外皮。⑤ 在碗底垫入猪网膜油，再把藕修去两头，切成3毫米厚的圆片，成三排码放碗内，加入蜂蜜、冰糖，再盖上猪网膜油。⑥ 大火蒸之，待冰糖完全熔化后取出，翻在盘内，去除猪网膜油渣，四周放上葡萄即可。

功　　效 补虚润燥。本方用于鼻咽癌、肺癌燥热咽痛者。

禁　　忌 脾胃虚弱生湿者禁用。

食谱分析 藕性寒，味甘，清热凉血，散瘀，润肺生津。葡萄性平，味甘、酸，益气补血，除烦解渴。葡萄所含维生素有一定的抗肿瘤作用。蜂蜜性平，味甘，润肺补虚，解毒。糯米补虚健脾，水提液对癌细胞有抑制作用。四味相合，补虚解毒，清热润燥，适用于鼻咽癌、肺癌燥热咽痛者。

9. 猪鼻寄生汤

材　　料　猪鼻1个，刺桐树寄生、苦楝寄生、黄皮果树寄生各30克，葱白30克。

制作方法　诸药与猪鼻同煮至肉烂汤浓。

功　　效　补益肝肾。此方可用于鼻咽癌伴有鼻塞和颈部淋巴结肿块者。

禁　　忌　热毒盛者慎用。

食谱分析　此方系民间验方。猪鼻以鼻养鼻，扶正补虚。刺桐树、苦楝树、黄皮果树的寄生，均是桑寄生科植物，以鲜品为佳，均有补肝肾、通经络、祛风湿的功效，但由于寄生于不同种的树木，彼此稍有不同：刺桐树寄生归肝、脾经，有利水渗湿、止血的作用；苦楝寄生更专于化痰散结；黄皮果树寄生气香，味辛，能够宣散郁热，行气止痛。现代研究证实，其对多种肿瘤有抑制作用。葱白解毒通阳，发表通窍。此方用于鼻咽癌伴有鼻塞和颈部淋巴结肿块者。

10. 鱼头豆粥

材　　料　鲤鱼头1个，赤小豆50克，绿豆50克，粳米100克。

制作方法　① 将鲤鱼头去鱼鳃、鱼鳞，洗净，浸泡一段时间后放入锅中，加水适量，文火煮之，取汤备用。② 赤小豆、绿豆、粳米洗净入锅中，加水适量，煮粥至米烂。③ 将鱼汤放入米粥中，再煮至熟。

功　　效　清热解毒。本方用于鼻咽癌放疗后口干咽痛或水肿尿少者。

禁　　忌　脾虚便溏者慎用。

食谱分析　鲤鱼头清热祛瘀，利尿通淋，抗肿瘤。赤小豆性平，味甘、酸，消肿解毒，利水除湿，和血排脓。绿豆性凉，味甘，解毒清热，清暑利水。此方适用于鼻咽癌放疗后口干咽痛、水肿尿少的患者。

11. 乌龙乌梅汤

材　　料　乌龙茶6克，乌梅12克，蜂蜜1小勺（约20克）。

制作方法　① 乌龙茶、乌梅共入锅中，加水适量，煎汤取汁。② 调入蜂蜜。

功　　效　养阴生津。此方用于鼻咽癌口咽干燥者。

禁　　忌　失眠者忌用；脾胃虚寒、湿热积滞者慎用。

食谱分析　乌龙茶性凉，味苦、甘。具有清头目、除烦渴、解毒利水之功效。茶叶所含茶多酚等物质，能抑制癌细胞的生长，并可清除辐射产生的有害自由基。乌梅味酸性平，敛肺生津，涩肠安蛔，有较强的抗肿瘤作用。乌梅水煎剂对小鼠肉瘤S-180、艾氏腹水瘤、子宫颈癌等均有抑制作用；同时，还可增强人体免疫功能。此方常饮，有抗肿瘤防癌之功效，尤宜于鼻咽癌患者。

12. 养津饮

材　　料　雪梨、鲜芦根各100克，天花粉、玄参、荠菜各25克，麦冬、生地黄、桔梗各15克，杭白菊20克。

制作方法　诸药水煎，去渣取汁。

功　　效　养阴清热。本方用于鼻咽癌等多种肿瘤见津液亏损、口干舌燥者。

禁　　忌　脾虚便溏者慎用。

食谱分析　雪梨生津润喉止咳。鲜芦根、天花粉、玄参，化津止渴，滋阴润燥。荠菜利水止血。生地黄、麦冬养阴清热，润肺凉血。桔梗性平，味苦、辛，宣肺气，利咽喉。杭白菊清热解毒滋阴。方中大多数药物有一定的抗肿瘤作用。诸药配伍，适用于多种肿瘤导致津液亏损、口舌干燥者。

13. 葡萄蜜膏

材　　料　鲜葡萄1000克，蜂蜜250克。

制作方法　① 鲜葡萄洗净榨汁。② 取鲜葡萄汁500毫升放入锅中，小火煎熬，浓缩至黏稠如膏。③ 加入蜂蜜，煮沸。④ 冷却后盛入瓶中。

功　　效　益气养阴。此方用于鼻咽癌放疗后气血虚弱、气阴两虚的患者。

禁　　忌　湿热痰滞、脾虚便溏者慎用。

食谱分析　葡萄性平，味甘、酸，益气补血，除烦解渴；蜂蜜性平味甘，补虚润燥，解毒抗肿瘤。此方宜于鼻咽癌放疗后气血虚弱，气阴两虚，症见烦热口渴者。

14. 冬菇冬笋烧肘子

材　　料　猪肘子500克，干冬菇80克，卤鹌鹑蛋80克，冬笋80克，肉清汤150毫升，鸡清汤250毫升，油菜100克，绍酒25毫升，葱花、胡椒粉、味精、熟鸡油等各适量。

制作方法　① 干冬菇常法去蒂，洗净，大者切成两半；冬笋洗净，将猪肘子烙尽毛，在温水中浸泡刮洗干净，在一面划十字刀，使之呈棋盘状，深度接近猪肘子表皮，然后皮朝下盛入瓦钵内，加绍酒和清水200克。② 上笼蒸至猪肘子熟透，取出肘子，留汁做他用；把冬菇、冬笋、卤鹌鹑蛋放在猪肘子上，加入肉清汤，再入笼蒸1小时左右，至软烂为止。③ 炒锅放在旺火上，放入鸡清汤，烧开，去泡沫；从蒸笼中取出肘子、冬菇、冬笋、卤鹌鹑蛋，将原汁倒入锅内。④ 接着将肘子翻扣在一大汤碗中（冬菇在下，肘子皮朝上），冬菇、冬笋、卤鹌鹑蛋放在肘子皮上，蒸肘子的汤，加入洗好的油菜、葱花、鸡清汤、味精、胡椒粉，淋入熟鸡油即成。

功　　效　健脾益肾，益气生津。用于肿瘤患者食欲不佳，口干虚热，营养不良，或接受化疗、放疗者。

禁　　忌　痰湿阻滞者慎用。

食谱分析　猪肘子性平，味甘、咸，有益气、补血、解毒的作用。干冬菇性平，味甘，有健脾补气、和胃益肾的作用。诸味合用，具有健脾开胃、益肾生津、补益气血的功效。此菜色淡黄，汤清味鲜，肘子肉和冬菇软烂香醇，是四季皆宜的汤菜。

15. 瓜皮牛排汤

材　　料　鲜西瓜皮500克，牛排骨150克，葱、姜、盐等调料各适量。

制作方法　① 鲜西瓜皮洗净，切去外皮及残留的瓜瓤，切成块状。② 牛排骨洗净切块，放入锅中，加水适量，煮沸，去沫。③ 加鲜西瓜皮块，小火煮20分钟。④ 加调料即成。

功　　效　清热利水，解暑止渴。此方用于鼻咽癌、口腔癌伴口腔溃疡、口干咽痛者。

禁　　忌　胃功能不全者慎用。

食谱分析　西瓜皮又名西瓜翠衣，性寒，味甘，解暑止渴，清热利水，善治口疮。西瓜皮浸出物含有抗肿瘤活性物质，可治疗多种癌症和白血病。牛排骨性平，味甘，补脾胃，益气血，强筋壮骨，有抑制肿瘤细胞生长转移的活性物质。此方对鼻咽癌、口腔癌伴口腔溃疡、口干咽痛者有效。

16. 槐鱼片

材　　料　净鲩鱼片350克，鲜槐花10克，鸡蛋清1个，料酒25毫升，盐4克，味精1克，葱末5克，鸡清汤75毫升，干淀粉25克，湿淀粉10克，芝麻油10毫升，熟猪油500毫升。

制作方法　① 净鲩鱼片洗净沥去水，放入碗中，加盐1.5克、鸡蛋清搅拌，再加干淀粉拌匀。② 鸡清汤放一碗内，加盐2.5、味精、湿淀粉调匀成卤汁。③ 炒锅烧热，入熟猪油，油至四成热时，放入净鲩鱼片，用筷轻轻拨动，约1分钟至鱼片呈乳白色，盛入漏勺沥去油。④ 原锅留油20克，旺火烧热，入葱末炸香，加料酒、卤汁，用铁勺搅拌均匀。⑤ 再放入鱼片，加熟猪油15克，翻炒调匀，淋入芝麻油，上撒鲜槐花即成。

功　　效　健脾化湿，凉血止血。此方用于鼻咽癌、口腔癌、肠癌、宫颈癌出血者。

禁　　忌　血液黏稠度高者慎用。

食谱分析　鲩鱼又称草鱼、青鲩，性平，味甘，有补气养胃、化湿利水、解毒止血之功效，用于气虚乏力、水肿血淋等症。其含有锌、硒等微量元素，有助于防癌抗肿瘤。槐花性微寒味苦，凉血止血，多用于血热妄行之出血证。此方宜用于鼻咽癌、口腔癌出血者，及肠癌便血、宫颈癌阴道出血者。

17. 田鸡炒野菜

材　　料　田鸡腿150克，鲜苦菜60克，鲜笋丝40克，葱、姜、蒜、盐、味精、食用油各适量。

制作方法　① 将田鸡腿从关节处切成两节，脱出腿骨，入热水中稍烫一下，捞出。② 炒锅烧热，倒入适量食用油，下葱、姜、蒜炸香。③ 加入田鸡腿肉，翻炒1分钟。④ 下鲜苦菜、鲜笋丝炒熟。⑤ 加盐、味精即成。

功　　效　益气养阴，抗肿瘤解毒。适于鼻咽癌、口腔癌、肺癌、胃癌等发热者食用。

禁　　忌　痰湿内盛、脾虚便溏者慎用。

食谱分析　田鸡又称青蛙、水鸡。田鸡肉性寒，味甘，补虚消肿，清热解毒，治口腔咽喉糜烂。苦菜性寒，味甘，清热解毒凉血。竹笋味苦、甘，性微温，益气养阴，抗肿瘤解毒；其提取物有抗肿瘤功能，还能减轻放化疗的毒副作用。三味组成，清热解毒，补虚抗肿瘤，宜用于鼻咽癌、口腔癌、肺癌、胃癌等发热者。

18. 苦肉汤

材　　料　苦菜100克，猪肉100克，葱、姜、盐各适量。

制作方法　① 猪肉切块，文火煮之。② 去浮油，取浓汁。③ 苦菜榨取汁，备用。④ 以上两汁各取50毫升，武火煮之，加入调料适量。

功　　效　益气养阴，清热解毒。此方用于鼻咽癌、口腔癌燥热者。

禁　　忌　脾虚者慎用。

食谱分析　苦菜清热解毒凉血，入心、胃、大肠经，有较强抗肿瘤功效。猪肉性平，味甘、咸，益气滋阴润燥。二味合用，宜用于鼻咽癌、口腔癌燥热者。

19. 鲜麦冬地三鲜

材　　料　茄子200克，土豆100克，番茄50克，青椒50克，鲜麦冬5克，蚝油4毫升，水60毫升，老抽2毫升，鸡粉2克，白砂糖1克，盐2克，玉米淀粉、葱末、姜末、蒜末、生粉各适量。

制作方法 ① 调制地三鲜汁：蚝油、水、老抽、鸡粉、白砂糖、盐。② 茄子、土豆、番茄，各切成长4厘米、宽3厘米的滚刀块，备用。③ 青椒切成长4厘米、宽3厘米的青椒片，与鲜麦冬飞水后，备用。④ 把玉米淀粉撒在茄子块上，用手拌均匀，使茄子上有薄薄一层粉即可。⑤ 锅上火，烧油，油温至六成热时，把挂好粉的茄子块倒入油锅中，进行炸制，茄子表面金黄时捞出。⑥ 锅再上火，烧油，油温至六成热时，把土豆块倒入油锅中进行炸制，土豆块表面金黄时捞出。⑦ 锅上火，烧油，油温至四成热时，下葱、姜、蒜末炒出香味，再下入番茄块、鲜麦冬、青椒片煸炒三分钟，最后加入地三鲜汁，汁开锅后加生粉勾芡，再加入炸好的土豆、茄子，搅拌均匀即可。

功　　效 养阴生津，润肺清心。适用于头颈部肿瘤、肺癌、放疗后阴虚津亏者。

禁　　忌 脾胃虚寒、风寒咳嗽慎食。

食谱分析 麦冬味甘、微苦，性微寒，归心、肺、胃经。用于肺燥咳嗽、津伤口渴、心烦失眠、内热消渴、肠燥便秘等。鲜用疗效更佳。《医学衷中参西录》载："能入胃以养胃液，开胃进食，更能入脾以助脾散精于肺，定喘宁嗽。"《食物疗法》中指出，茄子性味甘寒，有清热祛火、活血、止痛消肿的作用，紫茄中含有很多维生素P，对血管有很好的保护作用。番茄味甘、酸，性微寒，能生津止渴，健胃消食，所含谷胱甘肽是一种抗肿瘤和抗衰老的物质。土豆，可作为非常健康的主食食用，中医认为其能够和胃调中，健脾益气。

20. 凉拌双鲜

材　　料 鲜蕺菜100克，莴笋500克，姜丝6克，葱丝6克，蒜末10克，盐2克，酱油15毫升，醋10毫升，麻油15毫升，味精少许。

制作方法 ① 鲜蕺菜洗净，用沸水略焯后捞出，加盐1克均匀搅拌，浸渍备用。② 莴笋掐叶、去皮、洗净，切成约3厘米长的细丝，用盐浸渍。③ 将蕺菜、莴笋丝沥去水，置盘中。④ 加入酱油、麻油、姜丝、葱丝、蒜末、盐、醋、味精等调料即成。

功　　效　清热利水。此方用于鼻咽癌、肺癌见发热、咳嗽咳痰、胸腔积液者。

禁　　忌　肺脾气虚者慎用。

食谱分析　蕺菜，即鱼腥草，性寒，味辛，清热解毒，消痈排脓，善治肺痈吐脓血。含有抗肿瘤活性成分，对鼻咽癌、喉癌、肺癌、肝癌、乳腺癌等有抑制作用。莴笋性凉，味甘，利水通乳。现代研究发现，莴笋有一种能分解亚硝胺的酶，可以抗肿瘤防癌。此方清淡可口，常食用有益，尤其适用于鼻咽癌、肺癌。

21. 莲子百合瘦肉粥

材　　料　莲子（去心）30克，百合30克，猪瘦肉200克，葱、姜丝、盐、料酒各适量。

制作方法　① 猪瘦肉洗净，切成小块。② 将莲子、百合洗净。③ 莲子、百合、猪瘦肉块放入锅中，加水适量，入葱、姜丝、盐、料酒等，慢火煮至肉烂即可。

功　　效　养心安神，润肺止咳，健脾补肾。适用于鼻咽癌、肺癌放疗后阴虚咳嗽的患者。

禁　　忌　脘腹痞满者忌用。

食谱分析　莲子性平，味甘、涩，养心益肾补脾。百合性平，味甘、微苦，滋阴润肺，止咳安神，《本草纲目》载其“甘……气温而性涩，秉清芳之气，得稼穑之味，乃脾之果也”。百合提取物对小鼠肉瘤S–180有抑制作用，所含秋水仙碱能抑制癌细胞有丝分裂。猪瘦肉滋阴补虚，与莲子、百合合用，扶正抗肿瘤，清热止咳，养心润肺。

22. 糖醋苦瓜

材　　料　苦瓜1根，蒜5瓣，葱1根，镇江醋3毫升，油5毫升，精盐、白砂糖、酱油各适量。

制作方法　① 苦瓜洗净，对切两半，掏去内瓤，切成薄片。② 将锅烧热，倒入苦瓜片，清炒2分钟，盛入盘中。③ 油锅烧热，将蒜、葱爆炒，倒入炒过的苦瓜片，充分搅拌。④ 再加入精盐、白砂糖、酱油、镇江醋等，爆炒1 ~ 2分钟即成。

功　　效　降火开胃，清热解毒。此方用于鼻咽癌证见燥热者。

禁　　忌　脾虚便溏者慎用。

食谱分析　此方系民间验方。苦瓜又名癞瓜、癞葡萄等，性寒，味苦，清热解毒。所含抗肿瘤成分是蛋白质类物质，对咽癌、喉癌、白血病等有明显抑制作用。此方苦酸甜，开胃降火，适用于鼻咽癌见口干、咽干、舌燥者。

23. 苦瓜烧汤

材　　料　苦瓜1根，葱末、盐、味精各适量。

制作方法　① 苦瓜洗净，切开去瓤，切片。② 锅中加水烧沸后放入苦瓜片，小火慢炖，煮至苦瓜片熟软。③ 加调味品即成。

功　　效　清热解毒。此方用于鼻咽癌、喉癌、口腔癌烦热口渴者。

禁　　忌　脾胃虚寒者忌用。

食谱分析　苦瓜味苦，性寒。有清暑热、抗邪毒之功效。苦瓜有类似胰岛素的物质，有明显的降血糖作用；苦瓜的蛋白质成分有提高细胞免疫功能的作用，有较好的抗肿瘤作用。此方可用于鼻咽癌、喉癌、口腔癌烦热口渴者饮用，也适用于糖尿病患者。

第七章
甲状腺癌

第一节 临床特点

甲状腺癌是最常见的甲状腺恶性肿瘤，包括乳头状癌、滤泡状癌、髓样癌和未分化癌四种病理类型。以恶性度较低、预后较好的乳头状癌最常见。除髓样癌外，绝大部分甲状腺癌起源于滤泡上皮细胞。发病率与地区、种族、性别有一定关系。女性发病较多，男女发病比例 1 ：（2 ~ 4）。任何年龄均可发病，但以中青年多见。绝大多数甲状腺癌发生于一侧甲状腺腺叶，常为单个肿瘤。早期多无明显症状和体征，通常在体检时通过甲状腺触诊和颈部超声检查而发现甲状腺小肿块。典型的临床表现为甲状腺内发现肿块，质地硬而固定，表面不平，腺体在吞咽时上下移动性小。未分化癌可在短期内出现上述症状，除肿块增长明显外，还伴有侵犯周围组织的特性。晚期可出现声音嘶哑，呼吸困难，吞咽困难，霍纳综合征，侵犯颈丛出现耳、枕、肩部疼痛以及局部淋巴结远处器官转移等表现。颈部淋巴结转移在未分化癌发生较早。髓样癌由于肿瘤本身可产生降钙素和5–羟色胺，从而引起腹泻、心悸、面色潮红等症状。甲状腺癌的治疗原则为以手术为主的综合治疗。治疗方法主要取决于患者的年龄、肿瘤的病理类型、病变的程度以及全身状况等。以手术为首选，术后辅以内分泌（甲状腺素片）治疗，必要时选用包括放射性核素（碘 –131）治疗在内的综合治疗。

第二节 饮食护理

1.营养要相对均衡

根据患者的需要，要注意补充维生素、纤维素等，这些可从新鲜蔬菜和水果中获得。因为癌症患者体内蛋白质分解高，营养处于入不敷出的负氮平衡状态，故对蛋白质的需求量要增加。同时各营养素要相对适量、齐全，除补充充足优质的蛋白质外，一般应以低脂肪、适量碳水化合物为主。此外还要注意总热量的补充，癌症患者每日从食物摄入的总热量一般尽可能争取不低于正常人的最低要求。

2. 甲状腺癌术后的饮食

初期以流食、半流食为主，如牛奶、米粥、藕粉、菜粥等；而后可以进半流食、软食以及易吞咽、好消化的食物，如面条、馄饨、面包、豆腐、肉粥等。

3. 甲状腺癌患者可选择具有抗甲状腺癌作用的食物

如茯苓、山药、香菇、猴头菇、无花果、萝卜、菱角、杏、魔芋、海参、牛肉、羊肉。

4. 甲状腺癌患者的饮食禁忌

忌烟、酒及辛辣刺激性食物；忌肥腻、黏滞食物；忌坚硬不易消化食物；忌油炸、烧烤等热性食物。碘 –131 治疗前 2 周需要进行低碘饮食，少吃贝壳类、海鱼、虾、紫菜、海带等，使用低碘盐。

5. 长期服用甲状腺素片的患者注意事项

很多食物、药物会影响其吸收，要避免同时服用。如维生素、补品间隔 1 小时，含铁、含铝、含碳酸钙药物间隔 4 ~ 5 小时，豆类、乳类、中药间隔 2 小时，咖啡、茶等应尽量避免饮用。需要限制脂肪和富含胆固醇的饮食，防止发生高脂血症。另外，长期服药可能导致轻微甲状腺功能亢进（简称甲亢），容易出现骨质疏松症，可多吃一些含钙高的食物或维生素 D（促进钙的吸收）。

第三节　食谱选择

1. 马蹄木须肉

材　料　猪通脊肉60克，马蹄（即荸荠）50克，黄花菜50克，黑木耳50克，黄瓜50克，鸡蛋4个，蚝油15毫升，白砂糖10克，盐3克，老抽7毫升，湿淀粉50克，酱油、淀粉、油、葱、姜、蒜片各适量。

制作方法　① 将猪通脊肉切成片状，后用酱油、鸡蛋、淀粉搅拌均匀，称为上浆猪肉片；黄花菜、黑木耳飞水；黄瓜切成3.5厘米长、1.5

厘米宽的片；马蹄洗净，去表皮，切成片。② 锅热后倒入多一点的油，中火烧油到120℃后，下入上浆猪肉片，中火划油2分钟后，捞出控去底油；锅上火加油，加入打散的鸡蛋，用中火摊3分钟，呈金黄色，捞出。③ 锅上火加油，加葱姜蒜片、黄瓜片、黄花菜、黑木耳、马蹄片，加蚝油、白砂糖、盐、老抽，用50克湿淀粉勾芡，再加入炒好的猪肉片和摊好的鸡蛋，翻炒均匀即可。

功　　效　滋阴润燥，清热化痰。本方用于甲状腺癌证属阴虚火旺者，及肿瘤患者放疗后津液不足，口干、咽痛等症状。

禁　　忌　脾虚湿盛者慎用。

食谱分析　猪肉性平，味甘、咸，滋阴润燥，可缓解肾虚羸瘦、消渴、便秘等症状。马蹄性寒，味甘，清热化痰，消积，可治热病烦渴、黄疸、咽痛等症。猪肉与马蹄合用，清热而不伤阴，阴虚内热者宜用。

2. 素炒罗汉斋

材　　料　铁棍山药片50克，水发黑木耳50克，莲藕片50克，胡萝卜片50克，红尖椒片50克，银杏20克，玉米笋50克，草菇50克，蜜豆50克，枸杞子8个，油50克，盐5克，湿淀粉适量。

制作方法　① 锅置大火上，加水烧开后，放入铁棍山药片、黑木耳、莲藕片、胡萝卜片、红尖椒片、银杏、玉米笋、草菇、蜜豆、枸杞子，大火煮1分钟后捞出。② 锅内加油50克，加入飞好水的原料、盐，用湿淀粉勾芡即可。

功　　效　补气养血。本方适用于甲状腺癌及其他肿瘤见血象减低、乏力、气短、眩晕等患者。

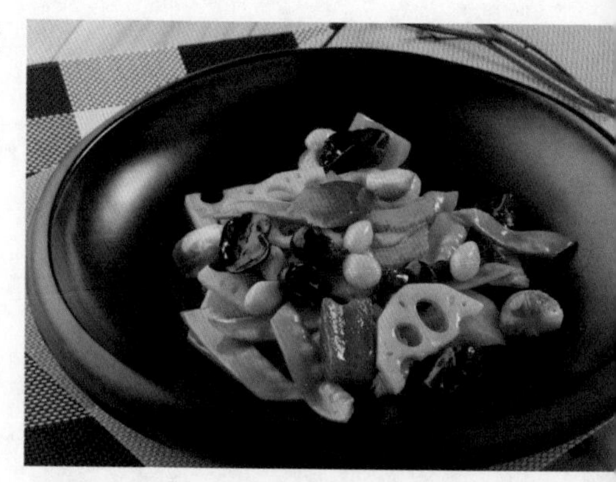

禁　　忌　外邪实热者慎用。

食谱分析　山药是生活中常见的食补佳品，可平补肺、脾、肾，《药性论》言：“山药补五劳七伤，去冷风，止腰痛，镇心神，补心气不足，患人体虚羸，加而用之。”黑木耳，补益气血，润肺止咳。玉米，《本草纲目》言其调中开胃。草菇，补气养血，降压。枸杞子，滋补肺、肝、肾。以上食材均为饮食中常见之物，对肿瘤患者气血不足、体质虚弱者尤佳。

3. 香菇炖排骨

材　　料　干香菇10克，猪排骨小块500克，料酒、葱段、姜片、精盐、味精各适量。

制作方法　① 干香菇用温水泡发，与洗净的猪排骨小块放入锅中，加水适量，以大火煮沸，加入料酒、葱段、姜片。② 再改用小火煮至猪排骨熟烂，加精盐、味精，拌匀即成。

功　　效　益气补血，软坚散结。适合甲状腺癌、大肠癌患者，对肿瘤患者放疗后也有辅助作用。

禁　　忌　痰湿内热者慎用。

食谱分析　《本草备要》：“其味隽永，食之润肠胃，生精液，丰肌体，泽皮肤。”猪肉能够补益精血，但多食则助热生痰蕴湿。香菇益气助食，故而有益气补血、软坚散结的功效，尤宜于甲状腺癌。

4. 竹葛雪梨羹

材　　料　竹蔗（又名甘蔗）20克，雪梨80克，葛根20克，竹叶10克。

制作方法　① 将葛根、竹叶、竹蔗用清水一起泡洗30分钟；将雪梨切成4厘米见方的块。② 备砂锅，放满清水，把泡好的葛根、竹叶、竹蔗以及雪梨块一起倒进去，煮开后，再转小火煮30分钟左右，捞出葛根、竹叶、竹蔗，留下汤汁与雪梨一同服用。

功　　效　清热生津，润燥止渴。本方可用于甲状腺癌，及头颈部肿瘤患者放疗后口干渴及阴虚者咽干烦热等证。

禁　　忌　寒盛者慎用。

食谱分析　雪梨性凉，味甘、酸，清肺化痰，生津止渴，主治肺热咳嗽、热病烦渴等证。葛根，对急性心肌缺血有保护作用，还有解热、解痉、改善学习记忆的功用。甘蔗性寒，味甘，清热生津，润燥和中。三者均可生津止渴，对肿瘤患者放疗后阴液耗伤及阴虚型肿瘤患者尤宜。

5. 红枣烧牛尾

材　　料　牛尾500克，大枣10个，鲜玉竹叶2克，苦苣5克，高汤200毫升，老抽20毫升，香油15毫升，盐5克，油、大葱、姜、蒜、八角、桂皮、香叶各适量。

制作方法　① 把剁好的牛尾入凉水锅煮沸，打出沸沫，捞出牛尾待用。② 锅入油，烧至八成热，放入大葱、姜、八角、桂皮、香叶，煸香后放入牛尾，煸炒出香，放入老抽、香油、盐，放入高压锅压30分钟，倒出待用。③ 起锅下油，烧至八成热，放入大葱、姜、蒜、八角，把大枣、压好的牛尾倒入，加入高汤，与牛尾齐平，中火烧4分钟，大火收汁再撒上洗好的鲜玉竹叶、苦苣，即可。

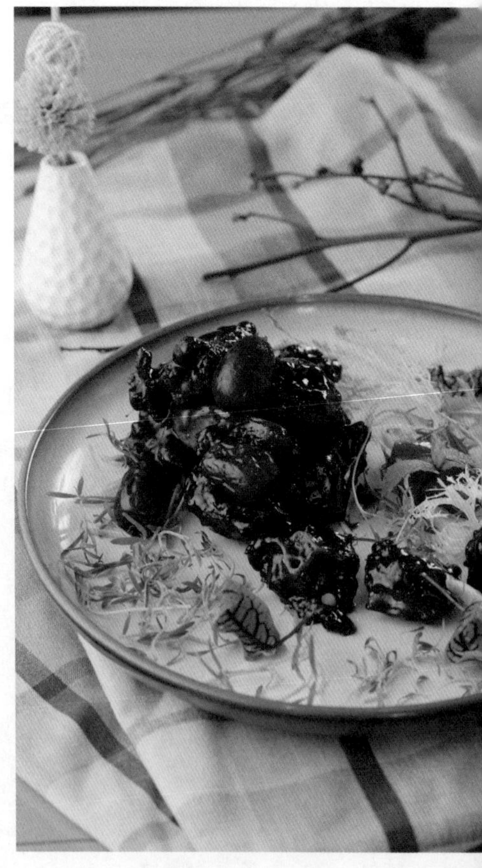

功　　效　滋生血气，填精养颜。可用于甲状腺癌及其他肿瘤术后气血大亏、消瘦萎靡的患者。

禁　　忌　素有胃火、痰湿困脾者不宜多食。

食谱分析　牛尾中含有大量的脂肪和筋质、少量的瘦肉，肌肉部分又因为活动频繁而非常松嫩，久炖时胶原析出，汤汁稠厚。正因如此，牛尾有益血气、补精髓、强肾气的功效。《饮膳正要》载："（枣）味甘，无毒。主心腹邪气，安中养脾，助经脉，生津液。"红枣加入牛尾汤中，口味甜咸鲜润，能够大补精血津液，滋养容颜。

6. 油酱蟹

材　　料　河蟹500克，干面粉15克，白砂糖10克，酱油、黄酒各10毫升，姜末、葱花、味精、食用油各适量，熟猪油35毫升，水淀粉6克。

制作方法　① 洗净河蟹，斩去尖爪，蟹肚脐上齐正中斩成两半。挖去蟹鳃。蟹肚被斩剖处，蘸上干面粉。② 将锅烧热，放入食用油，烧至五成热时，将河蟹（蘸面粉的一面朝下）放入锅煎。蟹呈黄色后，翻个身再煎，使蟹四面受热均匀，至蟹壳发红，最好炸至壳脆酥。③ 再加葱花、姜末、黄酒、酱油、白砂糖、清水，烧8分钟左右至蟹肉全部熟透。④ 再加味精，收浓汤汁，加水淀粉，翻几下身，淋上熟猪油即成。

功　　效　散结清热化，活血化瘀。用于甲状腺癌，及肿瘤患者体弱消瘦、食欲减退、营养不良和接受放疗、化疗后的恢复阶段。

禁　　忌　孕妇忌服；外邪未清，脾胃虚寒者慎用；碘-131治疗期间慎用。

食谱分析　河蟹又称螃蟹、毛蟹、清水蟹，性寒，味咸，能清热散结，活血化瘀。河蟹肉中含有10余种游离氨基酸以及钙、磷、钾、钠、镁等元素，有丰富的营养价值。

7. 蒜甲鱼

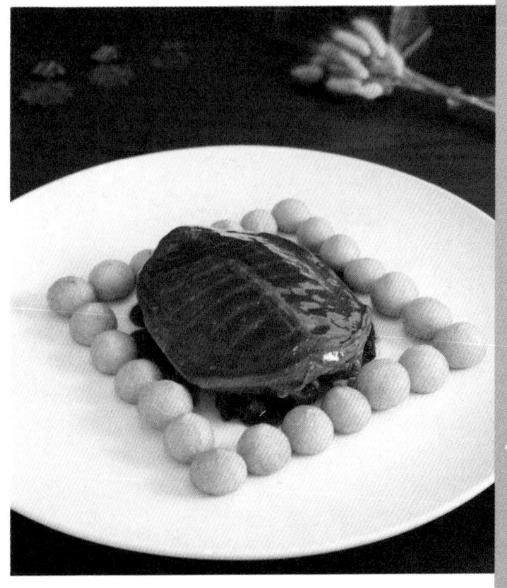

材　　料　甲鱼500克，大蒜60克，白砂糖、白酒等各适量。

制作方法　① 甲鱼按常法加工，留甲，切成块；大蒜分瓣剥好，洗净。② 甲鱼块、大蒜瓣入锅中，加水、白砂糖、白酒。③ 文火煮熟。

功　　效　补血养阴，消肿解毒。适用于甲状腺癌、鼻咽癌，或在接受放疗、化疗后出现阴虚火旺，有五心烦热、口舌发炎、潮热盗汗等症状者。

禁　　忌　邪毒旺盛者慎用。

食谱分析 甲鱼性平，味甘，滋阴补虚，清热凉血，消积散结。大蒜性温，味辛，有消肿解毒、杀虫止痢的作用。大蒜中含有的有机硫化物可通过清除自由基、诱导凋亡等实现抗肿瘤作用。二味合用，有滋肾养阴、补血止血、抗肿瘤、解毒的功能。

8. 梅菜扣肉

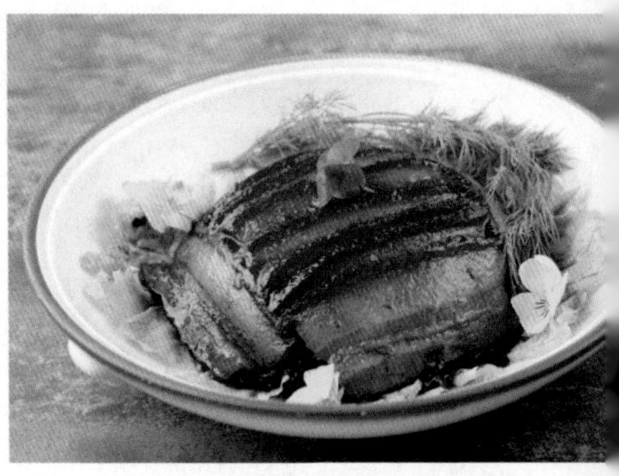

材　　料 五花肉500克，梅菜50克，茴香叶3克，三色堇花4朵，腐乳5克，番茄酱2克，香其酱1/5袋，海鲜酱4克，料酒1毫升，蚝油2毫升，甜面酱5克，老抽1毫升，味达美1克，味精1克，鸡粉1克，白砂糖2克，胡椒粉1克，油适量。

制作方法 ① 把选好的五花肉蒸45分钟后取出。② 锅下油，待油温升到六成热时下五花肉，炸到肉皮起泡为止；后改刀成8厘米的方块待用。③ 把梅菜切碎，用小火炒干待用。④ 把改刀好的肉块改刀成长8厘米；厚0.5厘米的肉片。⑤ 把材料中所有调料与切好的五花肉片搅拌均匀后码入码斗中，加入炒好的梅菜封膜上锅蒸，60 ~ 80分钟后取出，扣在碗中，再撒上洗净的茴香叶、三色堇花，即可。

功　　效 滋阴润燥，补气益肾。可用于肿瘤术后、胃癌、头颈部肿瘤阴虚消瘦者。

禁　　忌 《本经逢原》认为猪肉能助湿生痰，故湿热痰滞内蕴者慎服。

食谱分析 猪肉味甘、咸，性平，入脾、胃、肾经。《备急千金要方·食治方》："补肾气虚弱。"《随息居饮食谱》："猪肉，补肾液，充胃汁，滋肝阴，润肌肤，利二便，止消渴，起尫羸。"能够滋阴润燥，治疗热病伤津、消渴羸瘦、燥咳、便秘等。

9. 素烩菜

材　　料 莴笋100克，胡萝卜100克，白萝卜100克，冬笋100克，土豆

100克，白菜心100克，番茄150克，鲜蘑100克，高汤（用鸡与排骨煮的汤均可）1500毫升，胡椒粉、味精、精盐、料酒、湿淀粉各适量。

制作方法 ① 将莴笋、胡萝卜、白萝卜、土豆（去皮）、冬笋洗净，分别切成约长10厘米、宽3厘米的条块，制成麦穗形，再切成条片。白菜心洗净，切成四瓣，与上述莴笋等料同在沸水锅内焯至半熟，用清水漂凉。番茄去皮、籽，切成四瓣，待用。② 取大圆盘一个，将莴笋片、胡萝卜片、白萝卜片、土豆片、冬笋片、白菜片等按不同颜色隔开，番茄摆在中间，周围放鲜蘑，然后轻轻放入锅中，放入高汤、精盐、胡椒粉、料酒，在小火上烧煮，放入味精，加湿淀粉勾薄芡，用手勺推转一周，尽量保持原形，起锅食用。

功　　效 健脾养胃，理气化痰。适用于甲状腺癌证属脾虚痰凝者，也可用于肿瘤患者放疗或化疗期间有乏力气短、腹部胀满等症状。

禁　　忌 腹泻者少用。

食谱分析 莴笋性寒凉，味甘、苦，清热凉血，利尿通乳。胡萝卜性平味甘，健脾化滞，润燥明目。白萝卜性凉，味辛、甘，下气宽中，消食化痰，清热凉血。番茄性微寒，味甘、酸，生津止渴，健脾消食。诸味合用，有健脾养胃、理气化痰等功效。

10. 芦笋烧猪肘

材　　料 芦笋100克，猪肘500克，料酒、葱段、姜片、精盐、五香粉、味精各适量。

制作方法 ① 将芦笋洗净，切成短节；猪肘去尽残毛，清洗干净，放入砂锅，加水适量，先用大火煮沸，加料酒、葱段、姜片等，搅匀，改以小火煮至猪肘烂熟。② 加芦笋节、精盐、五香粉、味精，继续煮片刻即成。

功　　效 滋阴益气，清热生津。适合甲状腺癌术后气阴两虚或放疗后邪热伤津的患者食用。

禁　　忌 脾虚湿盛者慎用。

食谱分析 芦笋味甘、性寒，《日用本草》言其能止渴、利小便。猪肉，味甘、咸，性平，入脾、胃、肾经，常服可滋阴润燥，补虚益气。故此方有滋阴补气、清热生津的功效。

11. 玉竹烧大黄鱼

材　　料　大黄鱼1条（1千克），五花肉30克，鲜香菇（去蒂）30克，笋60克，毛豆20克，玉竹30克，蒜苗丁3克，盐5克，米醋150毫升，白砂糖150克，料酒50毫升，花生油适量，葱花、姜末、蒜末各10克，辣椒酱100克。

制作方法　① 将大黄鱼刮鳞、去鳃、去内脏，洗净后放在案板上，用刀在鱼体两侧每隔1厘米剞直花刀，深度至鱼骨；五花肉、鲜香菇（去蒂）、笋分别切成长0.5厘米、宽0.5厘米大小的方丁。② 锅置旺火上，放入花生油烧至180℃，再将大黄鱼下锅炸成两面呈黄色，鱼肉七成熟时倒入漏勺，原锅内留适量底油（100毫升），烧至90℃，下入五花肉丁，煸出油，再下葱花、姜末、蒜末炝锅，爆出香味后下入笋丁、鲜香菇丁、玉竹炒香，再放入辣椒酱炒散出红油。③ 烹入料酒，加水1000毫升，再把炸好的鱼放入，再加入盐、米醋、白砂糖，加盖稍焖，用中小火烧15分钟，再用旺火收汁，当绝大部分卤汁被鱼肉吸收后，捞出装盘，再撒上蒜苗丁即可。

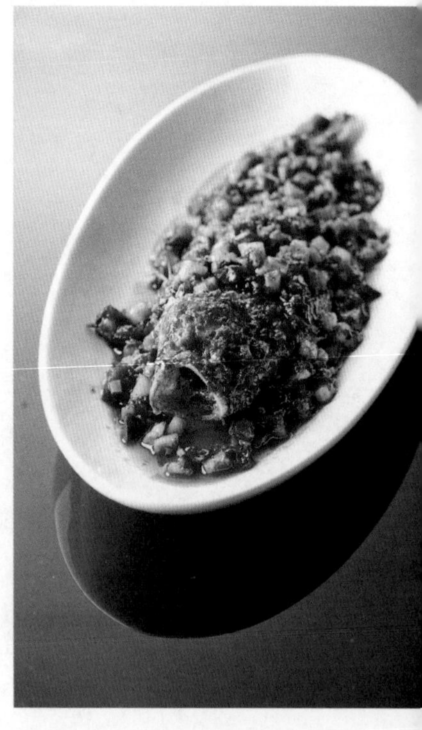

功　　效　益气健脾，养阴润燥。本方可用于甲状腺癌及肿瘤患者放化疗后气短乏力、口干等症状。

禁　　忌　痰湿气滞者慎用。碘-131治疗期间慎用。

食谱分析　黄鱼，又名石首鱼，性平，味甘，益气健脾，补肾明目，《开宝本草》言：“其和莼菜作羹，开胃益气。”玉竹性平，味甘，养阴润燥，除烦止渴，主治热病伤阴、咳嗽烦渴等证。二者合用，气阴共补，体虚者尤宜。

第八章
食管癌

第一节　临床特点

食管癌是常见的消化道肿瘤，典型的症状为进行性吞咽困难。食管癌的病因至今尚未完全了解，但其发病与年龄、性别、职业、种族、地域、生活环境、饮食生活习惯、遗传易感性等有一定关系。我国是世界上食管癌高发地区之一，主要特点表现为男性发病率高于女性，农村发病率高于城市。同时具有一定的地域差异，以中部地区为主，如河南、河北、山西、山东等地。

食管癌患者早期症状常不明显，但在吞咽粗硬食物时可能有不同程度的不适感觉，包括咽下食物哽噎感，胸骨后烧灼样、针刺样或牵拉摩擦样疼痛。疼痛可涉及胸骨上窝、肩、颈、背等部位。后期出现食管反流，进食即吐，反流物常为黏液，有时为血性或混杂隔日餐。由于长期摄食不足，导致明显营养不良、消瘦和恶病质。食管癌还可有左锁骨上淋巴结肿大或因癌细胞扩散与转移引起的其他表现。食管癌的治疗采取以手术为主结合放疗及化疗的综合治疗方法，同时需要重视患者的营养支持治疗。

第二节　康复护理

一、改变饮食习惯

食管癌是由于饮食生活方式不当而易得的一种肿瘤，因此，应改变长期吃粗硬、滚烫饮食的习惯，少吃或尽量不吃腌制类食品和熏烤食品，即含亚硝酸盐的食物，如酸菜、泡菜、腌肉等。要戒烟酒、不偏食、不暴饮。多吃具有防癌、抗肿瘤作用的食品，富含维生素、微量元素的蔬菜、水果。适当加强营养，鼓励患者多进食富有营养而又易于下咽的食品，同时预防进食梗阻或出血。

二、心理护理

因多数患者均有不同程度的心理症结，或是工作不顺利，或是人际关系处理不当，或有家庭重大事件，或是情感纠葛，这些外来的精神刺激突然或持久，使情志太过，就可能导致疾病的发生，影响到身体健康。根据患者不同情况进行心理疏导，解决心理矛盾，可以使患者放下思想包袱，心情舒畅地配合治疗。

三、饮食护理

在食管癌患者已经确诊但吞咽困难症状还不严重时，要抓紧时间给患者补充营养，饮食以营养价值高、易消化吸收为主，为患者接受后续治疗打下基础。出现哽噎感的食管癌患者要避免强行吞咽，以免刺激局部癌组织出现疼痛、出血、扩散或转移。可酌情改为流食或半流食，既保证营养的摄入，又避免对局部的癌组织造成不良刺激。食物以温食为好，避免进食冷的流食，食管的狭窄部位对冷食刺激十分敏感，容易引起食管痉挛，发生恶心呕吐、疼痛和胀麻等感觉，所以放置时间较长的面条、牛奶、蛋汤最好热一下，或不食。忌服辛、辣、腥臭等刺激性食物。

根据梗阻程度，选择合适的流质饮食、半流质饮食、普通饮食。如吞咽困难者，可选择鲫鱼、鲤鱼、乌骨鸡、梨、荔枝、牛奶、鹅血等；呃逆者选择荔枝、刀豆、甘蔗、苹果、萝卜等；胸痛者选择韭菜、无花果、杏仁、黄鳝、猕猴桃、蜜等；有黏液者选择薏苡仁、橘子、苹果、橄榄、海蜇等；大便秘结者选择蜂蜜、海蜇、海参、芝麻、核桃、麦麸等。

第三节　食谱选择

1. 阿胶炖肉

材　料　阿胶10克，水煮莲子20克，猪瘦肉100克，食盐少量，葱、姜、蒜各适量。

制作方法　① 猪瘦肉洗净，切块，加入葱、姜、蒜、清水适量，放入阿胶。

② 慢火煮至50分钟后，肉质烂熟，加入少量食盐调味后出锅装盘，再撒上水煮莲子即可。

功　　效　益气养血，滋阴润燥。本方用于食管癌、肺癌气血不足，贫血，全身虚弱。

禁　　忌　痰湿壅滞者慎用。

食谱分析　阿胶性平味甘，为补血止血、滋阴润肺之要药，尤宜于鼻燥咽干、痰中带血之症。猪肉性平味甘咸，有滋阴润燥、益气养血的功效，可治疗肺燥伤津，消渴羸瘦。《随息居饮食谱》载："津枯血夺，火灼燥渴，干嗽便秘，猪肉煮汤，吹去油饮。"

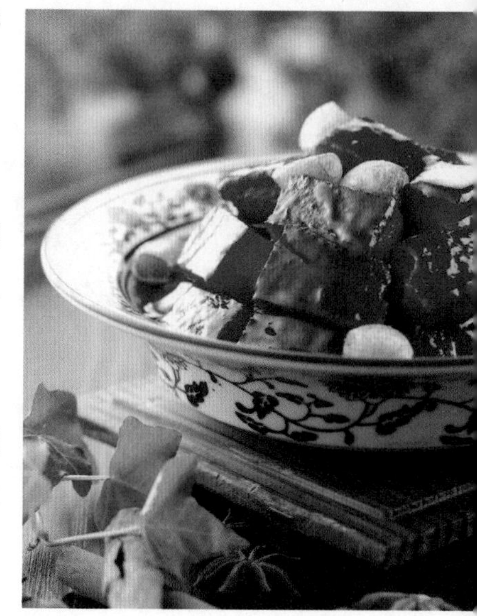

2. 茅根盐水鸭

材　　料　老鸭1只，白茅根50克，食盐、葱、姜各适量。

制作方法　① 老鸭拔毛，剖腹去内脏，洗净，备用。② 用纱布将白茅根包好，放入鸭子腹腔内。③ 将鸭、葱、姜、食盐一起放入锅内，加水适量，文火煮至烂熟，取出白茅根。

功　　效　健脾养胃，清热利水。此方适用于食管癌伴咳血者。

禁　　忌　脾胃阳虚、腹泻者忌用。

食谱分析　鸭肉性微凉，味甘、咸，具有滋阴养胃、利水消肿、健脾补虚的功效。一般认为，绿头雄性老鸭最补。白茅根性寒味甘，具有凉血止血、清热利尿的功效。二者合用，共奏健脾养胃、清热止血之效，尤宜于伴有出血的食管癌患者。

3. 冬虫夏草老鸭肉

材　　料　冬虫夏草5克，老鸭肉100克，大枣10枚，百合10枚，姜丝、油、盐、味精各适量。

制作方法　① 冬虫夏草用温水浸泡洗净；老鸭肉洗净，切厚块；大枣、百合洗净。② 诸物放入瓷碗中，加入油、盐、味精、姜丝拌匀，隔水蒸至鸭肉烂熟即可。

功　　效 益肺补肾。可用于食管癌、肺癌、喉癌患者。

禁　　忌 湿热壅盛者慎用。

食谱分析 冬虫夏草性平味甘，补虚损，益精气，化痰止咳。现代研究表明，冬虫夏草的多种活性物质可通过不同靶点对肿瘤的发生发展产生抵制作用。鸭肉味甘、咸，性微凉，能补阴益血，清虚热，利水。二味合用，益肺补肾，扶正抗肿瘤。《本草纲目拾遗》载有相似方剂。选用全鸭，将冬虫夏草塞入鸭腹中，蒸熟食之，效果亦佳。

4. 瓜蒌饼

材　　料 瓜蒌瓤（去籽）250克，白砂糖100克，面粉60克。

制作方法 ① 将瓜蒌瓤放入锅内，加水适量，以文火熬烂。② 加入白砂糖拌匀压成馅，备用。③ 将面粉发酵后，包馅制成面饼，烙熟或蒸熟。

功　　效 清热化痰，宽胸散结。此方多用于食管癌伴有痰多、咳嗽不止者。

禁　　忌 糖尿病患者、脾虚便溏者慎用。

食谱分析 瓜蒌性寒味甘，具有清热化痰、宽胸散结的功效。主治咳嗽、咯血、胸痛，可以涤痰结，利咽喉，消痈肿疮毒。

5. 清煮鱼翅

材　　料 鱼翅50克，鸡汤500毫升，油菜5克，食盐适量。

制作方法 ① 清水洗净鱼翅。② 将鱼翅、油菜放入鸡汤内煮熟。③ 加入适量食盐。忌加酱油。

功　　效 健脾补肾。此方用于食管癌、胃癌患者。

禁　　忌 湿热盛者慎用。

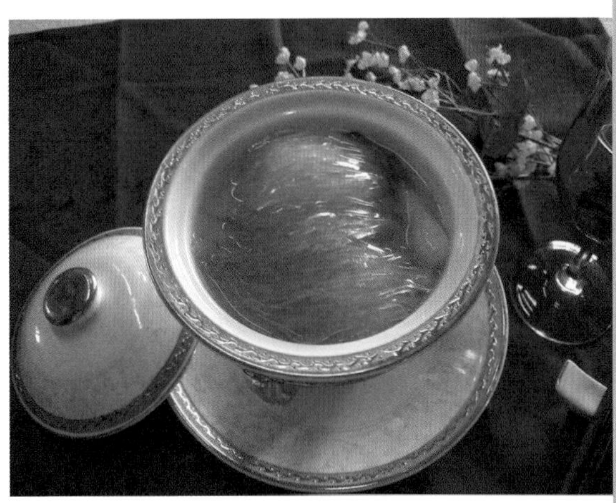

食谱分析 鱼翅是用鲨鱼的胸、腹、尾等处的鳍翅干燥后制成的一种海产，历来为宴席中的上乘佳品，性平味甘，有益气、开胃、补虚的作用，可以补肾，强筋。鸡汤味美，含多种氨基酸，与鱼翅同煮，具有益气补虚、开膈托毒之功效。

6. 鲫鱼大蒜散

材　料 鲫鱼1条，大蒜适量。

制作方法 ① 鲫鱼去鳃及内脏，留鳞。② 大蒜切末，放入鲫鱼中。③ 锡纸包泥封住全鱼，煅烧存性，研成细末备用。

功　效 健脾化湿，解毒，抗肿瘤。可用于食管癌或胃癌初期伴有呕吐反胃者。

禁　忌 大便秘结者慎用。

食谱分析 鲫鱼性平，味甘，有益气健脾、清热解毒、利水消肿的作用。《本草经疏》："鲫鱼调胃实肠，与病无碍，诸鱼中惟此可常食。"大蒜性温，味辛、甘，温中健胃，消食理气。两者相合，可益气健脾，利水化湿。煅烧存性可修复消化道黏膜，益胃止呕。

7. 肉炒豆芽

材　料 猪肉50克，冬菜10克，黄豆芽150克，食用油10毫升，酱油10毫升。

制作方法 ① 将猪肉切成细丝；冬菜切成小段；黄豆芽择好。② 油锅热后先煸肉丝，煸过取出，再热余油，煸黄豆芽，煸几下后可加少量水，将熟时即放入冬菜段同炒，最后再加入煸过的肉丝，并倒入酱油用旺火炒熟即成。

功　效 益气滋阴，清热化痰。此方适用于食管癌、胃癌气阴两虚者。

禁　忌 湿热内蕴者慎食。

食谱分析 猪肉滋阴润燥，冬菜性平味咸，滋阴开胃，化痰利膈。黄豆芽为主料，性温味甘，润肌肤，加上食用油、酱油，均为辅料，此菜可润肌肤、化痰热。

8. 刀豆炒肉

材　　料　刀豆嫩荚150克，猪肉50克，食用油10毫升，葱、姜、食盐等调料若干。

制作方法　① 猪肉切片，刀豆嫩荚洗净。② 先将食用油烧热，下猪肉片及葱、姜、食盐，略炒。③ 加入刀豆嫩荚，炒熟出锅。

功　　效　温中降气。此方对食管癌经常呃逆、泛吐涎沫者有效。

禁　　忌　胃内热盛者慎用。

食谱分析　刀豆又名刀巴豆、马刀豆，性温味甘，有温中下气、利肠胃、止呃逆的功效，适用于虚寒呃逆、呕吐腹胀等。《本草纲目》载："温中下气，利肠胃，止呃逆，益肾补元。"刀豆除营养丰富外，还含有尿素酶、血细胞凝集素、刀豆氨酸等物质，有抑制癌细胞生长的特殊作用。

9. 酱汁刀豆

材　　料　鲜刀豆500克，酱油15毫升，甜面酱18克，姜末2克，料酒15毫升，味精1克，高汤120毫升，湿淀粉3克，植物油1010毫升（炒菜用10毫升，另取1000毫升作炸料用，约耗油15毫升）。

制作方法　① 将鲜刀豆折成段。② 将刀豆段投入七分热的油锅中炸，用旺火炸约30秒钟，见刀豆外壳起泡发软，浮在油面，即捞起。③ 炒锅内放油，用旺火烧热，先把甜面酱倒入，炒后加高汤和味精，烧2分钟，待锅内有汤汁60毫升左右时，用湿淀粉勾芡后加入炸好的刀豆，起锅即可。

功　　效　健脾补肾，降逆止呕。用于食管癌、贲门癌之呃逆、呕吐者。

禁　　忌　湿热内蕴者少食。

食谱分析　刀豆性温味甘，温补脾肾，通利肠胃，为主料。刀豆所含的血细胞凝集素等多种球蛋白，对抑制肿瘤细胞有特殊作用。甜面酱咸凉，清热解毒，健脾开胃。上二者相反相成，再配辛温的姜、酒等调料，共成温中补肾、通利肠胃之品。

10. 南瓜泥烩豆腐

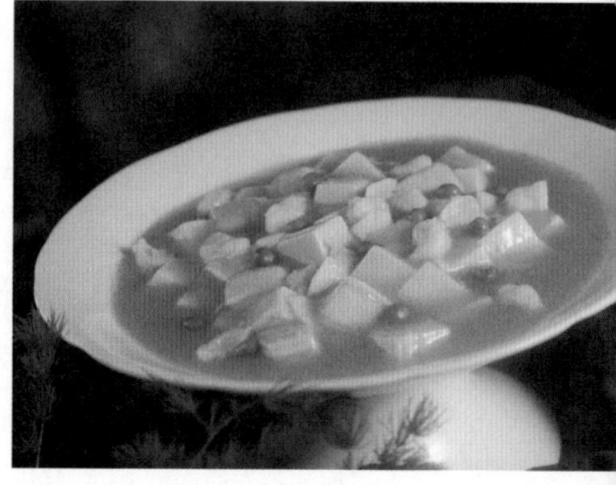

材　　料　南豆腐1盒，蟹柳5个，豌豆粒10个，南瓜50克，盐3克，鸡粉5克，鸡汁2克，湿淀粉适量。

制作方法　① 南豆腐切成长2厘米、宽2厘米的方丁。南瓜蒸软烂，打成南瓜泥。② 锅置大火上，加水烧至100℃时，放入南豆腐丁，大火煮3分钟后捞出。将蟹柳和豌豆粒一起放入锅中飞水，捞出。③ 锅中加入水180克，加南瓜泥、盐、鸡粉、鸡汁搅拌均匀后，用湿淀粉勾芡，再加入豆腐丁，轻轻翻均匀，装盘。④ 把事先飞好水的蟹柳、豌豆粒，撒在做好的豆腐上即可。

功　　效　调补脾胃。适用于食管癌、胃癌的消化不良或食用半流食患者。

食谱分析　《随息居饮食谱》载："（南瓜）早收者嫩，可充馔，甘温，耐饥。同羊肉食，则壅气。晚收者甘凉，补中益气。蒸食味同番薯，既可代粮救荒，亦可和粉作饼饵。蜜渍充果食。"南瓜可蒸熟当主食，也可以做菜，是餐桌上常见的食材，其色金黄，五行属土，归脾、胃经，能调和脾胃，培补中气。

民间有"糖蒸豆腐"的做法来治疗咳嗽，其实利用的是点南豆腐时用的石膏的辛寒宣肺作用，南豆腐鲜嫩亮白，营养丰富，《本草纲目》认为豆腐可以和脾胃，消胀满，下大肠浊气，清热散血。这道菜口感柔软、易消化，十分适合食管癌和胃癌患者。

11. 香菇鲩鱼

材　　料　香菇30克，鲩鱼1条，香菜300克，食用油、盐、酱油、葱、姜、蒜各适量。

制作方法　① 香菇用温水浸泡发开；鲩鱼去鳃刮鳞，剖腹去内脏，洗净，切块；香菜洗净，切细段。② 先将锅内食用油烧热，放入鲩鱼块、香菇，加盐、酱油、葱、姜、蒜等调料共炒片刻。③ 加水适量，煮至鱼、香菇熟透，离火，放入香菜段即可。

功　　效 健脾和胃。适用于食管癌体虚者。

禁　　忌 痰毒壅盛者慎用。

食谱分析 香菇性平味甘，有益气助食的功效。香菇中含有多糖成分，具有抗肿瘤作用。另外，香菇含有一种干扰素的诱导剂，能诱导干扰素的产生，从而提高机体的免疫力。鲩鱼又称青鱼、草鱼，性温味甘，有暖胃和中、平肝祛风的功效。

12. 刀豆粥

材　　料 刀豆15克，粳米50克，生姜2片。

制作方法 ① 三物洗净，刀豆捣碎或研末。② 共入锅内，煮成稀粥。

功　　效 温中止呕降逆。适用于食管癌胃寒呃逆的患者。

禁　　忌 大便秘结者少用。

食谱分析 此方为民间验方。刀豆抗肿瘤止呃逆。粳米性平味甘，温中益气，有一定的抗肿瘤作用，尤以陈粳米为佳。生姜性微温，味辛，有温中止呕的功效。此方温中止呕，具有补虚和胃的作用。

13. 牛乳粥

材　　料 牛乳200毫升，粳米或糯米100克，白砂糖适量。

制作方法 ① 将粳米或糯米洗净置锅中，加水适量煮粥。② 临熟时倒入牛乳调匀，稍煮再加入白砂糖即可。

功　　效 益气养血。适用于食管癌、胃癌患者食用。

禁　　忌 大便稀溏者少用。糖尿病患者慎用。

食谱分析 牛乳即牛奶，性平味甘，平补气血。《本草纲目》载："治反胃热哕，补益劳损，润大肠，治气痢，除黄疸。"牛奶中的酪氨酸，有抑制体内亚硝胺形成的作用，从而防止消化道癌变。牛奶与粳米相伍，扶正补虚，平补气血。

14. 牛奶韭菜粥

材　　料　牛奶250毫升，糯米50克，鲜韭菜100克，白砂糖适量。

制作方法　① 将鲜韭菜洗净，榨取青汁备用。② 糯米洗净入锅中，加水适量煮粥。③ 待粥熟时，加入牛奶、韭菜青汁稍煮沸，加入白砂糖即可。

功　　效　健脾和胃。此方宜用于食管癌不能进食、食后即吐的患者，也可用于胃寒便秘的胃癌、大肠癌患者。

禁　　忌　痰毒壅盛者慎用。糖尿病患者慎用。

食谱分析　牛奶、糯米扶正补虚，并有抗肿瘤作用。韭菜性温味辛，有温中行气、散血解毒的功效，治疗胸痹、噎膈等病。唐代《备急千金要方》用其治喉卒肿不下食："韭一把，捣熬敷之。"元代《丹溪心法》用其治反胃："韭菜汁二两，牛乳一盏，上用生姜汁半两，和匀，温服，效。"现代研究发现，韭菜可提高人体免疫功能，抑制体内亚硝胺的合成，从而起到抗肿瘤作用。

15. 杭椒鲜牛蒡炒牛柳

材　　料　牛通脊肉120克，红杭椒、绿杭椒共60克，牛蒡子粉60克，蚝油15毫升，白砂糖10克，盐5克，老抽5毫升，鸡蛋1枚，生抽、淀粉、花生油各适量。

制作方法　① 将牛通脊肉切成条状，后用生抽、鸡蛋、淀粉搅拌均匀，称为"上浆牛柳条"；牛蒡子洗净磨粉；杭椒从中间切开一分为二，再切成5厘米长的条。② 锅热后入油，中火烧油到120℃后，下"上浆牛柳条"，中火划油2分钟后，捞出控去底油。③ 炒锅烧热，放入花生油，随即放杭椒条、牛蒡子粉、过好油的牛柳条，再加入蚝油、白砂糖、盐、老抽和60毫升水，用湿淀粉勾芡即可。

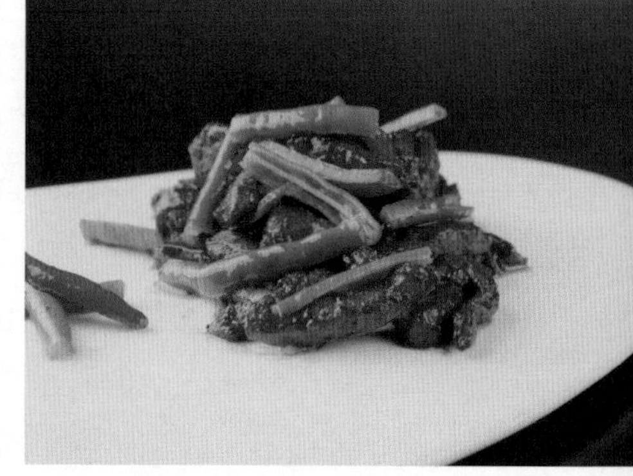

功　　效　健脾益气，消食，利咽。本

方用于食管癌，及其他头颈部肿瘤放疗后咽痛、咳嗽者。

禁　　忌　阴虚火旺及出血者少用辣椒，阳气不足者少用牛蒡子。

食谱分析　辣椒性热，味辛，温中，散寒，开胃，消食，可治寒滞腹痛、呕吐、泻痢等证。牛蒡子性寒，味辛、苦，疏散风热，宣肺透疹，解毒利咽，可治风热感冒、咳嗽、咽痛等证。牛肉性平味甘，有补益气血之功。牛蒡子得辣椒，去其寒凉，辣椒得牛蒡子，制其辛热，体寒者可重加辣椒，体热者可偏用牛蒡子，因人制宜。

16. 菱角粥

材　　料　菱角肉（或老菱粉）30克，粳米50克，白砂糖少许。

制作方法　① 将菱角肉（或老菱粉）与粳米同置锅中煮粥。② 入白砂糖少许即可。

功　　效　健脾止泻。此方可用于食管癌、胃癌、肝癌、乳腺癌、宫颈癌等。

禁　　忌　大便秘结者少用。糖尿病患者慎用。

食谱分析　菱角性平味甘，益气健脾止泻。据日本学者报道，四角菱的热水浸出物对小鼠肉瘤S-180抑制率为60%。菱角肉中有一种化合物AH-13，对小鼠腹水型肝癌有明显抑制作用。

17. 鹅血粥

材　　料　鹅血250毫升，粳米100克，葱、蒜、盐各少许。

制作方法　① 将鹅血用沸水烫熟，切成厚块；葱、蒜洗净，切碎。② 将粳米置锅中，加水适量煮粥至熟。③ 加入鹅血块、葱碎、蒜碎，沸煮片刻，入盐调味。

功　　效　开噎解毒。此方宜用于各种消化道癌。

食谱分析　鹅血又名家雁血，性平味咸，归肝经，具有开噎解毒的功效。《本草求原》曰："苍鹅血治噎膈反胃，白鹅血能吐胸膜诸血虫积。"《张氏医通》载："合用生鹅血，乘热饮之……凡噎膈呕逆，用之辄效。"现代研究证明，鹅血能抑制小鼠艾氏腹水瘤的形成，使癌细胞数量减少，病灶缩小。鹅血中的抗肿瘤因子不被人体消化道中的酸、碱、酶所破坏，是一种低分子物质，具有较强的抗肿瘤作用。有人将鹅血干燥后制成鹅血片剂，治疗食管癌、胃癌、肺癌、淋巴瘤、鼻咽癌等。

18. 大蒜鹅血汤

材　料　鲜大蒜100克，鲜鹅血250克，油、盐、味精各适量。

制作方法　① 将鲜鹅血放入沸水中烫熟，切成厚块；鲜大蒜洗净，切末备用。② 锅中放少量食用油烧热，放入大蒜末略炒，加水适量煮沸，入鹅血略煮片刻。③ 入盐、味精等调料即成。

功　效　解毒抗肿瘤。适用于食管癌、胃癌等消化道疾病。

食谱分析　鹅血善治噎膈，有显著的抗肿瘤功效。大蒜性温味辛，消积行滞，解毒杀虫。大蒜具有极强的杀菌消炎作用，含有多种能够抗肿瘤的元素，如硒、锗、镁等；大蒜还能从多方面阻断亚硝胺的合成，且其抗肿瘤物质遇热不被破坏。现代研究证明，大蒜水浸液对小鼠艾氏腹水瘤有一定效果，大蒜热水煎液对人宫颈癌细胞J-26抑制率为70% ~ 90%，表明大蒜确有较强的抗肿瘤作用，鹅血与大蒜共用，增强抗肿瘤功效。

19. 蔗汁牛奶饮

材　料　鲜甘蔗汁125毫升，鲜牛奶125毫升。

制作方法　① 将鲜牛奶煮沸。② 加入鲜甘蔗汁调匀即可。

功　效　滋阴润燥，生津止渴。适用于食管癌津液亏损、口干舌燥者。

禁　忌　大便稀溏者慎用。糖尿病患者慎用。

食谱分析　甘蔗汁性寒味甘，清热生津，润燥止渴，利咽喉。甘蔗的糖蜜和甘蔗渣中含有能够抑制小鼠艾氏腹水瘤和小鼠肉瘤S-180的多糖类物质。牛奶也含有一定的抗肿瘤物质。

20. 皮糠粥

材　料　谷白皮100克，粳米50克。

制作方法　① 将谷白皮加水煮沸，去渣取汁。② 入粳米煮粥。

功　　效　理气和中。食管癌患者可经常食用此粥。

食谱分析　谷白皮即谷皮糠，古称杵头糠，味甘性平，偏于补气，有益气健脾、养血安神的作用，善治噎膈。谷皮糠富含维生素B_1等，除治疗食管癌外，还可用于失眠、维生素B_1缺乏所致的脚气病。

21. 砂锅鹌鹑

材　　料　鹌鹑2只，丝瓜150克，葱、姜、蒜末共50克，盐适量。

制作方法　① 丝瓜去皮，洗净，切块；鹌鹑宰杀，退毛去内脏，洗净。② 二物共入砂锅内，加水适量。③ 加入调料适量，慢火煮之，烂熟为度。

功　　效　健脾补肾，化痰解毒。宜于食管癌脾虚湿盛者食用，也可用于肺癌、乳腺癌、肠癌、肝癌等患者。

禁　　忌　脾虚便溏者慎用。

食谱分析　丝瓜又名布瓜、天丝瓜，性平味甘，入肺、脾、肝经，有止咳化痰、凉血解毒、通乳利肠的功效。丝瓜中所含的维生素A、维生素C可抑制和延缓上皮细胞突变，并抑制体内的亚硝酸胺的合成，有一定的抗肿瘤作用。鹌鹑性平味甘，归肺、脾经，有“动物人参”之称，有健脾补肾、利水除湿之功效。两味相合，健脾化痰，能补能消。

22. 酸辣鸡丁

材　　料　鸡丁150克，山楂50克，大葱段50克，油炸花生米50克，蚝油50毫升，水350毫升，生抽150毫升，老抽50毫升，盐50克，番茄酱100克，白砂糖50克，自制辣酱100克，淀粉10克，盐3克，油适量。

制作方法　① 秘制酱汁：蚝油、水、生抽、老抽、盐、番茄酱、白砂糖共调和。② 山楂洗净，去籽，切成丁备用。③ 鸡丁加3克盐、10克淀粉搅拌均匀上浆。④ 锅上火，烧油，油温至五成热（150℃）时，下入浆好的鸡丁划油，鸡丁变白，浮出油面时捞出。⑤ 锅上火，烧油，油温至六成热（180℃）时，下入自制辣酱煸炒出香味，再下入划好油的鸡丁、山楂丁、大葱段、油炸花生米，翻炒均匀后，再下入调好的秘制酱汁（适量），勾芡即可。

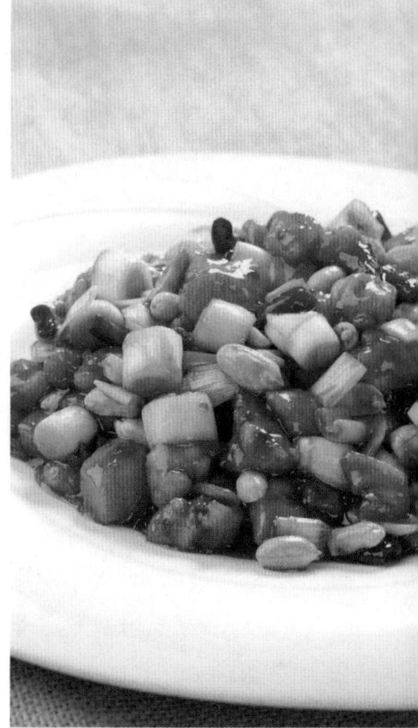

功　　效　开胃消食，活血通瘀，化浊降脂。用于食管癌、胃癌、肝癌之饮食积滞、食欲不佳者。

禁　　忌　多食损齿，气虚便溏禁服。食管易痉挛者，辣椒宜少放。糖尿病患者慎用。

食谱分析　山楂，味酸、甘，性微温，入脾、胃、肝经，消食积，散瘀血。《本草纲目》记载："化饮食，消肉积癥瘕，痰饮痞满吞酸，滞血痛胀。"现用于肉食积滞、胃脘胀满、泻痢腹痛、瘀血经闭、产后瘀阻、心腹刺痛、疝气疼痛、高脂血症等。

23. 笋尖焖豆腐

材　　料　豆腐200克，干口蘑、干盐鞭笋尖、干虾米各10克，葱、姜、食用油、酱油各适量。

制作方法　① 先将干口蘑、干盐鞭笋尖、干虾米分别用温开水泡开，泡好后切成小丁，虾米汤、口蘑汤留用。② 将食用油烧热，先煸葱、姜，然后将豆腐放入急炒，再将切好的笋丁、口蘑丁、虾丁放入，并加入虾米汤、口蘑汤、酱油，用旺火快炒，炒熟即成。

功　　效　益气生津，清热利水。可用于食管癌、肺癌、胃癌。

禁　　忌　脾虚肠滑者少用。

食谱分析　豆腐性凉味甘，益气和中，生津润燥。笋尖性寒味甘，清热消痰，利尿消肿。

24. 鹅血豆腐汤

材　　料　鲜鹅血250克，豆腐100克，鲜蒜苗100克，油、盐、味精各适量。

制作方法　①鲜鹅血入沸水烫熟后，切成厚块；豆腐切厚块；鲜蒜苗切小段。②锅入油烧热，将豆腐块、鹅血块放入锅中，加盐略炒，加水适量煮沸，煮3～5分钟，加入蒜苗段、味精等即成。

功　　效　健脾和胃，抗肿瘤解毒。宜于食管癌、胃癌、肠癌患者。

食谱分析　鹅血有较强的抗肿瘤作用。豆腐、蒜苗营养丰富，亦有抗肿瘤防癌作用。

第九章
胃癌

第一节　临床特点

胃癌是源于胃黏膜上皮的恶性肿瘤，在我国各种恶性肿瘤中发病率和病死率分别居于第二位和第三位。由于饮食结构的改变、工作压力增大以及幽门螺杆菌的感染等原因，使得胃癌呈现年轻化倾向。早期胃癌无明显症状，或出现上腹部不适、嗳气、胃纳不佳、饮食无味等非特异性症状，常与胃炎、胃溃疡等胃部慢性疾病症状相似，诊断不易，易被忽略，故患者就诊时多已是中晚期。胃癌后期可出现胃脘部疼痛，食欲减退，体重减轻，消瘦，乏力明显，上消化道出血，贫血，严重者可出现大量呕血、黑便，胃穿孔甚至恶病质等表现。如癌肿有转移，则可出现相应脏器受累的表现，包括腹泻、腹胀伴腹水；左锁骨淋巴结肿大；咳嗽、喘憋等。早期患者手术可获得根治，进展期患者需要根据病理学分型及临床分期，采用以手术治疗为主，联合围术期化疗、放疗、生物靶向治疗等手段的综合治疗，延长生存期限。

第二节　康复护理

一、饮食护理

饮食的主要目标：好吃与吃好。也就是既要合乎患者口味，又要达到身体基本热量的需求。宜少量多餐，定时定量，既要保证有足够的营养，又不增加胃肠的负担；忌暴饮暴食，忌狼吞虎咽，忌过油腻食物。食物宜多样化，以细软、好消化为宜，多食用高热量、高蛋白、富含维生素的食物；多吃新鲜蔬菜和水果及清淡食物。不宜食用含粗纤维的食品，如粗粮、茭白、竹笋、雪菜、芹菜、韭菜等；不宜食用坚硬食物，如香肠、蚌肉、火腿等。少食产气多的食物，如生萝卜、洋葱、蒜苗、葱、蒜等。烹调以炖、蒸、烧、烩等为主，少用煎、炸、熏、腌等方法。不吃含致癌剂的食物和霉变的食品。

胃癌患者要加强营养护理，纠正负氮平衡，提高手术耐受力和术后恢复的效果。能进食者给予高热量、高蛋白、高维生素饮食，食物应新鲜易消化，如鸽子、牛肉、猪肉、鸭肉、蛋类、豆腐、鲑鱼、青鱼、黄鱼、鲫鱼、泥鳅等。化疗期间以清淡及富有营养的食物为主，选择具有保护血象、消化功能的食物，如芦笋、核桃、鲫鱼、鹅血、海蜇、香菇、木耳、甲鱼、草鱼、丝瓜等。对于不能进食或禁食患者，应从静脉补给足够能量、氨基酸类、电解质和维生素，必要时可实施全胃肠外营养。

宜多食用提高免疫功能的食品，如猕猴桃、无花果、苹果、牛奶、猪肝、猴头菌、海参、黄鱼、牡蛎、鳖、扁豆、薏苡仁、香菇、蘑菇等。

二、日常生活护理

休息时保持安静、整洁和舒适的环境，有利于睡眠和休息。早期胃癌患者经过治疗后可从事一些强度较轻的工作和锻炼，应注意劳逸结合。中晚期胃癌患者需卧床休息，以减少体力消耗。恶液质患者做好皮肤护理，定时翻身并按摩受压部位。做好生活护理和基础护理，使患者能心情舒畅地休息治疗。如有合并症需禁食或进行胃肠减压者，予以静脉输液以维持营养需要。恶心、呕吐的患者，进行口腔护理。

三、疼痛护理

疼痛是晚期胃癌患者的主要症状，应在精神上给予支持，减轻心理压力。可采用转移注意力或松弛疗法，如听音乐、洗澡等，以减轻患者对疼痛的敏感性，增强其对疼痛的耐受力。疼痛剧烈时，可按医嘱予以止痛剂，观察患者反应，防止药物成瘾。如果患者要求止痛剂的次数过于频繁，除了要考虑止痛剂的剂量不足外，也要注意患者的情绪状态，多给他一些倾诉的时间，或予以背部按摩，或与医师商量酌情给予安慰剂，以满足患者心理需求。

四、化疗护理

无论是对术后还是未手术的患者，化疗中均应严密观察药物引起的局部及全身反应，如恶心、呕吐、白细胞减少及肝、肾功能异常等，应及时与医师联系，及早采取处理措施。化疗后可能出现遇冷引起手足和口周感觉异常/迟钝，食用冰冷饮食导致咽喉感觉异常，应尽量避免接触冷水、金属器物等，宜食用温热饮食，并用口罩、围巾、手套等进行保暖，累及部位多做主动运动及被动运动，以促进局部循环，改善症状。

第三节　食谱选择

1. 清炖黄花鱼

材　　料　黄花鱼1条，荜茇、砂仁、陈皮、胡椒各5克、葱、姜、油、盐各适量。

制作方法　① 黄花鱼去鳞和内脏，留鱼鳔，洗净。② 荜茇、砂仁、陈皮、胡椒捣碎，用纱布袋装好。③ 将油烧热，下黄花鱼稍煎，加水适量。④ 入葱、姜和中药袋共煮，加盐少许，炖熟即可。

功　　效　温中和胃。此方用于胃癌属脾胃虚寒者。

禁　　忌　痰热壅盛者慎用。

食谱分析　黄花鱼又名石首鱼、黄鱼，性平味甘，无毒，补气填精，开胃和中，明目安神。《中国海洋生物》载："大黄鱼可治食管癌和胃癌。"荜茇性热味辛，有温中止痛的作用，善治胃寒之呕吐、呃逆等。砂仁性温味辛，有化湿行气、温中止吐的功效。此方味道鲜美，既可补中健胃，又可抗肿瘤防癌。

2. 板栗烧肉

材　　料　五花肉300克，板栗150克，老抽30毫升，料酒30毫升，白砂糖30克，精盐5克，葱段30克，生姜数片。

制作方法　① 五花肉切成见方小块，放入锅中，加入老抽、料酒、生姜片、葱段，在旺火上烧煮片刻，使肉上色后，加汤淹过肉面，烧开后移于文火上烧煮。② 将板栗放入水中，煮熟后捞起，剥去壳。③ 待肉皮烧至微酥时，加入板栗，至肉、栗都烧酥时，加入精盐、白砂糖，再煮片刻即成。

功　　效　健脾补肾。适用于胃癌及肿瘤患者脾肾虚寒者。

禁　　忌　气滞中满者宜少食。糖尿病患者慎用。

食谱分析 猪肉益阴补虚为主料，板栗性温味甘，具有补肾气、强筋骨、健脾胃、活血等功效，再加上辛温的葱、姜、料酒等调料，共奏补脾肾、强腰膝、缩小便之功效。

3. 猴头菇炖章鱼

材　　料 猴头菇250克，章鱼肉100克，葱白段、姜丝、盐、料酒各少许。

制作方法 ① 猴头菇温水浸泡15分钟，挤净水，切块；章鱼肉洗净，切块。② 二物共置锅内，加水适量煮沸。③ 放入葱白段、姜丝、料酒、盐，慢火炖熟。

功　　效 益气养血。尤适宜于胃癌、乳腺癌患者。

禁　　忌 有荨麻疹者慎用。

食谱分析 猴头菇性平味甘，补脾气，利五脏，助消化；含有多糖、多肽类抗肿瘤物质，尤其对胃癌有明显的治疗效果；可以缩小肿块，提高免疫功能，延长生存期。动物实验证明，猴头菇的提取物对小鼠肉瘤S-180有较好的抑制作用。章鱼性平，味咸、甘，入肝、肾经，有养血通乳、解毒生肌之功效。章鱼提取物有极强的抗病毒和抗肿瘤作用，对小鼠肉瘤S-180抑制率达30%以上，章鱼血亦有一定的抗肿瘤活性。猴头菇与章鱼合用，鲜美可口，既有较强的抗肿瘤作用，又可益气养血。

4. 豆瓣胖头鱼

材　　料 胖头鱼250克，豆瓣酱20克，葱5克，姜5克，蒜5克，干淀粉2克，酱油5毫升，猪油30毫升，醋3毫升，白砂糖3克，味精少许，花生油500毫升，料酒5毫升，高汤150毫升。

制作方法 ① 干淀粉调湿。② 葱、姜、蒜切成碎末。③ 胖头鱼去杂，带骨鱼肉切成长方块。④ 热油锅，将鱼块炸成黄白色时，捞出滤去油。⑤ 在锅中倒入猪油，先煸葱末、姜末、蒜末、豆瓣酱，随后加入酱油、料酒、白砂糖、醋，再将鱼块倒进去，加入高汤，待汤开之后，再移到微火上煨，等剩下1/3的汤时，即加入味精及湿淀粉，略搅一下即成。

功　　效　补脾暖胃。适于胃癌脾胃虚寒者食用。

禁　　忌　平素体质属内热者少食。

食谱分析　胖头鱼，又称鳙鱼，其肉质松，水分多，比较粗疏，但头大，胶质多，肉肥美，别有风味，性温味甘，具补脾暖胃、温肾益精之功效，为此菜的主料。豆瓣酱性寒味咸，健脾开胃，为此菜的辅料，配上葱、姜、蒜等调料共奏补虚温胃之效。

5. 松鼠黄鱼

材　　料　黄花鱼250克，葱5克，姜5克，蒜5克，酱油9毫升，番茄酱15克，香菜5克，水煮青豆5克，水煮玉米粒5克，白砂糖15克，鸡汤15毫升，醋9毫升，料酒6毫升，花生油1000毫升，淀粉6克，盐3克。

制作方法　① 香菜切成细末，姜、葱切成丝，淀粉调湿，蒜切成薄片。② 鱼洗净，滤去水，用布擦干，并用刀在鱼背上划斜刀，划满后，把刀立起，再竖着划纵刀纹。将盐及花生油放入锅内，待油热时，把鱼放入，炸成两面焦黄色，滤去余油。③ 将剩下的料酒、酱油、番茄酱、鸡汤、白砂糖、醋、湿淀粉汁，勾成浓汁，倒在炸好的鱼上，撒上香菜末、水煮青豆、水煮玉米粒即成。

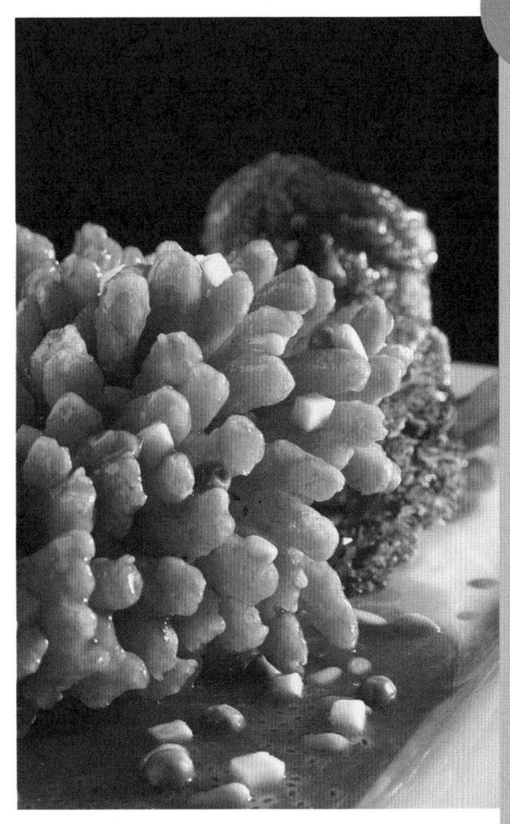

功　　效　益气养阴，健脾和胃。用于肿瘤患者体虚乏力、食欲缺乏、失眠多梦等。

禁　　忌　内有痰热者，不可多食。糖尿病患者慎用。

食谱分析　黄花鱼，性平味甘，有明目安神、益气、健脾开胃等功效，为主料，与诸调料相配，共成补虚益精、调中和胃之剂。

6. 鱼翅燕窝珍

材　　料　鱼翅50克，燕窝2克，瘦猪肉50克，鸡肉150克，火腿50克，食用油、葱、姜等调料若干。

制作方法　① 先将鱼翅入锅内，烫煮2次，抽去翅骨；燕窝温水泡胀，去毛，蒸30分钟；瘦猪肉、鸡肉切片，火腿切丁。② 三味同鱼翅上笼蒸2 ~ 3小时。③ 炒锅用旺火将油烧热，爆炒调料后，加入鱼翅、燕窝、猪瘦肉片、鸡片、火腿丁，烩炒即成。

功　　效　益气养血补精。尤宜于肿瘤患者放、化疗期间食用。

禁　　忌　痰湿内盛者慎用。

食谱分析　此方为民间方，鱼翅是用鲨鱼的鳍干制成的一种海味，性平味甘，益气补虚，开胃健脾。猪肉性平味甘咸，具有滋阴润燥、益气养血的功效；鸡肉性温味甘，具有温中益气、补精填髓的功效。

7. 香菇盒

材　　料　猪肉90克，香菇30克，姜2克，葱6克，干淀粉15克，肉汤50毫升，火腿15克，鸡蛋1个，酱油12毫升，精盐2克。

制作方法　① 用热水泡好香菇，捞出摊开、压平。② 猪肉、火腿、葱、姜均切成碎末，鸡蛋打散，与干淀粉、10毫升酱油、1.5克精盐等调料拌匀，做成肉馅。③ 将香菇摊开，把肉馅放上，另用一片香菇盖起来，制成香菇盒，平放在大盘子上，蒸15分钟。④ 将剩下的酱油、精盐、肉汤等调成汁，浇在香菇盒上即成。

功　　效　健脾和胃。适用于胃癌脾胃气虚者。

禁　　忌　体实火盛之人少食。

食谱分析　猪肉补益为主料，其性平，味甘、咸，有润肠胃、生津液、补肾气、解热毒的功效。香菇性平味甘，归肝、胃经，补气益胃，化痰理气，解毒，抗肿瘤，其气平和芳香，为烹饪佳肴，素有“干菜之王”的美称；火腿，性温，味甘、咸，健脾胃，生津益血。

以上二者均为辅料。配上辛温的葱姜等调料，共奏补气强身、益胃助食之效。

8. 家常海参

材　　料 水发海参500克，猪肉末100克，黄豆芽250克，蒜苗花50克，水淀粉15克，芝麻油15毫升，酱油25毫升，料酒10毫升，猪油75克，豆瓣酱50克，食盐5克，清汤250毫升，油适量。

制作方法 ① 水发海参洗净，切厚片，入清汤锅加食盐、料酒，煮汤沸后，捞出海参沥干。② 黄豆芽去根、洗净，用油少许炒熟起锅盛盘中。③ 锅内入猪油25克烧热，倒入猪肉末，加料酒、食盐少许，炒熟后盛入碗中。④ 锅内入猪油50克烧热，加豆瓣酱炒至油呈红色，加入清汤烧沸，入海参片、猪肉末，加料酒、酱油、蒜苗花，炒至汁浓时加水淀粉，滴入芝麻油，盛出浇在黄豆芽上。

功　　效 补阴益气。此方宜用于胃癌、肠癌、食管癌患者。

禁　　忌 脾胃虚弱者慎用。

食谱分析 海参又名海黄瓜，性温，味甘、咸，补阴益气，润燥养血。《本草纲目拾遗》记载："海参，味甘咸，补肾益精髓，摄小便，壮阳疗痿，其性温补，足敌人参，故名海参。"其含有的黏多糖经实验能抑制癌细胞的生长和转移。另外，提取的海参素A和海参素B，对小鼠肉瘤S-180和艾氏腹水瘤有明显抑制作用。

9. 芙蓉鸡片

材　　料 鸡肉120克，三色堇2克，玉竹叶2克，精盐2克，湿淀粉10克，味精1克，鸡蛋清50克，料酒3毫升，猪油50克，牛奶150毫升，姜汁、白砂糖各少许。

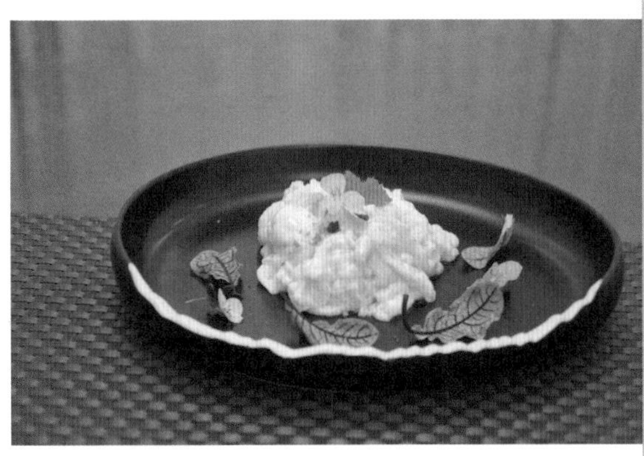

制作方法 ① 将鸡肉用刀背砸为细

泥，分数次兑入鸡蛋清和少许湿淀粉，用筷子朝一个方向搅匀成糊。炒锅内放上猪油烧至五成热，之后放入鸡泥，用筷子搅开，倒入漏勺内，控掉油。② 将牛奶、精盐、料酒、姜汁、白砂糖、味精及余下的湿淀粉调成芡汁，倒入炒锅内，随后下入鸡泥，片刻出锅装盘，再撒上洗好的三色堇、玉竹叶即可。

功　　效 益气补精。适用于胃癌、肺癌气阴两虚者。

禁　　忌 湿热内蕴者少服。

食谱分析 鸡肉，甘温，温中益气，补精填髓，为主料；鸡蛋清，甘凉，润肺清热；牛奶，甘平，补虚损，益肺胃，生津润燥止渴；再加姜、盐、白砂糖等调料，共成补虚填精、益气生津之剂。

10. 蒸茄子馒头

材　　料 嫩茄子2个，羊肉、羊脂、羊尾、奶酪、蒜泥、香菜末、陈皮末、葱花各适量，香油、酱油、盐各少许。

制作方法 ① 嫩茄子洗净、去瓤，备用。② 将羊肉、羊脂、羊尾切细，与蒜泥、葱花、陈皮末混合均匀，放入茄子内，上笼蒸熟。③ 加香菜末、奶酪、香油、酱油、盐调味即成。

功　　效 补气养血，抗肿瘤，解毒。尤宜于胃癌、大肠癌日久体虚的患者。

禁　　忌 毒热内盛者慎用。

食谱分析 此方为元代宫廷菜谱。茄子味甘性凉，清热解毒，消肿宽肠，所含龙葵碱有较强的抗肿瘤作用。羊肉、羊脂、羊尾系滋补强壮之品，有较好的补益气血作用。

11. 土豆烧牛肉

材　　料 牛肉150克，土豆100克，酱油15毫升，白砂糖5克，葱、姜各3克。

制作方法 ① 将牛肉切成方块，土豆削去皮，切成滚刀块。② 把牛肉块下锅略加酱油煸过，再加入葱、姜、酱油等佐料，并加入水至浸过肉块，盖上锅盖，用文火炖煮。③ 炖至肉块快烂时，加白砂糖，并把土豆块放入，此后需注意搅底勿使底糊，炖至牛肉、土豆都酥而入味即成。

功　　效 健脾益气。用于胃癌等消化系统肿瘤的脾胃虚寒者。

禁　　忌 内火盛者少食。

食谱分析 牛肉，性平味甘，补脾胃，益气血，强筋骨，为主料。《本草纲目》："牛肉……安中益气，养脾胃，补虚壮健，强筋骨，消水肿，除湿气。"土豆，性平味甘，和中养胃，为辅料。此菜健脾胃，益中气。

12. 烩三丁

材　　料 鲜豌豆150克，冬瓜150克，猪里脊肉200克，黄瓜100克，花生油20毫升，淀粉、盐、肉汤、葱、姜、味精各适量。

制作方法 ① 猪里脊肉、冬瓜、黄瓜洗净，切丁。② 炒锅内加花生油烧热，先炒肉丁，然后倒入鲜豌豆和冬瓜丁，稍炒后加肉汤适量，炒至将干时，放盐和黄瓜丁。③ 起锅前勾芡，加味精等调料即成。

功　　效 滋阴清热，健脾和胃，利水消肿。此方宜于胃癌、乳腺癌、大肠癌兼大小便不利者。

禁　　忌 大便稀溏者少用。

食谱分析 豌豆味甘性平，归脾、胃经，具有和中下气、解毒利水、通乳通便的作用，其含有一种能分解亚硝胺的酶，具有抗肿瘤功能。黄瓜性凉味甘，清热解毒，润肠利水，所含葫芦素C具有明显的抗肿瘤作用。冬瓜性凉味甘，清热解毒，利水消肿，《本草图经》言其"解积热，利大、小肠"。猪肉补虚解毒。四味配伍，滋阴清热，健脾和胃。

13. 姜丝炒肉

材　　料 五花肉80克，鲜姜20克，青椒10克，绿豆芽90克，味精1克，熟猪油20克，料酒0.5毫升，白砂糖3克，湿淀粉10克，精盐1克，酱油10毫升。

制作方法 ① 将五花肉去皮，切成细丝。② 鲜姜和青椒切成细丝，绿豆芽取中段白梗，待用。③ 把炒锅放在旺火上，放入熟猪油12克，待油到六成热时，即放入肉丝翻炒一下，再放料酒、酱油、白砂糖翻炒，熟后盛出。④ 锅内再放余下的熟猪油，烧到八成热时，将鲜姜丝和青椒丝、绿豆芽一同放入翻炒，随后加精盐，倒入炒熟的肉丝和味精，淋上湿淀粉搅匀，即成。

功　　效 益气养阴。适用于胃癌、肠癌之脾胃虚寒者，也可用于化疗后恶心呕吐者。

禁　　忌 脏腑有热者慎用。

食谱分析 猪肉滋阴润燥，为主料。生姜，性温味甘，温胃止呕；青椒，性热味辛，温中散寒；绿豆芽，性寒味甘，清利三焦，三者共为辅料。再加上盐、白砂糖、料酒等调料，共成益气温中、开胃健脾之剂。

14. 山楂肉干

材　　料 山楂100克，瘦猪肉1000克，食用油250毫升，香油15毫升，料酒25毫升，酱油50毫升，葱30克，姜30克，花椒2克，味精2克，白砂糖15克。

制作方法 ① 山楂洗净，去核，润软，切片；瘦猪肉洗净，与50克山楂片共煮，瘦肉至六成熟，捞出稍凉后，切成长约5厘米的粗条，放入盆内，用酱油、葱、姜、料酒、花椒拌匀，腌制约1小时，沥去水。② 炒锅中加食用油烧热，下肉条炸至微黄色，即用漏勺捞起沥油，将锅中剩油倒出，留少许余油投入余下的山楂片，略炸片刻，放入肉条翻炒，小火烘干。③ 起锅后，拌匀香油、味精、白砂糖即成。

功　　效 益气养阴，活血化瘀，开胃消食。宜于消化系统肿瘤患者食用。

禁　　忌 有出血倾向者慎用。

食谱分析 山楂性微温，味酸、甘，健脾和胃，消食化积，活血化瘀，含有多种营养素，能增强抗肿瘤能力，同时含有抗肿瘤物质，如苦杏仁苷、牡荆素等。山楂片水煎液可延长荷瘤小鼠的寿命，山楂提取液可明显抑制艾氏腹水瘤的生长。瘦猪肉有解毒补虚的功能。山楂与瘦猪肉同食，滋阴健脾，开胃消食，活血散结。

15. 蒜蒸茄泥

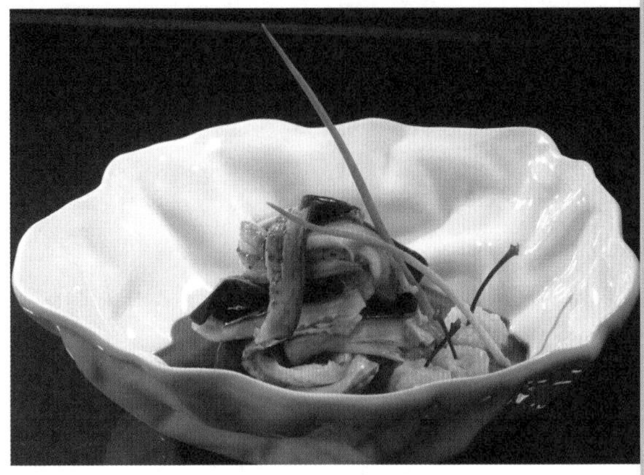

材　　料 紫茄子2个，蒜泥适量，香油、食盐各少许，小葱2克，白樱桃5克。

制作方法 ① 紫茄子去蒂，洗净，撕条，置入盘中，加蒜泥、食盐各适量。② 入蒸锅蒸至茄子熟，淋香油少许，出锅。③ 再撒上小葱、白樱桃，点缀盘上。

功　　效 活血止痛，抗肿瘤解毒。

禁　　忌 《本草纲目》中记载："茄性寒利，多食必腹痛下利，女子能伤子宫也。"

食谱分析 此方见于《随息居饮食谱》。茄子甘寒无毒，有清热解毒、散血止痛、消肿宽肠之功。大蒜与茄子合用，能清热解毒，消肿，抗肿瘤，宜于胃癌、食管癌、肠癌等消化系统肿瘤患者。

16. 猴菇煨兔肉

材　　料 猴头菇100克，兔肉300克，盐、味精、香油、酱油、葱段、姜丝各适量。

制作方法 ① 猴头菇浸泡15分钟，捞出挤水，切成薄片；兔肉洗净，切片。② 锅中入香油烧热，入葱段、姜丝炸香，下兔肉略炒，加水适量。③ 慢火煮至兔肉片将熟时，再放入猴头菇，文火煮熟。④ 加入盐、香油、酱油、味精调味即可。

功　　效 补益气血。适于胃癌、肠癌等消化道肿瘤患者食用。

禁　　忌 脾胃虚者慎用。

食谱分析 猴头菇性平味甘，利五脏，助消化，具有健脾益肾、补虚抗肿瘤之功，营养价值丰富。动物实验发现，猴头菇能明显抑制小鼠肉瘤S-180。兔肉性凉味甘，补中益气，凉血解毒，利大肠。两味相伍，扶正抗肿瘤。

17. 香菇木耳煨海参

材　料 干香菇、干黑木耳各15克，海参100克，香油、酱油、蒜泥、姜丝、盐、味精各适量。

制作方法 ① 干香菇、干黑木耳水浸泡发，洗净，撕碎片；海参温水浸泡数小时，剖洗，切片。② 锅内倒入香油烧热，入海参片略炸，加少量酱油、蒜泥、姜丝、盐，一同翻炒数分钟，再加香菇片、黑木耳片和清水适量。③ 盖上锅盖火煨至烂熟即成，入味精少许调味。

功　效 益气益阴。适用于胃癌等消化系统肿瘤。

禁　忌 湿重者慎用。

食谱分析 香菇又名香蕈、冬菇，味道鲜美，香气沁脾，且富含营养成分。其性平味甘，补气健脾，和胃益肾。香菇多糖对小鼠肉瘤S-180有较好的抑制作用。黑木耳营养丰富，被誉为“素中之荤”，现代研究表明，它有一定抗肿瘤作用。海参性温，味甘、咸，益气补阴，止血消炎。现代实验证明，海参中有多种抗肿瘤成分，可以明显抑制肿瘤生长和转移，尤其对消化道肿瘤有较好的治疗作用。

18. 平菇炒鸡蛋

材　料 平菇100克，鸡蛋1个，食用油、盐、葱丝、味精各适量。

制作方法 ① 平菇洗净，切片，用沸水略焯捞出。② 锅中倒入食用油适量，烧热后入葱丝、平菇片煸炒，打入鸡蛋翻炒。③ 加盐、味精出锅即成。

功　效 健脾除湿，舒筋活络，抗肿瘤解毒。宜于消化系统癌症患者。

禁　忌 大便秘结者慎用。

食谱分析 平菇又名侧耳，性微温味甘，有健脾除湿的功效。平菇所含的多糖具有较强的抗肿瘤作用；鸡蛋性平味甘，归肺、脾、肾经，有滋阴润燥、养血益智之功，也有防治癌症的作用。

19. 桃汁里脊

材　料 猪里脊肉150克，鸡蛋1个，猕猴桃汁75毫升，食用油500毫升，白砂糖50克，淀粉20克，盐、料酒、胡椒粉各适量。

制作方法 ① 猪里脊肉洗净，切薄片，用盐、料酒、胡椒粉搅拌。② 鸡蛋打匀，加淀粉调成糊状。③ 炒锅内加食用油烧至六成热，将肉片挂糊后放入锅内炸至外焦里嫩，出锅盛盘。④ 将油倒出约留50克，加入白砂糖和猕猴桃汁，汁开糖化后熬至浓稠。⑤ 将汁倒于盘中肉片上即成。

功　　效 健脾益气，滋阴清热。多用于消化系统肿瘤患者。

禁　　忌 痰湿阻滞者慎用。糖尿病患者慎用。

食谱分析 猪里脊肉性平味甘，有益气滋阴的作用。其营养丰富，补虚强身。猕猴桃性寒，味酸、甘，有止渴除烦、调中下气的功效，对胃癌、食管癌、肠癌、肝癌、肺癌等均有疗效。两味合用，健脾开胃，消肿抗肿瘤。

20. 什锦猪肚

材　　料 猪肚1个，莲子50克，赤小豆50克，薏苡仁50克，火腿30克，虾仁30克，猪肉丁30克，鲜汤适量，盐、花椒、陈皮、葱、姜、白砂糖、料酒、味精等调料各适量。

制作方法 ① 猪肚洗净。② 将莲子、赤小豆、薏苡仁、虾仁、猪肉丁、火腿等混匀后纳入肚中，用线扎紧。③ 在鲜汤中煮沸，加入调料，煮至烂熟即成。

功　　效 健脾益肾。适用于消化系统肿瘤日久食欲不佳者。

食谱分析 猪肚性温味甘，补虚损，健脾胃。莲子性平，味甘、涩，益肾固精，清心安神，所含抗痛成分有抑制癌细胞的作用。薏苡仁性微寒，味甘，健脾渗湿，现代研究证明，薏苡仁能延长胃癌患者的存活期，抑制癌细胞生长。赤小豆性平，味甘、酸，利水除湿，消肿解毒。虾仁、猪肉丁、火腿等均有补虚强身的作用。诸味配伍，以健脾胃、益气血为主要功能。

21. 番茄枣粥

材　　料 番茄50克，花生15克，红枣10枚，粳米50克。

制作方法 ① 番茄洗净，切丁。② 粳米、花生、红枣洗净，置锅中，加水适量煮粥。③ 煮粥熟时加入番茄丁，煮沸即成。

功　　效 益气养血。宜于胃癌患者。

食谱分析 番茄性凉，味甘、酸，有清热凉血、养阴、生津止渴的功效。其可以清除体内的自由基，预防和修复细胞的损伤，抑制DNA的氧化，从而降低肿瘤的发生率。花生、红枣养血益气，健脾和胃。粳米性平味甘，补气健脾，除湿止痢。故而此粥能扶正抗肿瘤。

22. 酱爆水鸭粒

材　　料 水鸭胸肉200克，黑咸菜丁50克，豆腐干丁50克，杏鲍菇150克，炸花生碎30克，豌豆粒25克，甜面酱50克，酱油、鸡蛋、淀粉、油各适量，黄酒50毫升，姜末7克。

制作方法 ① 将杏鲍菇、水鸭胸肉切成1厘米见方的小丁；水鸭胸肉加入酱油、鸡蛋、淀粉搅拌均匀，称为上浆水鸭粒。豌豆粒焯熟。② 将油倒入炒锅内，用微火烧到四成热，放入杏鲍菇丁炸上色后捞出；再次将油烧到四成热，放入浆好的水鸭粒，迅速用筷子拨散，滑到六成熟，倒在漏勺里沥去油。③ 将油倒入炒锅内，随即下入甜面酱，加入黄酒、姜末，炒干酱里水分，成糊状时再倒入杏鲍菇丁、水鸭粒、豌豆粒、黑咸菜丁、豆腐干丁，继续炒约5秒钟出锅，再撒上炸花生碎即可。

功　　效 健脾消食，平抑肝阳。本方用于胃癌患者食后腹胀及肿瘤患者伴有高血压。

禁　　忌 气滞湿盛者慎用。

食谱分析 鸭肉性寒，味甘、咸，补中益气，消食，可治病后虚肿。杏鲍菇性平味甘，消食，清神，平肝阳，可治消化不良、高血压等症。鸭肉与杏鲍菇同用，消食力增，食后腹胀者尤宜食用。

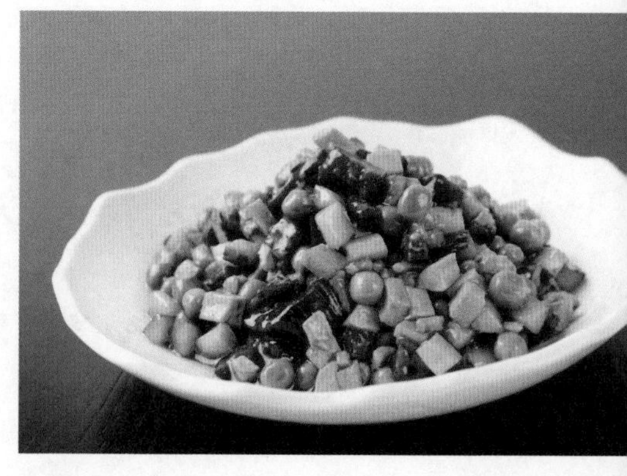

23. 猴头菇瘦肉蛋汤

材　　料　猴头菇100克，瘦猪肉50克，鸡蛋1个，香油、盐、葱花、味精各适量。

制作方法　① 猴头菇浸泡后洗净，切片；瘦猪肉洗净，切片。② 猴头菇片、瘦猪肉片下锅中，加水适量，大火煮汤至肉熟。③ 打入鸡蛋，加入香油、盐、味精、葱花等即成。

功　　效　益气养血。宜于胃癌等消化道恶性肿瘤体虚者。

食谱分析　猴头菇、猪瘦肉、鸡蛋补虚强身，并有一定的抗肿瘤功效。

24. 玉蜀黍汤

材　　料　玉米200克，红糖少许。

制作方法　① 将玉米切成2厘米厚的段，放入锅中，加水适量，慢水煎成深赤色汤液。② 加红糖即成。

功　　效　健脾和胃，此方适合于胃癌、大肠癌、泌尿系统肿瘤患者。

禁　　忌　糖尿病患者慎用。

食谱分析　玉蜀黍即玉米，性平味甘，入大肠、胃经，调中开胃，利尿排石（玉米须），降脂、降压、降血糖，所含抗肿瘤成分可使致癌物质失去毒性，抑制癌细胞生长。目前，欧美国家兴起“玉米热”，常食玉米可以降脂抗肿瘤，健脾和胃。

25. 藤梨根鸡蛋汤

材　　料　藤梨根50克，鸡蛋2个，白砂糖适量。

制作方法　① 将藤梨根入锅加水浓煎，滤去渣。② 打入鸡蛋，煮至蛋熟加白砂糖即成。

功　　效　健脾益气，抗肿瘤解毒。此方适用于消化系统肿瘤。

禁　　忌　糖尿病患者慎用。

食谱分析　藤梨根即猕猴桃根，性寒，味酸、涩，清热解毒，祛风除湿，利尿止血。其含有的多糖成分能抑制肿瘤生长，并延长肿瘤动物存活期。

26. 三鲜汤

材　　料　水发海参30克，虾仁30克，莼菜60克，调料适量。

制作方法　三味下锅，加水适量，煮至汤浓，加入调料即可。

功　　效　滋阴润燥，抗肿瘤解毒。尤适于胃癌伴有胃痛患者。

禁　　忌　脾虚湿盛者慎用。有荨麻疹者慎用。

食谱分析　海参、虾仁味鲜，营养丰富，有一定抗肿瘤作用。莼菜性寒味苦，所含多糖成分对肿瘤有明显抑制作用。

27. 莲子猪肚

材　　料　猪肚1个，莲子（不去心）40粒，葱、姜、蒜、盐、麻油等各适量。

制作方法　① 将水发莲子装入洗净猪肚内，用线缝合后放入锅内，隔水煮熟，捞出晾凉。② 将猪肚切成细丝，与调料、莲子拌匀即成。

功　　效　健脾和胃。此方适于胃癌患者食用，其他肿瘤患者脾胃虚弱者亦可食用。

禁　　忌　大便秘结者慎用。

食谱分析　猪肚，味甘，性微温，《本草经疏》："猪肚为补脾胃之要品……血脉不行，皆取其补益脾胃，则精血自生，虚劳自愈，根本固而后五脏皆安也。"故补中益气的食疗处方中多用。莲子味甘、涩，性平，归脾、肾、心经，具有补脾止泻、益肾涩精、养心安神的作用。莲子心，味苦性寒，归心、肾经，有清心火、平肝火、止血、固精之功，与猪肚配伍，一温一寒，既可健脾益气，又可清火固精，补而不腻，可以长期服用。

28. 糖醋卷心菜

材　　料　卷心菜200克，白砂糖、醋、盐、淀粉、食用油各适量。

制作方法　① 卷心菜洗净，切成小块。② 锅内加入食用油烧热，放入卷心菜块，翻炒2分钟。③ 白砂糖、醋、盐、淀粉混合，加水调拌均匀，加入锅中，继续翻炒至汁浓后即成。

功　　效　理气，补肾。适用于胃癌、食管癌患者。

禁　　忌　脾虚腹泻者不宜用。糖尿病患者慎用。

食谱分析　卷心菜又称洋白菜、包菜、甘蓝，性平味甘，宽胸顺气，补肾健脑。卷心菜中含有较多的微量元素钼，可抑制人体内亚硝胺的吸收和合成；含有吲哚类化合物，具有一定的抗肿瘤作用。对胃黏膜有保护和修复作用。此方酸甜爽口，味道清淡。

29. 油爆肚仁

材　　料　羊肚12克，羊奶24毫升，卤虾油6毫升，淀粉3克，料酒3毫升，植物油250毫升（约耗120毫升），葱5克，姜5克，蒜5克，盐3克。

制作方法　① 将淀粉调成淀粉汁。② 葱、姜、蒜切成细末，与盐、料酒、羊奶及淀粉汁调好，待用。③ 将羊肚撕去皮卸油，切成肚块。④ 把肚块放到开水中氽一下，肚块立即卷曲，即刻捞出。⑤ 将油锅放在旺火上，等植物油热后，将肚块倒入热油中炸一下，迅速倒入漏勺里，漏去炸油。⑥ 把肚块放在炒勺中，把粉芡倒进去，用小炒勺搅几下，等粉芡熟时即可。蘸卤虾油吃。

功　　效　健脾补肺，通调水道。适用于胃癌之肺脾气虚者。

禁　　忌　有内热者少食。

食谱分析　《随息居饮食谱》："羊胃，甘温，补胃，益气，生肌，解渴，耐饥，行水，止汗。"羊肚为主料，补虚健胃，性温味甘的羊奶为辅料，补虚损，益肺胃。两者与诸调料相配，共奏益脾胃、补肺气、调水道之功效。

30. 鱼鳔散

材　　料　大黄鱼鱼鳔500克，香油100毫升。

制作方法　① 鱼鳔洗净去水。② 用香油炸酥，压碎拌匀。

功　　效　补肺健脾益肾。此方可用于胃癌、食管癌、乳腺癌患者。

禁　　忌　邪毒盛者慎用。

食谱分析　鱼鳔，又称鱼肚，性平味甘咸，具有补肾健脾、止血散瘀之功效。现代研究证明，鱼鳔有抗肿瘤作用，能治疗胃癌的癌前病变——幽门溃疡。健康人经常服用，可以预防胃癌。

31. 糖醋藕块

材　　料　鲜藕500克，食盐、香醋、白砂糖和麻油各适量。

制作方法　① 鲜藕去皮，切成片或粗条，撒上精盐，略加搓揉，待渗出水分后腌制1小时，挤干盐水后放入盘中。② 将香醋、麻油、白砂糖调匀后，倒入装藕的盘中，浸泡1 ~ 2小时。

功　　效　清热凉血，止血散热。

禁　　忌　忌用铁制炊具。糖尿病患者慎用。

食谱分析　藕又名莲藕。生藕性寒味甘，具有清热凉血、止血散瘀的功效。熟藕性平味甘涩，有养血生肌、健胃止泻的功效。《食疗本草》载："生食之，主霍乱；后虚渴烦闷，不能食，蒸食甚补五脏，实下焦。"此方适用于胃癌伴出血者。

32. 水爆羊肚

材　　料　羊肚120克，白菜丝90克，葱花10克，香菜末10克，土茯苓碎2克，麻酱70克，韭菜花30克，酱豆腐30克。

制作方法　① 把羊肚用水煮熟，再切成长12厘米左右、宽0.2厘米左右的丝；把白菜切成长12厘米左右、宽0.2厘米左右的丝；用一个碗把麻酱、韭菜花、酱豆腐、土茯苓碎放在一起，搅拌均匀，兑成麻酱汁。② 锅置大火上，加水烧开时，放入白菜丝用大火煮1分钟后捞出，控出水分，放入盘中垫底；另用一锅置大火上，加水烧至沸腾时，放入羊肚丝用大火煮1分钟后捞出，放入垫底白菜上。③ 上桌时带一碟葱花，一碟香菜末，一碗麻酱汁即可。

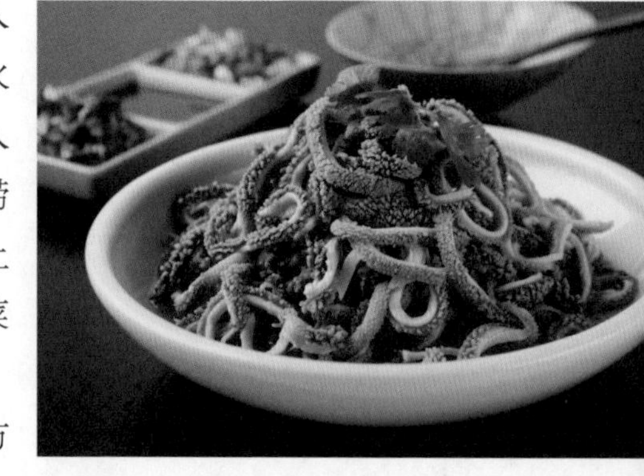

功　　效　健脾补虚，解毒除湿。本方

可用于胃癌患者食少纳差等症。

禁　　忌　肝肾阴虚者慎用。

食谱分析　羊肚，内含胃蛋白酶、凝乳酶等多种酶类，可促进食欲，其性温味甘，健脾胃，补虚损，主治虚劳羸瘦、纳呆、反胃等。土茯苓，研究表明其有抗肿瘤作用，是临床常用抗肿瘤中药，其性平，味甘、淡，解毒，除湿，通利关节，可治梅毒、筋骨挛痛、脚气等证。两药合用，既能开胃口，又能辅以抗肿瘤。

33. 葱爆鸡胗

材　　料　鸡胗（含鸡内金）150克，大葱150克，烤肉汁10克，酱油3毫升，香油3毫升，料酒3毫升，油适量。

制作方法　① 将整鸡胗洗干净，切成鸡胗片（鸡胗底部有一层硬皮，即鸡内金）。② 鸡胗片150克，加酱油3毫升，香油3毫升，料酒3毫升，搅拌均匀，腌制5分钟。③ 大葱中间一开为二，切成长3厘米，宽0.7厘米的长菱形（柳叶状）。④ 锅热后倒入多一点的油，中火烧油到120℃后，下入腌好的鸡胗片。中火划油2分钟后，捞出控去底油。⑤ 锅上火加油，加划好油的鸡胗片，加烤肉汁10克，翻炒片刻，再加入柳叶葱段，翻炒均匀。

功　　效　健胃消食，辛温醒脾。可用于胃癌术后胃瘫，及化疗后脾胃不运者。

禁　　忌　无。

食谱分析　鸡内金是一味健胃消食的好药材，入药时有生、炒、焦等制法。《滇南本草》载："宽中健脾，消食磨胃。治小儿乳食结滞，肚大筋青，痞积疳积。"其味甘平，故而适用于食积的小儿，可将干鸡内金研末，化入米粥中，有助于消化。葱白入药素有解表通窍之效，与鸡内金相配，可以其辛温之性醒脾开胃。

34. 口蘑茄子

材　　料　茄子300克，猪肉50克，酱油15毫升，食用油50毫升，葱、姜各2.5克，干口蘑1.5克，蒜5克，盐5克。

制作方法 ① 将猪肉洗净剁成肉末；将干口蘑用水泡开，洗净泥沙，第一次泡口蘑的水留下来备用；将茄子洗净，削去皮，切成菱形。② 油熬热后先煸炸茄子，呈黄色时，将茄子拨在锅边，加入蒜、葱、姜，煸炒肉末，然后拨下茄子，炒和，再放入口蘑、酱油、盐、泡口蘑的水等，盖上锅盖，烧至茄子入味即成。

功　　效 益气养阴，健脾和胃。适用于胃癌脾胃失和、毒邪蕴结者。

禁　　忌 感冒未愈者少食，多食腹痛下利。

食谱分析 猪肉性平，味甘、酸，益气滋阴，为主料。口蘑性平味甘，入肺、胃经，补气益胃，化痰理气；茄子味甘，性微寒，入脾、胃、大肠经，有清热解毒、活血消肿之功。二者共为辅料。再加葱、姜、蒜等调料。本品具有开胃、悦脾、补肺之效。

35. 扁豆甜粥

材　　料 白扁豆100克，白砂糖适量。

制作方法 白扁豆洗净入锅，加水适量，煮至烂熟，加白砂糖即成。

功　　效 健脾和胃。此方宜用于胃癌患者。

禁　　忌 糖尿病患者慎用。

食谱分析 白扁豆性微温，味甘，健脾化湿，和中消暑。《本草经疏》记载："扁豆禀土中冲和之气，其味甘，气香，性温、平，无毒。入足太阴、阳明经气分，通利三焦，升清降浊，故专治中宫之病，和中下气，消暑除湿而解毒也。"研究发现，白扁豆多糖能增强T淋巴细胞的活性，提高细胞的免疫功能。

36. 鸡汤松茸豆腐

材　　料 豆腐1块，松茸10克，盐3克，鸡汤适量。

制作方法 ① 把豆腐放在冰箱内冷冻1小时左右。然后，把豆腐从冰箱里取出，再切成片。② 把豆腐片、松茸放入装着鸡汤的蒸罐中，加入盐调味，蒸上20分钟后取出即可。

功　　效 理气化痰，生津润燥。本方可用于胃癌、肺癌患者肢困、便溏、头部昏沉及肿瘤患者化疗后四肢麻木等症。

禁　忌　阴寒内盛者慎用。

食谱分析　松茸中含有丰富的粗纤维、粗蛋白、碳水化合物、矿物质，粗脂肪含量较低，研究表明松茸多糖具有抗肿瘤作用，是食用价值较高的菌类。松茸性平味甘，舒筋活络，理气化痰，利湿别浊，主治手足麻木、痰多气短等症。豆腐性凉味甘，益气和中，生津润燥，泻火解毒，主治肺热咳嗽、消渴等证。两者合用，对胃癌患者脾虚痰盛而致便溏、头部昏沉尤佳。

37. 素烧茄子

材　料　茄子300克，水煮豌豆10克，香菜5克，蒜片5克，酱油25毫升，食用油20毫升，食盐2.5克。

制作方法　① 将茄子切成斜方块，香菜切成细末。② 置锅于火上，放入食用油烧热，然后将茄子放入煸炒，炒至起黄色，再加入食盐、酱油炒匀，盖锅盖煮至快熟时，放入蒜片，用旺火快炒几下，即可盛在盘中，再放上香菜末、水煮豌豆即成。

功　效　理气活血，抗肿瘤解毒。适用于胃癌、肠癌伴食欲缺乏、腹部疼痛者。

禁　忌　平素体质虚寒者少食；孕妇少食。

食谱分析　此菜以性寒味甘之茄子为主料，清热解毒，活血消肿，祛风通络。配以辛温的香菜、蒜，温中醒脾行滞，可抑制茄子的寒性。此品既可清热解毒，又可醒脾悦胃。

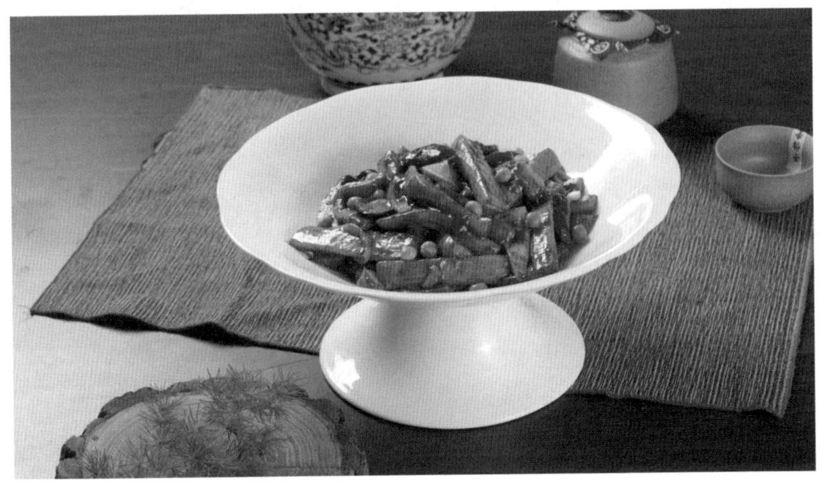

第十章
肝癌

第一节 临床特点

原发性肝癌（后简称肝癌）是由肝细胞或肝内胆管上皮细胞发生的恶性肿瘤，前者为肝细胞性肝癌，后者为胆管细胞性肝癌，少数为混合型肝癌。肝癌是我国高发的、危害极大的恶性肿瘤。肝癌的病因及确切的分子机制尚不完全清楚。目前研究表明，乙型肝炎病毒（HBV）和丙型肝炎病毒（HCV）感染、黄曲霉素、饮水污染、酒精、肝硬化、亚硝胺类物质等都与肝癌的发病相关。肝癌起病隐匿，早期常常缺乏典型症状，中晚期肝癌的症状则较多，常见的临床表现有肝区持续性胀痛或钝痛，进行性肝肿大且常有不同程度压痛，腹胀、纳差、乏力、消瘦和恶病质；部分患者有低热、黄疸、腹泻、上消化道出血；肝癌破裂后出现急腹症表现等。如发生肝外转移时可出现各转移部位相应的症状和体征。临床上，肝癌根据其肿瘤的大小、所在部位以及肝功能等状态选择相应的治疗，如手术、射频消融、介入治疗、靶向治疗、中医药治疗等。

第二节 康复护理

一、饮食护理

在日常生活中注意饮食卫生，忌饮酒。鼓励患者进食易消化食物，如粥类、菜汁果汁类、蛋羹等，注意选择搭配高蛋白、适当热量的食材。饮食宜清淡、开胃，勿过冷、过热、过咸，以及油腻、煎炸等。慎食坚果等硬食，避免引起消化道出血。宜选用能保肝的食品，如甲鱼、荠菜、香菇、金针菇、刀豆等。每餐最好有新鲜的蔬菜和水果。

二、预防癌症

（1）积极防治病毒性肝炎、肝硬化　注射乙肝疫苗，尽量不和别人共用碗筷，少与乙肝携带者接触，避免被传染；家族有肝癌病史的，应定期做体检；病毒性肝炎患者及病毒携带者应根据病情进行规范的抗病毒治疗，肝炎及肝硬化患者平时需要特别注意保肝护肝，定期复查，严格戒酒，多运动。

（2）防止过量饮酒损伤肝脏　平时适量喝酒（尽量不饮酒），不喝劣质酒，喝酒前后多吃碳水化合物，可适当补充护肝产品或B族维生素，促进酒精代谢。

（3）避免吃霉变的食物（黄曲霉素）　做好粮食保管，防霉去霉，尽量购买新鲜的粮食，粮食买回来不宜长时间存放，尽量不外出吃饭。

三、辨证施食

肝脾肿大者，可选择海带、泥鳅、薏苡仁等；腹水者，选用赤小豆、海带、鹌鹑、鲤鱼、鲫鱼、鸭肉等；黄疸者，选用茭白、荸荠、鲤鱼、鲫鱼、蛤蜊、金针菜、甘薯等。

第三节　食谱选择

1. 糖醋鲤鱼

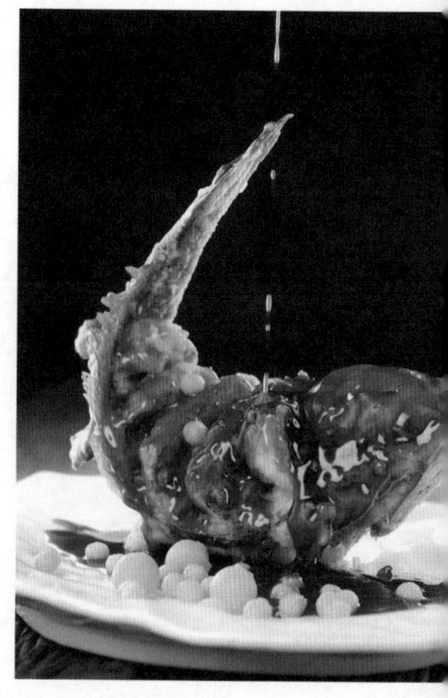

材　　料　鲤鱼250克，葱、姜、蒜末各0.5克，笋尖15克，干面粉20克，干淀粉3克，荸荠0.5克，植物油500毫升，白砂糖20克，黑木耳0.5克，酱油5毫升，精盐3克，醋5毫升，料酒5毫升，清汤40毫升。

制作方法　① 将黑木耳发好切末；笋切成末；荸荠也切成末；干淀粉用水调湿。② 将鲤鱼洗净，去杂，再将鲤鱼的两面用刀划一些刀口，先用精盐稍腌，再把干面粉向各刀口撒匀，然后把整条鱼的两面都蘸满面粉。③ 将炒锅置火上，放入植物油，待油热时，将鱼放进油锅，待两面均呈金黄色时取出，滤去油，放进盘里。④ 取少许植物油，放入葱、姜、蒜末、白砂糖、酱油、精盐、醋、料酒、清汤，同时加进黑木耳末及荸荠末、笋末、清汤、湿淀粉，烧开成浓汁，快速浇在鱼上即成。

功　　效　健脾益气，利水消肿。适用于癌性腹水、黄疸以及肺癌喘嗽者。

禁　　忌　阴虚津亏者少食。糖尿病患者慎用。

食谱分析　鲤鱼，性平味甘，入肺、脾经，健脾和胃，利水消肿，止嗽化痰；辅以性寒味甘之荸荠，清肺胃湿热痰火；性寒味甘之竹笋，和中化痰；甘平之木耳补气。再加葱、姜、蒜等，共成补气健脾、利水消肿、化痰止嗽之膳食。

2. 生焖鲍鱼

材　　料　鲜鲍鱼肉120克，蒜苗30克，姜丝、花生油、酱油、盐、白砂糖各适量。

制作方法　① 鲜鲍鱼肉洗净，切块，沸水浸泡3小时后捞出。② 放花生油适量烧热，下姜丝、蒜苗、酱油、盐、白砂糖等煸炒，放入鲍鱼肉块，稍炒，加水适量，加锅盖焖熟即成。

功　　效　滋补肝肾。适用于肝癌患者。

禁　　忌　脾虚胃弱者慎用。

食谱分析　鲍鱼，性平味咸，无毒，补肝缓急，滋阴明目。鲍鱼营养丰富，含有20余种氨基酸，所含鲍类素有较强抑制癌细胞的作用，肝癌患者宜经常食用。

3. 荠菜鸡丝

材　　料　嫩鸡脯肉240克，荠菜60克，冬笋60克，2枚鸡蛋的蛋清，盐5克，淀粉9克，味精3克，料酒3毫升，白砂糖3克，香油3毫升，猪油500毫升，高汤45毫升。

制作方法　① 嫩鸡脯肉切成细丝，放在碗内，加入蛋清、盐、淀粉拌成上浆；冬笋切成细丝；荠菜剪去根，拣净老叶，洗净，下开水锅中泡一下后捞起，用冷水漂凉捞出，挤干水分，斩成末待用。

② 将炒锅置火上烧热，先加入少许猪油滑一滑锅，倒出，再加入猪油，待油烧至五成热时，投入鸡丝、笋丝，用筷子搅散，约1分钟后，连油倒入漏勺内，沥干。③ 原锅中留油15毫升，把荠菜末下锅略煸，烹入料酒，加入高汤、盐、味精、白砂糖，随即放入鸡丝、笋丝，待烧滚后用剩余水淀粉勾芡，至熟颠翻几下，淋入香油搅匀即成。

功　　效　健脾和胃，凉肝止血。适用于肝癌、胃癌伴出血者。

禁　　忌　外感未愈者勿食。

食谱分析　鸡肉性温味甘，入肝、脾、胃经，有益五脏、补虚损、健脾和胃、强筋壮骨、活血通络的作用。以温养补益的鸡肉为主料，配以荠菜，性平味甘，凉肝止血，利湿通淋；冬笋性寒味甘，清化和中，寒温相配，相反相成，再加上白砂糖、盐等调料，共成补虚、和中、活血止血之品。

4. 蘑菇焖豆腐

材　　料　香菇60克，豆腐250克，姜丝、葱花、蒜泥各5克，油、盐、酱油、白砂糖各适量。

制作方法　① 将香菇洗净，切块；豆腐洗净，切成小丁块。② 向锅内放油少许烧热，入姜丝、葱花、蒜泥炒香，放入香菇块煸炒片刻，加酱油、盐和水适量，翻炒，加豆腐块、白砂糖，焖3分钟即成。

功　　效　健脾益气，解毒抗肿瘤。宜于肝癌患者。

禁　　忌　脾胃虚寒者慎用。

食谱分析　香菇，味甘性平，归肝、胃经，有扶正补虚、健脾开胃、化痰理气、解毒抗肿瘤之功。香菇含有多种抗肿瘤成分，营养丰富，味道鲜美。豆腐甘平，清热润燥，补血养颜，补中，宽肠，降浊。二味相合，清淡可口。

5. 清炖冬瓜老鸡

材　　料　老鸡3斤，冬瓜400克，大枣10克，枸杞子2克，姜片5克，银杏15克，油菜20克，盐10克，鸡汁10毫升，味精5克，姜片3片。

制作方法 ① 老鸡开膛取出内脏，冬瓜切成2.5厘米长、3.5厘米高、2.5厘米宽的块。② 将老鸡放入凉水锅中，用开水约煮10分钟捞出，飞好水的老鸡放入砂锅内，加入水淹没过老鸡，加姜片、盐、鸡汁、味精，上锅蒸3个小时以后，再加入冬瓜块、大枣、枸杞子、银杏煲40分钟后加油菜即可。

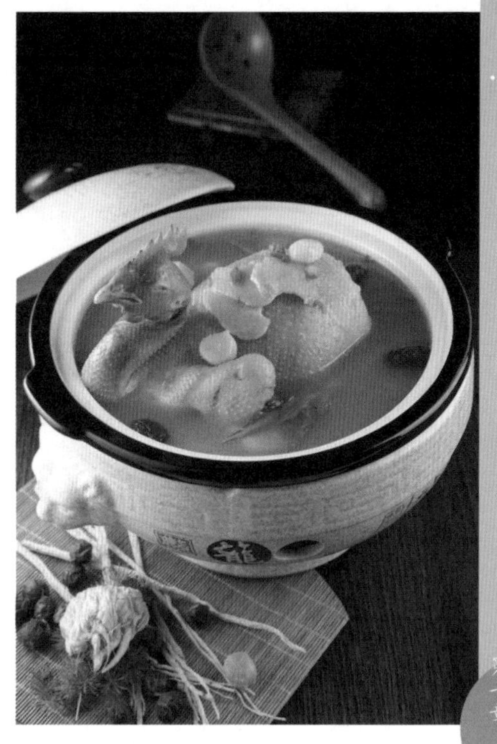

功　　效 温中益气，利尿。本方适于肝癌及其他肿瘤晚期患者体虚、乏力、水肿等症。

禁　　忌 实证者慎用。

食谱分析 鸡肉，含有丰富的蛋白质，性温味甘，温中益气，补精填髓，主治虚劳羸瘦、纳呆等证。冬瓜，性微寒，味甘、淡，清热利尿，化痰生津，主治水肿、脚气、烦渴等证。两物合用，寒温平调，对体虚、水肿者尤宜。

6. 涮羊肝

材　　料 羊肝200克，山楂50克，陈皮30克，调料若干。

制作方法 ① 将陈皮、山楂放入火锅中，加水适量煮沸。② 羊肝洗净，切片，于火锅中涮熟，蘸调料食用。③ 亦可加用青菜、粉丝、豆腐等。

功　　效 补肝养血，开胃消食。宜于肝癌患者食用。

禁　　忌 伴高血压、高血脂者慎用。

食谱分析 羊肝性凉味甘，补肝益血明目。陈皮、山楂开胃消食，有一定的抗肿瘤作用。此方以脏补脏，如无羊肝，用牛肝替代亦可。

7. 炒猪肝

材　　料 猪肝120克，水发木耳15克，熟笋15克，葱青丝3克，料酒15

毫升，酱25毫升，白砂糖6克，熟猪油240毫升，香油6毫升，水淀粉6克，精盐3克。

制作方法 ① 猪肝去筋，切成薄片；用水淀粉加精盐与猪肝搅和。② 熟笋切成片。③ 旺火热锅，加入熟猪油，烧至七成热时，下猪肝片，熘至半熟，倒入漏勺。④ 原锅留热油少许，下葱青丝、水发木耳、熟笋片，炒过，将猪肝倒入，加调料及水淀粉，翻炒几下，加香油即可。

功　　效 补肝养血。适用于肝癌、乳腺癌等体虚血弱者。

禁　　忌 《随息居饮食谱》："猪肝甘苦温，补肝，明目，治诸血病，余病均忌，平人勿食。"猪肝中胆固醇含量较高，患有高血压和心血管病者，不宜多食。

食谱分析 猪肝，性温，味甘、苦，归肝经。运用中医以肝补肝的脏器疗法，可补肝，养血，明目。猪肝含有丰富的维生素A，每100克猪肝中，含维生素A 8700国际单位，既能补肝益血，又有一定的防癌作用。美国马萨诸塞大学爱德华·加利布雷斯博士认为，维生素A能阻止癌细胞的增长，使组织恢复正常。

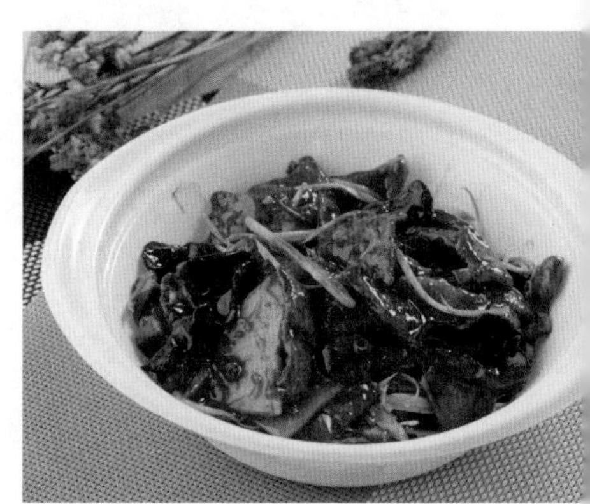

8. 泥鳅金针菇豆腐汤

材　　料 泥鳅250克，豆腐200克，金针菇100克，生油盐、味精各适量。

制作方法 ① 泥鳅加生油少许，用清水养1天，捞出洗净；豆腐、金针菇洗净，豆腐切块。② 三物共置锅中，加水、盐适量，慢火煮至泥鳅烂熟，加入味精即成。

功　　效 健脾益气，清热利湿。尤宜于肝癌伴黄疸患者。

禁　　忌 脾虚便溏者慎用。

食谱分析 泥鳅性平味甘，补中气，祛湿邪，有醒酒、除消渴之功。现代研究表明，泥鳅对传染性肝炎有显著疗效，可促使肝脾肿大及黄疸的消退。豆腐性平味甘，益气和中，清热解毒。金针菇性凉味甘，利湿热，除黄疸。三味配伍，清热解毒，除湿退黄。

9. 莲肉汤

材　　料　石上莲200克（干品40克），瘦猪肉100克。

制作方法　① 瘦猪肉洗净、切块，备用。② 石上莲洗净。③ 将二者共置锅中，加水适量，炖至肉烂即成。

功　　效　益气养阴，利水除湿。此方可用于肝癌、肝硬化、腹水属阴虚者。

禁　　忌　湿热内蕴、痰浊阻滞者慎用。

食谱分析　石上莲又名石仙桃，性凉味甘，清热除湿，利水消肿，善治肝癌、肝硬化、腹水。猪肉性平，味甘、咸，具有益气养血、滋阴润燥之功效。

10. 田七乌龟汤

材　　料　乌龟1只，瘦猪肉100克，田七15克，芡实50克，盐少许。

制作方法　① 乌龟宰杀，去肠杂，洗净斩碎。瘦猪肉洗净，切碎块。② 乌龟肉、猪瘦肉、田七、芡实共置锅中，加水适量，慢火炖至肉烂熟，加盐少许即成。

功　　效　健脾利肾，散瘀止血，消肿定痛。宜于肝癌腹水体虚者。

禁　　忌　邪毒旺盛者慎用。

食谱分析　乌龟肉味甘、酸，性温，无毒，归肝、肺、脾经，滋阴补血，益肾健骨，主治风湿痹病、筋骨疼痛、年久寒咳、夜尿频数等。龟蛋白对腹水性肝癌有抑制作用。猪肉补虚和中。田七即三七，散瘀止痛，消肿定痛。三七水煎剂对小鼠肉瘤S-180有明显抑制作用。芡实性平味甘，补脾益气，固肾涩精。

11. 葱白黑鱼

材　　料　黑鱼1条，冬瓜100克，葱白50克，调料适量。

制作方法　① 黑鱼去鳞、鳃、内脏，洗净切段；冬瓜洗净，切块；葱白洗净，切段。② 诸味置锅中，加水适量，煮至鱼肉熟时，加入调料即成。

功　　效　健脾益气，清热利水。宜于肝癌或肝硬化腹水。

禁　　忌　脾虚湿盛者慎用。

食谱分析　黑鱼即青鱼，性寒味甘，补脾利水，善治腹大水肿。冬瓜性寒味甘，清热解毒，利水消痰。葱白性温味辛，发表解毒。现代研究表明，葱可减少体内亚硝胺的合成。诸味合用，补虚利水。

12. 酸辣乌鱼蛋汤

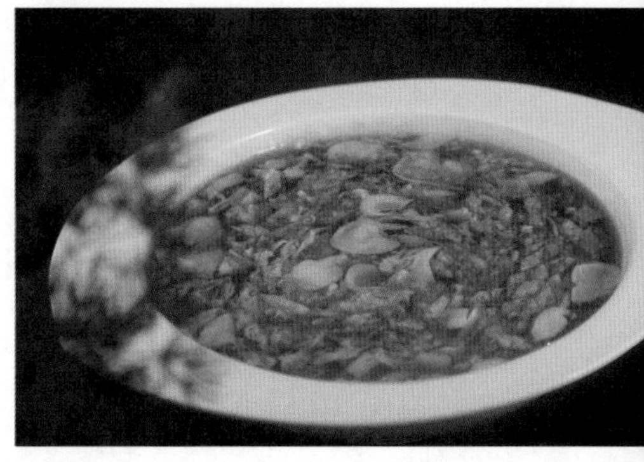

材　　料　乌鱼蛋50克，鸡蛋80克，香菜末2克，口蘑片20克，盐15克，味精5克，湿生粉适量。

制作方法　① 先将鸡蛋打入碗中，将乌鱼蛋冲洗干净至没有咸味，备用。② 将冲洗好的乌鱼蛋放入沸水中煮2分钟倒出备用，口蘑片过水倒出备用。③ 起锅放3勺高汤下盐、味精，烧开勾湿生粉下入乌鱼蛋、口蘑片、鸡蛋，关火装盘即可。

功　　效　补虚损，利水湿。可用于肝癌、肾癌等脾肾两虚者，及周身水肿者。

禁　　忌　脾虚不运、湿热内蕴者慎用。

食谱分析　乌鱼蛋是由雌墨鱼的缠卵腺加工制成的，清代时就曾盛行。《随园食单》中记载了该菜的制法：“乌鱼蛋最鲜，最难服事，须河水滚透，撤沙去臊，再加鸡汤蘑菇煨烂。”《药性考》载：“味咸，性平。开胃利水。”归胃、肾经，可作为补虚之用，以酸辣调味，可解腥气，开胃散寒。

13. 红烧冬瓜

材　　料　冬瓜300克，食用油12毫升，酱油15毫升，水淀粉30克，盐9克，明油6毫升，葱丝、姜末、蒜片各适量。

制作方法 ① 刮去冬瓜外皮，掏净瓜籽、瓜瓤，切成块，放入锅内煮5分钟出锅沥干水。② 将酱油、盐、葱丝、蒜片、姜末、水淀粉加温水搅拌均匀，作为调汁。③ 锅内放入食用油，旺火烧热，倒入调料炒均匀，放入冬瓜块，再炒拌均匀，加明油翻个身即可。

功　　效 清热利水。适用于肝癌、肺癌之发热、水肿者，也可用于高血压及肾病患者。

禁　　忌 脾胃虚弱、易腹泻者慎用；久病与阳虚肢冷者忌食。

食谱分析 冬瓜性微寒，甘淡无毒，入肺、大肠、小肠、膀胱经，清肺化痰，清胃除烦，祛湿解暑，有利小便、消除水肿之功。此品以性微寒味甘淡的冬瓜为主料，配以辛温的葱、姜、蒜少许，共成清热生津、解毒利水、降压、降糖之功效。

14. 淡糟炒鲜蛏

材　　料 鲜蛏750克，红糟15克，净冬笋75克，水发香菇3枚，葱白2根，蒜头3个，生姜1片，白酱油15毫升，湿淀粉10克，料酒20毫升，盐1克，高汤50毫升，白砂糖10克，芝麻油、猪油各适量。

制作方法 ① 鲜蛏剥壳取肉，用刀从中切成相连的两片，去肚、线、膜，洗净去沙。净冬笋、水发香菇洗净，切片。葱白、生姜、蒜头洗净，切碎。② 鲜蛏放入开水锅中氽一下捞起，放在碗中用料酒（10毫升）腌渍，高汤、盐、葱白末、白砂糖、白酱油、湿淀粉调匀在小碗中成卤汁。③ 炒锅上旺火，下入猪油烧至七成热，下冬笋片炸1分钟，倒入漏勺沥去油，锅留底油，用旺火烧热，下入蒜、姜稍炒，再放入红糟翻炒，加料酒（10毫升）、卤汁、冬笋片、香菇片，勾芡成黏汁时，倒进鲜肉颠炒后装盘，淋上芝麻油即成。

功　　效 滋阴清热，散瘀止痛，利水消肿。适用于肝癌、胆囊癌湿热水肿者。

食谱分析 蛏肉性寒，味甘、咸，补阴，清热除烦，治湿热水肿。红糟即酒糟，性温，味甘、辛，散瘀止痛。冬笋、香菇补益抗肿瘤。此方清热解毒，滋阴，利水消肿。

15. 牛肉山药汤

材　　料　牛肉500克，山药100克，调料适量。

制作方法　① 将牛肉、山药洗净，切块。② 先将牛肉放入锅中加水适量，文火煮熟。③ 加山药及调料，煮至山药熟即可。

功　　效　补肝脾肾，养气养血。适用于肝癌日久体虚者。

禁　　忌　热盛或湿热者少用。

食谱分析　牛肉性温味甘，补脾胃，益气血，强筋骨，能增强机体抗肿瘤能力。山药性平味甘，补脾肾。二味合用补脾胃，益肝肾。

16. 熘肝尖

材　　料　猪肝180克，冬笋5克，黑木耳2克（提前飞水），桃花2克，蚝油15毫升，盐3克，老抽5毫升，水30毫升，醋15毫升，花椒油10毫升，酱油15毫升，鸡蛋1枚，淀粉适量，油、葱、蒜各适量。

制作方法　① 猪肝切成3厘米长，0.4厘米厚的柳叶片，用酱油、鸡蛋、淀粉搅拌均匀，称为上浆猪肝片；冬笋切成长3厘米，宽0.3厘米的片（提前飞水）；另一碗内加蚝油、盐、老抽、水、醋、湿淀粉成汁。② 锅置旺火上，加油烧成四成热，将猪肝片倒入滑熟，倒漏勺内控油，锅内留油，用葱、蒜炝锅，下入冬笋片微炒，倒入兑好的汁，爆起后投入黑木耳、猪肝片，翻勺，点花椒油，撒上小葱、桃花即可。

功　　效　养肝，健脾。本方可用于肝癌患者肝功能受损、乏力、纳差等症。

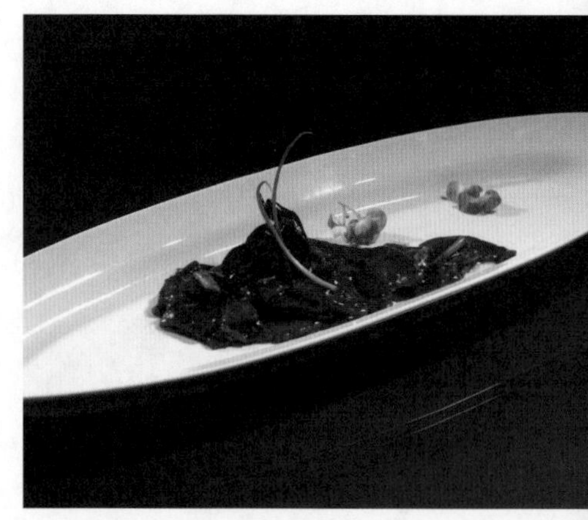

禁　　忌　血证者慎用。

食谱分析　猪肝，实验研究证明其具有保肝功效，性温，味甘、苦，养肝明目，补气健脾，主治目昏、水肿等。黑木耳，能抗凝血、升白细胞、降血脂、降血糖、提高免疫功能，作为常见的食用菌类，与猪肝同用，更能增强其保肝功效。

17. 当归黄花猪肉汤

材　　料　当归15克，黄花菜15克，猪肉50克，葱、姜、盐、料酒、味精各适量。

制作方法　① 当归、黄花菜洗净；猪肉洗净，切丝。② 猪肉丝与当归、黄花菜共置锅中，加水2000毫升，加入葱、姜、盐、料酒等调料，煮至肉烂汤浓，加味精少许即成。

功　　效　益气养血，活血，利尿。宜于肝癌、肠癌、胃癌等患者，也可用于放疗、化疗后身体虚弱、血象低下者。

禁　　忌　邪毒较盛者少用。

食谱分析　此方为经验方。当归性温味辛，补血和血止痛。现代研究证实，当归水煎液有明显的抗肿瘤作用。黄花菜性平味甘，养血平肝，利尿消肿，除黄疸。猪肉补虚解毒。此方补虚防癌，活血养血。

18. 石上柏瘦肉汤

材　　料　石上柏30克，瘦猪肉100克，调料适量。

制作方法　① 猪瘦肉洗净，切片，与石上柏共置锅中，加水适量，煮至肉烂熟。② 加调料即成。

功　　效　祛风散寒，滋阴消肿，抗肿瘤解毒。此方可用于肝癌、鼻咽癌、喉癌、肺癌等，此外还可用于急慢性肝炎。

禁　　忌　阴虚火旺者慎用。

食谱分析　石上柏又称大叶菜，味甘、微苦，性凉，有清热解毒、祛风除湿、抗肿瘤消肿的功效，主治肺热咳嗽、湿热黄疸、风湿痹痛等。现代研究证实，石上柏提取物对小鼠肉瘤S–180的抑制率为40% ~ 50%，可延长肝癌小鼠的生存天数，临床报道石上柏对肺癌、肝癌、鼻咽癌、胃癌、宫颈癌等多种癌症有效，目前已有石上柏片剂和注射液等制剂。猪肉补虚解毒，可缓解石上柏不良反应。

19. 白茯苓粥

材　料　白茯苓粉15克，粳米100克，盐、味精、胡椒粉各适量。

制作方法　① 粳米淘洗干净，加入白茯苓粉，共入锅中，加水适量慢火熬至米烂。② 加盐、味精、胡椒粉即成。

功　效　健脾利湿。适用于肝癌、胃癌及癌性水肿者。

禁　忌　阴虚便干者慎用。

食谱分析　白茯苓性平味淡，健脾胃，利水湿，安心神。现代研究证实，茯苓粉可显著抑制小鼠肝癌的生长，所含抗肿瘤活性成分对小鼠肉瘤S-180有一定的抑制作用。此方健脾利湿，抗肿瘤防癌。

20. 西瓜大蒜汁

材　料　西瓜1个，大蒜100克，红玫瑰花瓣5克。

制作方法　西瓜洗净，挖一个三角形洞，将大蒜去皮放入西瓜内，把挖下的瓜皮重新盖好，盛盘中，入锅中隔水蒸熟，冷却后取汁装入罐中，再撒上洗好的玫瑰花瓣即可。

功　效　清热解暑，利尿消肿。此方宜于肝癌腹水者。

食谱分析　西瓜性寒味甘，清热解暑利水。现代研究发现，西瓜含有抗肿瘤活性物质，可治疗各种癌症。大蒜性温味辛，解毒杀虫，利尿。大蒜水煎液可抑制小鼠艾氏腹水瘤，对乳腺癌、宫颈癌等亦有疗效，大蒜制剂有较好的防癌效果。

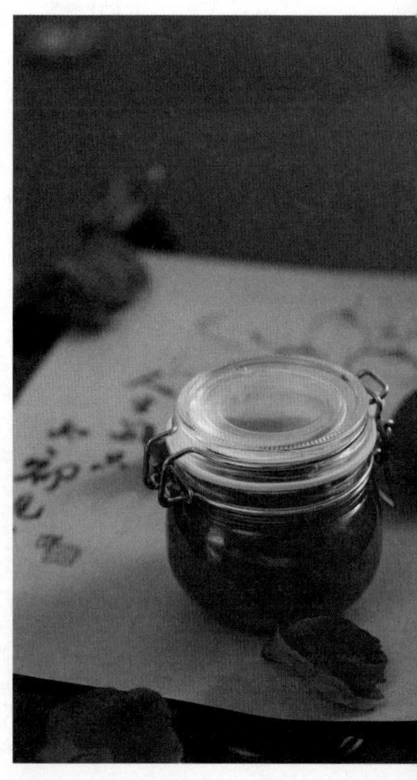

21. 葫芦饮

材　　料 鲜葫芦1个，蜂蜜适量。

制作方法 鲜葫芦捣烂绞汁，加入蜂蜜，拌匀。

功　　效 利尿消肿。此方宜于肝癌腹水者。

禁　　忌 糖尿病患者慎用。

食谱分析 葫芦甘平，入肺、胃、肾经，有利尿、消肿、散结之功，用于水肿、腹水、颈部淋巴结结核。葫芦素对小鼠肉瘤S-180、艾氏腹水瘤均有较强的抑制作用。

22. 薏仁萝卜饮

材　　料 薏苡仁50克，白萝卜汁200毫升。

制作方法 薏苡仁洗净，与白萝卜汁共入碗中，上蒸笼蒸1小时即成。

功　　效 健脾益气，清热利湿。此方既可用于肝癌有腹水者，也可用于肺癌、膀胱癌肺脾气虚、湿热蕴结者。

食谱分析 薏苡仁性凉，味甘、淡，清热排脓，健脾利水。现代研究认为，薏苡仁是一种广谱抗肿瘤剂，对小鼠肉瘤S-180、大鼠吉田肉瘤等有抑制作用，白萝卜味甘、辛，性凉，入肝、胃、肺、大肠经，有清热生津、凉血止血、下气宽中、消食化滞、开胃健脾、理气化痰的功效。萝卜提取物能激活人体自然杀伤细胞的活力，对动物恶性肿瘤有抑制作用。

23. 鲤鱼赤豆汤

材　　料 鲤鱼1条，赤小豆200克，葱、姜、盐、料酒、味精各适量。

制作方法 ① 鲤鱼宰杀，去鳃、鳞、内脏，洗净，与赤小豆同放置锅中。② 加水3000毫升，加盐、葱、姜、料酒，烧至赤小豆烂透，放入味精即成。

功　　效 利水消肿，活血解毒。适用于肝癌腹水、肠癌脓血便患者。

食谱分析 鲤鱼性平，味甘，无毒，利水消肿，主治咳逆上气、黄疸水肿等。李时珍认为，鲤鱼乃阴中之阳，其功长于利小便。赤小豆性平，味甘、酸，利水除湿，活血排脓，消肿解毒。

24. 茭白螺蛳汤

材　料　茭白100克，螺蛳60克，调料适量。

制作方法　茭白洗净，切片，与螺蛳共置锅中，加水适量，煮至茭白烂熟，加调料即成。

功　效　清热利湿。尤宜于肝癌伴有黄疸腹水者。

禁　忌　脾胃虚寒者慎用。

食谱分析　茭白性寒味甘，归肝、脾、肺经，清热除烦，通利二便，祛黄解毒，主治烦热消渴、二便不通、黄疸热淋、乳汁不下等。螺蛳性寒味甘，入足太阳膀胱经，清热利水明目，对黄疸、水肿、消渴、痢疾、痔疮等具有较好的辅助治疗作用。二者相伍，清热利水，利胆退黄。

25. 垮炖大鱼头

材　料　鲢鱼头（半个），炙甘草3克，酱油80毫升，黄豆酱50克，葱、姜、蒜各20克，香菜2根，植物油300毫升，装饰用面制玫瑰花数个，薄荷叶数个。

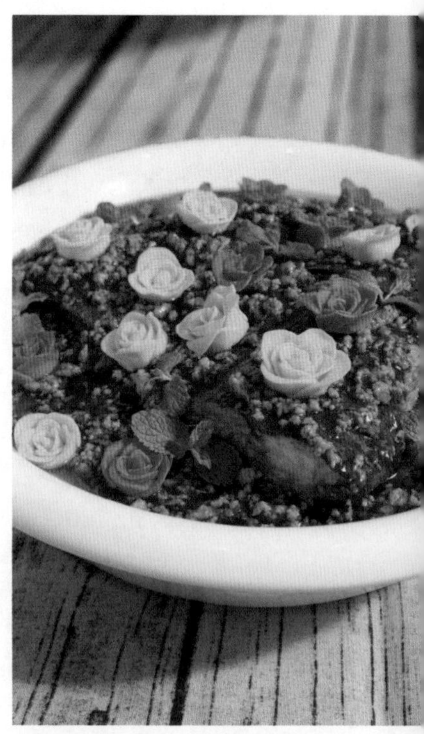

制作方法　① 将鲢鱼头去鳞，去鳃，洗净，改刀（就把鱼头从下颚分成两片）。在鱼身部每隔2厘米处，切一字刀，深度为0.5厘米。② 葱、姜、蒜切片，香菜切段。③ 在炒锅中倒入300毫升植物油，将油烧至180℃，把鲢鱼头下到锅里，煎5分钟，煎至鱼头呈金黄色，熟透，用笊篱捞出控净油，放入盘中待用。④ 在炒锅内重新加10毫升植物油，再把葱片、姜片、蒜片、炙甘草加入锅内，一起炒香，然后加入酱油、黄豆酱，倒入适量的水，把煎好的鱼头和香菜段放入，用大火把锅烧开后，改成小火焖上25分钟左右，起锅，把鱼头捞出摆盘，铺上装饰用的面制玫瑰花和薄荷叶即可。

功　　效　益气，健脾，利水。本方可用于肝癌有胸腹水者，或肿瘤患者手术、化疗后，及终末期体质虚弱者。

禁　　忌　脾胃蕴热、阴虚内热者慎用。

食谱分析　鲢鱼性温味甘，具有温中益气、利水的功效，可治久病体虚、水肿等症；炙甘草性平味甘，能补脾和胃，益气复脉，用于脾胃虚弱、倦怠乏力、心动悸、脉结代之症，两者同用，可增强补益脾胃之功。

26. 胡萝卜炖牛肝

材　　料　胡萝卜100克，牛肝150克，植物油、料酒、葱段、姜片、香油、红糖、精盐、五香粉、味精各适量。

制作方法　① 将牛肝放入清水中，漂洗1小时，取出，洗净，切片；胡萝卜洗净，切片。② 锅置火上，加植物油，大火烧至九成热时，放入胡萝卜片煸炒片刻，装入碗内。③ 锅内加水后煮沸，将牛肝片氽透，加胡萝卜片、料酒、葱段、姜片等，改以小火煮至牛肝烂熟，加香油、红糖、精盐、五香粉、味精等，拌和均匀后，继续炖煮片刻即成。

功　　效　补肝养血，健脾消滞。适于肝癌等消化系统肿瘤、乳腺癌患者肝血亏虚所致的面色无华、唇指淡白、两目干涩等症。

食谱分析　牛肝甘平，补血养肝明目。《本草求真》：“胡萝卜……萝卜甘辛微温，其质又重，盖因味辛则散，味甘则和，质重则降。故能宽中下气，而使肠胃之邪与之俱去也。但书有言补中健食，非是中虚得此则补，中虚不食得此则健。实因邪去而中受其补益之谓耳！”故两者合用，有补肝养血、健脾消滞、解毒抗肿瘤的功效，适合各类肿瘤患者用作防癌食疗菜肴，坚持服用，有辅助治疗作用。

27. 清炖甲鱼

材　　料　活甲鱼500克，葱、姜、料酒、笋片、精盐、味精各适量。

制作方法　① 将活甲鱼腹朝上，待其头伸出，用钳子钳着头部，剁下头及颈。从头领处割开，剖腹抽气管，去内脏（亦可先放血，然后入沸水锅煮，使甲鱼釉皮脱去，即取出置冷水中，然后剥壳取内脏。甲鱼肠、胃、肝、雄鱼肾、雌鱼卵皆可食。甲不可弃，可与甲鱼肉一起在汤内煮，壳宜煎酥），斩去脚爪，入沸水锅中烫一下，取出刮去背壳黑釉皮，剁成四块。② 加料酒、笋片，清水至没过甲鱼身为度，放旺火上炖沸，再用小火焖2小时，待烂熟后，入葱、姜，加精盐、味精即可。

功　　效　滋阴清热，消积散结。适用于肝癌体虚者，肿瘤患者在接受放疗、化疗后可经常食用，特别是有虚火潮热、口干咽燥、大便秘结、盗汗、口腔溃疡等症时更宜。

禁　　忌　脾胃阳虚者及孕妇忌服。

食谱分析　甲鱼又称元鱼、水鱼，性平味甘，滋阴补虚，清热凉血，消积散结。现代研究表明，甲鱼含有丰富的蛋白质以及脂肪、无机盐、维生素等，且易消化吸收，还可促进血液循环，提高机体免疫能力，抑制肿瘤细胞的生长。另外对高血压、肝脾肿大、营养不良也有作用。

28. 蛇舌草爆肚丝

材　　料　猪肚200克，香菜梗70克，葱丝、姜丝、蒜片各2克，白花蛇舌草5克，胡椒粉3克，盐3克，米醋8毫升，香油15毫升，料酒20毫升，油适量。

制作方法　① 香菜梗洗净后切成3厘米长的段。② 将猪肚洗净后沥干水分，盆里加水500毫升，把洗净的猪肚和白花蛇舌草放入，用小火慢煮40分钟后捞出，切成5厘米长的肚丝。③ 锅中注水700毫升，加入料酒烧开，下入切好的肚丝汆烫3秒钟捞出。④ 锅热后倒入多一点的油，中火烧油到120℃后，下肚丝，中火划油10秒后，捞出控去底油。⑤ 锅中放油，大火烧热，待油六成热时，放入葱丝、姜丝煸出香味。放入肚丝，加入胡椒粉、盐、米醋、香油，快速翻炒均匀，最后加入香菜段即可。

功　效　清热解毒，健脾益肺。用于肿瘤患者脾胃虚弱，热毒内蕴者。尤其适用于肝癌。

禁　忌　《随息居饮食谱》载："外感未清、胸腹痞胀者，均忌。"

食谱分析　白花蛇舌草是清热解毒类草药，能消痈抗肿瘤，利湿退黄。猪肚即猪胃，味甘，性微温，治虚劳羸弱，泄泻，下痢，消渴，小便频数，小儿疳积。《本草经疏》提出："猪肚，为补脾胃之要品，脾胃得补，则中气益，利自止矣。"适用于脾胃虚弱而内有热毒蕴结者。

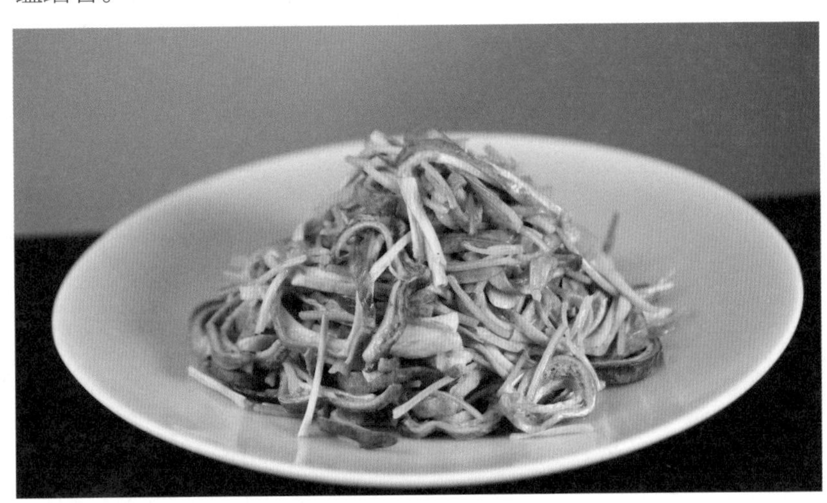

第十一章
胰腺癌

第一节 临床特点

胰腺癌是一种恶性程度很高，诊断和治疗都很困难的消化道恶性肿瘤，约 90% 为起源于腺管上皮的导管腺癌。其发病率和病死率近年来明显上升，5 年生存率 < 1%，是预后最差的恶性肿瘤之一。胰腺癌早期的确诊率不高，手术死亡率较高，而治愈率很低。本病发生率男性高于女性，男女之比为（1.5 ~ 2）：1，男性患者较绝经前的妇女多见，绝经后妇女的发病率与男性相仿。

胰腺癌的病因尚不十分清楚。其发生与吸烟、饮酒、高脂肪和高蛋白饮食、过量饮用咖啡、环境污染及遗传因素有关；近年来的调查报告发现糖尿病患者群中胰腺癌的发病率明显高于普通人群；也有人注意到慢性胰腺炎患者与胰腺癌的发病存在一定关系，慢性胰腺炎患者发生胰腺癌的比例明显增高；另外还有许多因素与此病的发生有一定关系，如职业、环境、地理等。胰腺癌临床表现取决于癌的部位、病程早晚、有无转移以及邻近器官累及的情况。其临床特点是整个病程短、病情发展和恶化迅速。最多见的是上腹部饱胀不适、疼痛。虽然有自觉痛，但并不是所有患者都有压痛，如果有压痛则和自觉痛的部位是一致的。胰腺癌恶性程度高，手术切除率低，预后不良。尽管手术仍然是首要的治疗方法，但由于胰腺癌常常发现较晚，而丧失根治的机会，因此需要对胰腺癌进行综合治疗。迄今同大多数肿瘤一样，还没有一种高效和可完全应用的综合治疗方案。现在的综合治疗仍然是以外科治疗为主，放疗、化疗为辅，并在探讨结合免疫和分子等生物治疗等新方法。

第二节 饮食护理

（1）少吃或限制食用肥肉、鱼子、动物脑髓、油腻、煎炸等不易消化的食品，忌食生葱、姜、蒜、辣椒等辛辣刺激品，忌烟酒。

（2）可服用补益气血、健脾和胃之品，如糯米、赤豆、蚕豆、山药、枸杞子、淡菜、无花果、榛子、牛奶、菱角粉等。

（3）避免暴饮暴食、酗酒和高脂肪的饮食。胰腺是分泌消化酶的主要器官之一，特别是脂肪酶主要靠胰腺来分泌。胰腺一旦发生病变，首先影响脂肪的消化。因此，胰腺癌患者首选富含营养、易消化、少刺激性、低脂肪的饮食，可给予高蛋白、多碳水化合物的食物，如奶类、鱼肉、肝、蛋清、精细面粉食品、藕粉、果汁、菜汤、粳米等。

第三节　食谱选择

1. 胡萝卜炒猪肝

材　　料　胡萝卜100克，猪肝150克，食用油40毫升，水淀粉25克，盐适量。

制作方法　① 将猪肝洗净，切3厘米的柳叶形片；胡萝卜切片。② 用少许盐、水淀粉浆。③ 将食用油烧热，先下猪肝片略炒，加入胡萝卜片，炒熟即可。

功　　效　补肝养血，健脾化滞。此方适用于胰腺癌、肝癌、食管癌患者。

禁　　忌　大便稀溏者少用。

食谱分析　胡萝卜、猪肝营养丰富。猪肝性平味苦，具有补肝、养血、明目、利尿等作用。胡萝卜有“小人参”之称，性平味甘，无毒，入肺、脾经，有健脾消食、润肠通便、补肝明目等功效。二味配伍，有利于胰腺癌、食管癌、肝癌患者的康复。

2. 猕猴桃煮海鳗

材　　料　猕猴桃果60克，海鳗300克，调料适量。

制作方法　① 海鳗洗净，切块，与猕猴桃果共置锅中。② 加水适量，入调料适量，煮至海鳗肉烂熟即可。

功　　效　益气生津，清热解毒。此方宜于胰腺癌、肝癌体虚者。

禁　　忌　脾胃虚寒者慎用。

食谱分析　猕猴桃性寒，味甘、酸，清热生津。现代研究发现，猕猴桃所含多糖可杀离体艾氏腹水瘤细胞及宫颈鳞状上皮癌细胞，猕猴桃汁可阻断致癌物亚硝胺在体内生成。海鳗性平味甘，入肝、脾、肾经，有补虚养血、祛湿、抗肿瘤等功效。制作时如无猕猴桃果，可用猕猴桃根或猕猴桃果汁30克代替。

3. 豆腐牡蛎羹

材　　料 豆腐100克，牡蛎肉50克，香菇30克，黄花菜30克，调料适量。

制作方法 诸味洗净，豆腐切块，共置砂锅中炖至烂熟，加调料即成。

功　　效 益气养阴，化痰解毒。宜于肝癌、胰腺癌腹胀疼痛者。

禁　　忌 脾虚纳差者慎用。

食谱分析 豆腐性凉味甘，清热解毒，益气和中，生津润燥，含多种抗肿瘤活性成分。牡蛎性微寒，味咸，敛阴潜阳，化痰软坚，消腹中积块。牡蛎水提液对小鼠肉瘤S-180有明显抑制作用，所含鲍灵素对多种癌细胞有抑制作用。香菇益气活血，香菇多糖有较好的抑瘤作用，对多种恶性肿瘤有效。黄花菜性平味甘，养血平肝，利尿消肿。四味配伍，抗肿瘤作用较强。

4. 毛蚶香菇笋片

材　　料 鲜毛蚶肉200克，香菇、笋片各20克，黄彩椒角2克，薄荷叶0.5克，料酒15毫升，淀粉15克，油菜25克，油35毫升，酱油10毫升，清汤50毫升，味精、盐、葱、花椒油各适量。

制作方法 ① 鲜毛蚶肉洗净，切片。② 香菇、笋片、油菜洗净，香菇切片。③ 以上四味用沸水汆一下，捞出沥干。④ 炒锅入油烧热，下葱烹锅，放入蚶肉片、笋片、香菇片、油菜等略炒，加料酒、酱油、精盐、味精、清汤，用淀粉勾芡，淋上花椒油，撒上薄荷叶、黄彩椒角即成。

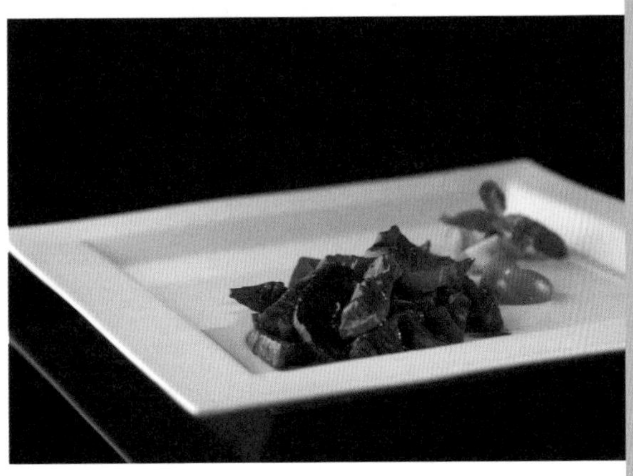

功　　效	补益气血，化痰破结。此方宜于肝癌、胰腺癌日久体虚者。
禁　　忌	湿热盛者慎用。
食谱分析	毛蚶又名蚶子，其壳称瓦楞子，其肉性温味甘，补血温中，破结消痰，有抗肿瘤活性成分，多用于肝癌、胰腺癌的治疗。香菇、笋片抗肿瘤防癌，补益调味。

5. 奶油白菜

材　　料	鲜牛奶50毫升，大白菜250克，盐5克，味精、淀粉各2克，猪油5克，肉汤适量。
制作方法	① 将大白菜洗好，切成3厘米长的小段。在锅内将猪油熬热，将白菜段倒入，再加些肉汤，烧至七八成烂，放入盐及味精。② 将淀粉用少量水调匀，再将鲜牛奶加在淀粉内混匀，倒在白菜上成为乳白色汁液，再烧开即成。
功　　效	益肺养胃，生津润肠。用于肿瘤患者体质虚弱，营养不良，接受化疗、放疗恢复阶段，气血不足者。尤其适用于胰腺、胃、大肠等消化道肿瘤以及乳腺癌。
禁　　忌	气虚胃寒者少用。
食谱分析	白菜性平、微寒，味甘，归胃、大肠经，有养胃消食的功效。现代研究发现，白菜中含有大量的微量元素，如锌、钼，而钼可抑制亚硝胺的吸收、合成和积累。另外，有研究表明，白菜中的一些微量元素，可以帮助分解雌激素。牛奶含有大量的蛋白质，蛋白质内主要是磷蛋白质，也含白蛋白、球蛋白，还有脂肪、乳糖。二者合用，有益肺养胃、生津润肠之功效。

6. 菜花烧牛肉

材　　料	菜花125克，牛肉100克，料酒、葱白、花生油、酱油、盐、味精各适量。
制作方法	① 菜花洗净，切碎块；牛肉洗净，切片。② 起油锅下葱白炒香，加牛肉片、盐、酱油翻炒片刻，起锅盛碗。③ 再加花生油入锅烧热，倒入菜花块，加水适量，煮沸后加入烧好的牛肉片，烧至肉、菜熟透时，加味精少许即成。

功　　效　健脾益气。适用于胰腺癌、肝癌、肠癌体虚的患者。

食谱分析　菜花性凉味甘，归肺、肝、胃经，有健脾益气、生津止渴之功。菜花中含有大量类黄酮、莱菔素和吲哚类物质。吲哚类物质可以降低体内雌激素，预防乳腺癌的发生；吲哚类衍生物如芳香族异硫氰酸、二硫酚硫酮等，可抵抗苯并芘等致癌物毒性；莱菔素能提高致癌物解毒酶活性；另外，类黄酮可以预防感染，阻止胆固醇氧化，防止血小板聚集等。牛肉性温味甘，补脾胃，益气血，强筋骨，牛肉的营养价值很高，古有“牛肉补气，功同黄芪”之说。菜花与牛肉配伍，健脾益气，扶正抗邪。菜花不宜久煮，以免抗肿瘤成分被破坏。

7. 玉米须凉瓜排骨汤

材　　料　排骨8两，凉瓜1根（提前飞水），枸杞子6个左右，玉米须20克，精盐少许。

制作方法　① 将排骨剁成3厘米长的块，凉瓜中间一刀开二，去除心，切成4厘米长的段。② 排骨入水锅内焯水后捞出，沥干水待用。③ 锅置旺火上，再加入排骨，玉米须，续下水、精盐，旺火烧开后撇去浮沫，转用小火炖至汤色乳白（时间不超过40分钟）、排骨软烂时加入提前飞水的凉瓜，撒枸杞子即可。

功　　效　滋阴润燥，清热利尿。本方可用于胰腺癌、肝癌、胆囊癌伴有乏力、水肿等证，也可用于高血压、糖尿病。

禁　　忌　痰湿内盛者慎用。

食谱分析　猪肉，性平，味甘、咸，补肾滋阴，养血润燥，益气消肿，主治羸瘦、消渴、虚肿等证。玉米须，具有利尿、降压、降糖、利胆的作用。凉瓜即苦瓜，具有降糖功效，又可清暑涤热。三者合用，肿瘤患者血红蛋白偏低，伴有高血压、糖尿病者尤宜。

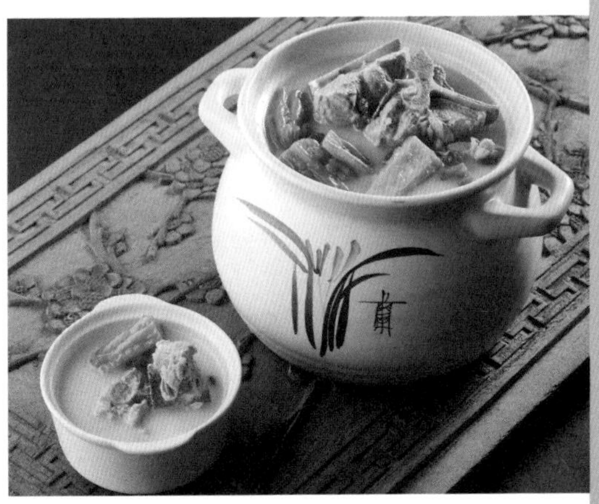

8. 鲜蘑炒豌豆

材　　料　鲜蘑100克，鲜嫩豌豆150克，盐、酱油各适量。

制作方法　① 豌豆剥好；鲜蘑洗净，切成小丁。② 烧热油锅，把鲜蘑丁、豌豆、酱油、盐等一同放入锅中，用旺火快炒，炒熟即成。

功　　效　益气和中，行气利水。适用于胰腺癌患者营养不足，腹部胀满等。

禁　　忌　毒热壅盛者慎用。

食谱分析　鲜蘑性平味甘，有益气和中、利湿解毒的作用。现代研究认为，鲜蘑含有多种氨基酸和大量的维生素C，有较好的提高免疫功能和抑癌抗肿瘤作用。豌豆又称青豆，性平味甘，有补中益气、下气利尿的作用。

9. 芝麻香酥牛肉

材　　料　牛肉馅5两，鸡蛋8个，芝麻10克，白芷粉1克，蚝油10毫升，老抽5毫升，盐3克，花椒油10毫升，淀粉15克，油适量。

制作方法　① 牛肉馅加入白芷粉、蚝油、老抽、盐、花椒油，搅拌均匀。② 鸡蛋打碎到碗里，加淀粉，摊鸡蛋皮。③ 蛋皮摊开，抹上牛肉馅，摊平抹均匀，再对折成半月形，然后蘸鸡蛋液，蘸芝麻。④ 将油温烧到100℃左右，下芝麻牛肉炸到金黄色捞出即可。

功　　效　补脾除湿，强筋健骨。本方可用于胰腺癌、肝癌等身体虚弱，脾不运化，腰膝酸软，伴下肢水肿者。

禁　　忌　湿热蕴结者慎用。

食谱分析　黄牛肉性温而水牛肉偏冷，入脾、胃经，能治虚劳羸弱、消渴、脾虚不运、水肿、腰膝酸软等。《本草拾遗》载："（牛肉）消水肿，除湿气，补虚，令人强筋骨、壮健。"《本草求真》中认为牛肉与黄芪功同，常喝牛肉汤能日渐强壮而无肿胀之病。白芷既是烹饪荤菜的一味香辛料，也是常用的中药，味辛，性温，散风除湿，通窍止痛，消肿排脓，可用于感冒头痛、眉棱骨痛、鼻塞、鼻渊、牙痛、白带、疮疡肿痛。《本草纲目》谓其能治肺、胃、大肠三经之风热（头目眉齿诸病）、湿热（漏带痈疽诸病）。

10. 虫草红枣蒸甲鱼

材　　料　甲鱼1000克，冬虫夏草10克，红枣20克，鸡清汤1000毫升，盐、葱段、姜片、蒜瓣各适量。

制作方法　① 甲鱼按常规方法宰杀、加工，切成四大块，入锅煮沸，捞出，置大碗中。② 加入鸡清汤、冬虫夏草、红枣、盐、葱段、姜片、蒜瓣。③ 上笼蒸2小时，拣去葱、姜即可食用。

功　　效　益气养阴，补血安神。适用于胰腺癌、肝癌、肾癌等，特别适合于阴虚津亏、心烦失眠、低热不退者。亦可用于肺结核、肝硬化者。

禁　　忌　脾肾阳虚者慎用。

食谱分析　冬虫夏草性平味甘，能补肾益肺。红枣性温味甘，能补中益气，养血安神。与甲鱼合用，具有益气养阴、补肾固精、抗肿瘤的功效。

11. 鸡汤鱼肚

材　　料　鱼肚50克，鸡汤400毫升，油菜5克，枸杞子1克，鸡粉6克，盐3克。

制作方法　① 鱼肚用纯净水泡一夜。② 第2天把泡好的鱼肚捞出，放入蒸锅，大火蒸20分钟即可，成为“发好的鱼肚”。③ 将发好的鱼肚及油菜、枸杞，放入鸡汤400毫升，加盐3克，鸡粉6克，用小火煨5分钟，制入味即可。

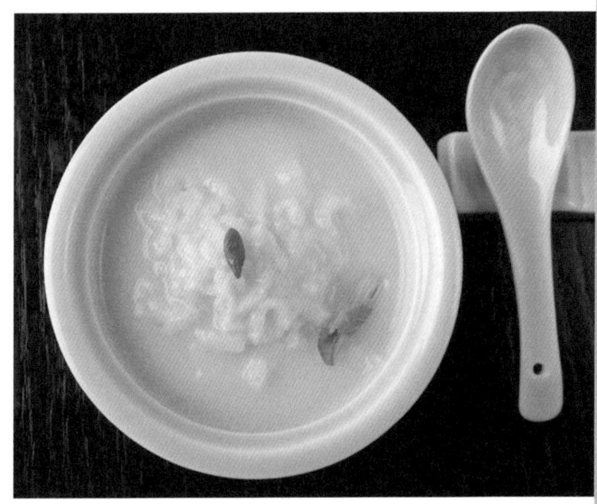

功　　效　补肾填精，益气生血。用于胰腺癌、肝癌患者羸弱不堪，或肿瘤患者放化疗后肾精不足，气血亏损。

禁　　忌　痰多，苔厚腻，感冒未愈，食欲缺乏者。

食谱分析　鱼肚，也称鱼胶、鱼鳔，有补精益血、养筋脉的功效，《本草新编》载：“鱼鳔胶稠，入肾补精，恐性腻滞，加入人参，以气行于其中，则精更益生，而无胶结之弊也。”鸡汤就有类似人参的作用，补气而行气，催动脾胃运化补精之物，加入胡椒等有行气作用的香料效果更佳。若消化功能极弱，可弃肉食汤。

12. 肉炒黄瓜丁

材　　料　猪肉50克，黄瓜200克，油、酱油、料酒、盐、淀粉、葱、各适量。

制作方法　① 将猪肉切成丁，用酱油、淀粉、料酒调汁浸泡；黄瓜切成丁，用少量盐拌一下。② 油锅热后，先煸炒葱，然后将肉丁放入炒几下，将黄瓜丁沥去汤卤，倒入锅内，将肉丁和黄瓜丁一同煸炒，再将余下的酱油、盐等放入爆炒，待熟即成。

功　　效　滋阴养气，清热利水。适用于胰腺癌、肝癌，及肿瘤术后恢复期患者等。

禁　　忌　大便溏稀者慎用。

食谱分析　猪肉性平，味甘、咸，有滋阴润燥、益气养血的作用。黄瓜性凉味甘，能清热除湿，利尿滑肠。二者合用，具有益气滋阴、清热利水、解毒抗肿瘤的功效。

13. 五味苦瓜

材　　料　苦瓜1根，香菜50克，番茄酱、酱油、醋各适量。

制作方法　① 苦瓜洗净，切开去瓤，切成薄片，用沸水焯苦瓜。② 香菜洗净，切碎，放入碗中，加入酱油、番茄酱、醋。③ 苦瓜蘸酱食用。

功　　效　清热解毒。此方宜用于胰腺癌伴糖尿病、肺癌痰热者。

禁　　忌　脾胃虚寒者慎用。

食谱分析　苦瓜，别名“锦荔枝”，性寒味苦，归心、脾、肺经，清暑涤热，解毒明目。《本草求真》载：“锦荔枝……生则性寒，熟则性温。”所含抗肿瘤活性蛋白质对多种癌细胞有抑制作用。

14. 香菌小牛肉

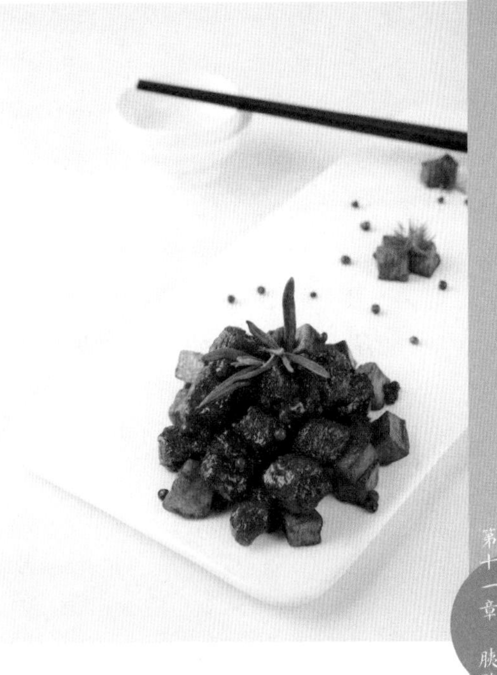

材　　料　牛通脊肉200克，杏鲍菇200克，鲜迷迭香2克，红胡椒10克，水20毫升，白砂糖5克，盐5克，老抽5毫升，酱油、鸡蛋、淀粉、油各适量。

制作方法　① 将牛通脊肉切碎成颗粒状，后用酱油、鸡蛋、淀粉搅拌均匀，称为上浆牛柳粒；杏鲍菇切成1.5厘米见方的块，炸上色。② 锅热后倒入多一点的油，中火烧到120℃后，下入上浆牛柳粒，中火划油2分钟，捞出控去底油。③ 锅上火，加油，加入红胡椒、水、白砂糖、盐、老抽，下划好油的牛肉粒和杏鲍菇丁，再中火煮1分钟，最后用湿淀粉勾芡，出锅前撒鲜迷迭香即可。

功　　效　健脾，益气，消食。本方可用于胰腺癌腹胀、纳差者，及肿瘤患者后期体虚、食欲缺乏。

禁　　忌　气滞者慎用。

食谱分析　牛肉性平味甘，补脾胃，益气血，强筋骨，可治虚损羸瘦、腰膝酸软、足水肿等证。杏鲍菇性平味甘，消食，清神，平肝阳，可治消化不良和高血压。迷迭香性温味辛，健胃，发汗，可治头痛。三者同用，健脾之功愈增，脾胃虚弱者可用。

15. 扒三白

材　　料　水发鲍鱼160克，鸡胸脯肉150克，芦笋100克，鸡蛋清1个，鸡汤300毫升，猪油500毫升，湿淀粉、绍酒、精盐、香油、鸡油各适量。

制作方法　① 将水发鲍鱼切成斜片，按原来的形状摆好，放在盘的一边（光面朝下）；芦笋削去外皮放在盘的中间；鸡胸脯肉片切成薄片，放入碗内加鸡蛋清、湿淀粉调匀，用五成热的猪油划开捞出，整齐地摆在盘的另一边。三者成“三白”，待用。② 炒勺内放入鸡汤、绍酒、精盐，用旺火烧沸；将“三白”原样推入锅内，用微火煮3分钟左右，加入香油、湿淀粉勾芡，将炒勺端起转动，接着把整个菜翻过来，再转动两下，淋上鸡油，按原样放入盘中即成。

功　　效　益肺补气，养血平肝。适用于胰腺癌、肝癌，或肿瘤患者体质虚弱、气血不足。

禁　　忌　邪毒壅盛者慎用。

食谱分析　鲍鱼性寒味咸，有平肝潜阳、清热明目的作用。鸡肉性温味甘，有温中补气、补精填髓、降逆止呕的作用。芦笋味甘、小苦，性微寒，有健脾益气、滋阴润燥的作用。三味合用，具有益气补虚、润肺止咳、养血柔肝、利尿通淋、降压抗肿瘤的功效。此菜色洁白，鲍鱼、鸡肉、芦笋滑嫩，味鲜爽口。

16. 生拌蚌肉

材　　料　生蚌500克，花椒、料酒、米醋、酱油各适量。

制作方法　① 将生蚌洗净、切开，取蚌肉切碎，温开水淋洗2～3次。② 蚌肉加花椒、料酒、米醋、酱油调和。

功　　效　清热解毒，滋肾养肝。此方适用于胰腺癌、肝癌等肝肾阴虚者食用。

禁　　忌　脾胃虚寒、大便稀溏者慎用。

食谱分析　蚌肉，味甘、咸，性寒，入肝、肾经，《随息居饮食谱》言其：“清热滋阴，养肝凉血，息风解酒，明目定狂。”功如六味地黄丸、明目地黄丸。蚌肉匀浆上清液的丙酮提取物和匀浆煮沸液都有较强的抗肿瘤作用。此方清热解毒，滋阴明目。

17. 蛎黄汤

材　　料　鲜牡蛎（带壳）250克，猪瘦肉100克，淀粉、调料各适量。

制作方法　① 鲜牡蛎、猪瘦肉洗净，猪瘦肉切片，拌少许淀粉；锅中加水煮沸，加入鲜牡蛎、瘦猪肉片，煮熟。② 加调料即成。

功　　效　益气生血，软坚散结。此方对胰腺、肝、胆癌以及妇科肿瘤属气血虚弱、阴虚火旺者有很好的效果。

禁　　忌　脾肾虚寒者慎用。

食谱分析　猪肉扶正解毒。牡蛎性凉，味咸、涩，归肝、胆、肾经，有软坚散结、敛阴潜阳的功效。现代研究证明，牡蛎提取物对小鼠肉瘤S-180有明显抑制作用，牡蛎肉中的许多成分对肿瘤有抑制作用，二味合用，益气补血。

18. 拔丝鸳鸯

材　　料　红薯180克，紫薯60克，干淀粉30克，白砂糖150克，油适量。

制作方法　① 红薯、紫薯去皮，洗净，切成4厘米大小的滚刀块，放入清水中浸洗，捞出，然后拍入淀粉。② 锅置大火上，油烧至180℃时，放入红薯、紫薯块，小火慢炸5分钟。至红薯块充分成熟、外表微黄时捞出。③ 锅内加水100毫升，加入白砂糖150克，小火炒至白砂糖开始慢慢溶化，待白砂糖熬制到200℃变成金黄色、气泡开始变小时，立即放入炸好的红薯块和紫薯块，迅速炒匀即可。

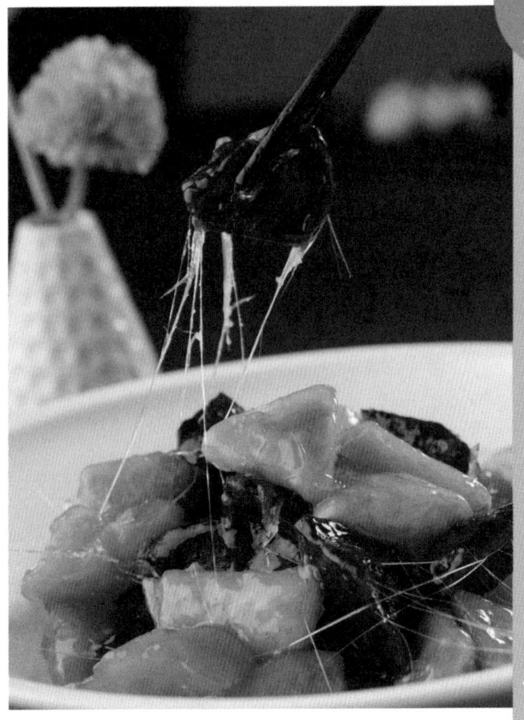

功　　效　益气和血。本方可用于胰腺癌证属肝胆不利者，或消化道肿瘤患者及手术、放化疗后伴有纳差、乏力者。

禁　　忌　腹胀中满者慎用。血糖高者忌用。

食谱分析　红薯和紫薯，中药统归番薯。番薯性平味甘，补中和血，益气生津，宽肠胃，可治水肿、便秘等证。

第十二章
大肠癌

第一节　临床特点

大肠癌是常见的恶性肿瘤，包括结肠癌和直肠癌。大肠癌的发生与高脂肪低纤维饮食、大肠慢性炎症、大肠腺瘤、遗传等因素有关。大肠癌起病隐匿，早期无症状或症状不明显，仅有不适感、消化不良、大便潜血等，随着肿瘤发展，症状逐渐加重，表现为鲜血便、脓血便、排便习惯改变、大便变细变形、排便不畅、肛门疼痛，也常伴有虚弱、消瘦、营养不良、腹泻、便秘、腹胀；晚期加重，患者可出现肠梗阻，也可出现消瘦、乏力、贫血等。大肠癌最常见的浸润形式是局部侵犯，肿瘤侵及周围组织或器官，出现相应的临床症状。

第二节　康复护理

一、饮食护理

多进食富含纤维的食物，保持大便通畅。日常饮食中增加萝卜、山楂、茶、薄荷等食品，以促进肠蠕动，防止毒素过久与肠壁接触。多食用新鲜蔬菜、水果、茶叶等天然抑癌食物。适当补充维生素 A、B 族维生素、维生素 C、维生素 D、维生素 E 和叶酸。多食用胡椒、花椒、八角茴香、小茴香、刀豆、桂花食品等，增强肠道功能。同时还要节制饮酒，减少高脂肪食品摄入，进餐规律化，不偏嗜某一种食物。多食用面食。忌食不易消化主食；忌食辛辣、腌制、烤制食品；忌生冷，水果宜取汁服用；忌油腻菜肴；忌难消化肉菜；非虚寒体质，不宜饮酒。

二、营养支持

（1）术前给予高蛋白、高热量、高维生素、易消化的少渣饮食，必要时，遵医嘱静脉输入营养液。

（2）术后非造口患者肛门排气、拔除胃管后，可饮用少许温开水，逐渐过渡为流质饮食、少渣半流质饮食、少渣普食，注意补充高蛋白、高热量、低脂、富含维生素的食物。

（3）术后造口患者进食易消化的饮食，调节饮食结构，应以高热量、高蛋白、低脂、维生素丰富的少渣食物为主，少食大蒜、洋葱、山芋、豆类等可产生刺激性气味或胀气的食物，同时避免食用可致便秘的食物。

（4）手术、放化疗后的患者，应定期复查，并长期服用扶正抗肿瘤的中药，预防复发转移。猕猴桃、无花果、苹果、橘子、草鱼、甲鱼、丝瓜、香菇、薏苡仁、鹌鹑、鸽子等都能防护化疗的不良反应。

第三节　食谱选择

1. 清蒸比目鱼

材　　料　比目鱼750克，熟笋末10克，湿香菇末10克，葱段5克，料酒5毫升，红尖椒丝5克，酱油15毫升，白砂糖3克，精盐3克，猪油10毫升。

制作方法　① 洗净的比目鱼在厚肉一面用刀划横、直各3刀，用1.5克精盐擦匀鱼身。② 将鱼放在盘里，划纹一面朝上，放入猪油、白砂糖、熟笋末、湿香菇末、葱段、料酒，另用小碟放精盐和酱油，同时放入蒸笼中，用猛火蒸15分钟，去葱段，淋上红尖椒丝、酱油。

功　　效　健脾和胃。此方适用于肠癌，也可用于肿瘤放疗、化疗之后体虚乏力者。

禁　　忌　体胖有痰火者，不可多食。

食谱分析　比目鱼，又称偏口鱼。此菜以性微温味甘的比目鱼为主料，益气力，补脾胃。辅以笋片、香菇，有益气和中之效。再配以其他调料，共成补虚益气之功效。

2. 炒魔芋丝

材　　料 魔芋丝200克，黑芝麻10克，白砂糖30克，料酒20毫升，菜油、香油、调味品各少许。

制作方法 ① 将魔芋丝放入开水中稍煮，捞出用水冲凉，切段，备用。② 炒锅将菜油烧热，倒入魔芋丝翻炒，加白砂糖、料酒、黑芝麻、调味品。③ 最后点香油，炒干即成。

功　　效 化痰散结，消肿化瘀。此方宜于结肠癌、胃癌患者食用。

禁　　忌 体虚以及食欲缺乏者少用。糖尿病患者慎用。

食谱分析 魔芋味辛、苦，性寒，有化痰消积、解毒散结、行瘀止痛之功。魔芋是目前流行的抗肿瘤食品，可防治多种恶性肿瘤；还能消除肠壁的沉积废物，使排泄物迅速排出体外，预防肠癌的发生；魔芋所含的一种胶质，进入人体后能形成膜衣附在肠壁上，可以阻碍致癌物对人体的侵袭，起到防治癌症的作用。药物实验发现，魔芋中的抗肿瘤成分对结肠癌和胃癌有特殊的敏感性，从而提示此方对结肠癌、胃癌有较好的疗效。

3. 糖醋藕丝

材　　料 生藕300克，植物油9毫升，白砂糖6克，醋9毫升，酱油3毫升，花椒、水淀粉各适量。

制作方法 ① 生藕去皮，切成细条。② 炒锅置火上，放入植物油，烧热之后放入花椒，炸香捞出，再将藕条下锅煸炒，然后加入白砂糖、醋、酱油，并调入水淀粉即成。

功　　效 健脾和胃，止泻固精。可用于大肠癌放疗、化疗后脾虚泄泻者。

禁　　忌 因此方有收敛之性，故痢疾、疟疾等初起者，不宜食用。糖尿病患者慎用。

食谱分析 藕，味甘，性寒，熟食则性由凉变温，归心、肝、脾、胃经。《本草经疏》："藕，生者甘寒，能凉血止血，除热清胃，故主消散瘀血，吐血、口鼻出血……熟者甘温，能健脾开胃，益血补心，故主补五脏，实下焦，消食，止泄，生肌，及久服令人心欢止怒也。”此菜以藕为主料，再配以其他调料，具有补益脏腑、健脾和胃、止泻固精的作用。

4. 炉鲜茄子

材　　料　长茄子500克，青、红椒丁各10克，蒜末、葱花各5克，蚝油15毫升，白砂糖10克，盐3克，水20毫升，老抽7毫升，食用油、湿淀粉各适量。

制作方法　① 长茄子去皮，切成长10 ~ 15厘米、宽1.5厘米的条。② 锅下食用油，大火烧到180℃，转小火，炸茄条，熟透捞出。③ 炒锅注油烧热，下入蒜末、葱花炒出香味，再下入蚝油、白砂糖、盐、老抽、水。再下炸好的茄条，青、红椒丁，烧1分钟，再用湿淀粉勾芡即可。

功　　效　清热消肿，宽肠止血。此方适于肠癌伴有出血、大便性状改变者。

禁　　忌　脾胃虚寒者慎用。

食谱分析　茄子又称“草鳖甲”，《本草纲目》言：“盖以鳖甲能治寒热，茄亦能治寒热故尔。”茄子甘凉，入脾、胃、大肠经。《滇南本草》载：“散血，止乳疼，消肿宽肠。烧灰米汤饮，治肠风下血不止及血痔。”由此可见，茄子尤擅治疗肠风下血，能够宽肠止血，清热消肿。《食经》提出茄子还有扶正的作用，“主充皮肤，益气力”。茄子生用捣烂外敷可治疗皮肤溃疡、乳腺炎、老烂脚等。

5. 何首乌煮鸡蛋

材　　料　何首乌20克，鸡蛋2个。

制作方法　① 何首乌、鸡蛋加水适量同煮。② 鸡蛋熟后，去壳取蛋再煮片刻，即可食用。

功　　效　补肝益肾。食蛋饮汤，早晚各1个，可用于肠癌血虚便秘者。

禁　　忌　便溏者慎用。

食谱分析　何首乌性微温，味苦、甘、涩，入肝、心、肾经，有补肝益肾、养血祛风作用，为常用滋补良药，其美发养颜的功效广为人知，近来又发现其有较好的降低血胆固醇作用。《证类本草》："治腹藏宿疾一切冷气及肠风。"故何首乌有轻微的泻下作用，可促进肠道运动。

6. 沉香牛肉丸子

材　料　牛肉馅250克（10个丸子，每个丸子25克左右），黑木耳丝10克，黄花丝10克，小油菜6棵，马蹄30克，沉香粉1克，蚝油5毫升，老抽3毫升，鸡粉3克，盐2克，花椒油10毫升。

制作方法　① 马蹄提前拍碎，将马蹄碎、沉香粉、盐、花椒油一同加入牛肉馅，搅拌均匀，做成牛肉丸子馅。② 将牛肉丸子馅轻轻压扁，成每个25克左右的圆饼。③ 炒锅上火，加油至150℃，下丸子饼，炸2分钟，待丸子成金黄色后捞出装盘，丸子上码黑木耳丝、黄花丝及小油菜，蚝油、老抽、鸡粉及适量清水拌匀浇在菜上。用大火蒸20分钟左右即可。

功　效　安中气，纳肾气，生津液。可用于大肠癌、胃癌、肺癌患者气机不降的虚咳、呕逆。

禁　忌　中气下陷，阴虚火旺者。

食谱分析　《名医别录》载："（牛肉）治消渴，止泄，安中益气，养脾胃。"马蹄，又称荸荠，生于水中，肉质洁白清脆，味甜多汁，可清热解毒，凉血生津，消食除胀。沉香是一味理气药，能够行气止痛，温中止呕，纳气平喘。

7. 海参木耳炖猪肠

材　料　海参15克，黑木耳15克，猪肠250克，鸡汤200毫升，调料适量。

制作方法 ① 将猪肠洗净，切段，加水适量煮烂熟。② 海参、黑木耳用水泡开，洗净。③ 海参入鸡汤中炖至极烂，加入黑木耳、猪肠段及调料，略煮片刻即可。

功　　效 益气补血，润肠止血。宜于大肠癌便血者。

禁　　忌 邪毒旺盛者少用。

食谱分析 海参性温，味甘、咸，益气补血，润肠通便。《本草纲目拾遗》："其性温补，足敌人参，故名海参……味甘咸，补肾经，益精髓，消痰涎，摄小便，壮阳疗痿。"海参皂苷对小鼠肉瘤S-180和艾氏腹水瘤等有明显抑制作用。实验发现，小鼠移植肿瘤后，第3天给予海参皂苷，第6天肿瘤便出现坏死和体积缩小。黑木耳性平味甘，归肺、脾、大肠、肝经，补气养血，润肺止咳，凉血止血，益胃润肠。现代研究发现，木耳有明显抗肿瘤功能。猪肠性平味甘，润肠补虚，治便血、脱肛。三味配伍，补虚益气，润肠止血。

8. 炒蕹菜

材　　料 蕹菜500克，食用油30毫升，盐5克。

制作方法 ① 先将蕹菜去根、茎、老叶，洗净，沥干水分。② 锅内加食用油烧热，然后放入蕹菜翻炒到菜变深色，放盐再炒几下，即可起锅。

功　　效 清热凉血。适用于肠癌、胃癌的便秘便血患者。

禁　　忌 平素体质虚寒者少食。

食谱分析 蕹菜亦名空心菜、瓮菜，性寒味甘，有清胃肠及血热之功效。以其为主料，因而此菜具有清热凉血解毒之功效。

9. 炒芹菜

材　　料 芹菜500克，食用油9毫升，酱油9毫升，盐2克，花椒、葱花各少许。

制作方法 ① 将芹菜摘掉叶子，仅取菜梗，撕去梗上粗筋，切成3厘米长的段。② 锅内放入食用油，烧热之后，放入花椒，炸至九成熟时，将花椒取出，放入葱花，稍炸，随即放入芹菜段，翻炒均匀后加入酱油、盐，再炒拌均匀。略炒一下，即可出锅。

功　　效　清热利湿。适用于大肠癌、膀胱癌之痰湿壅盛者，也适于高血压患者食用。

禁　　忌　《本草纲目》："旱芹，其性滑利。"体质虚寒者少食。

食谱分析　芹菜，性微寒，味甘、苦，利湿热，消痰火，平肝凉血，为此品之主料，配少许温热的花椒、葱花，仍不失为清湿热、化痰火、降压降脂之品。另外，芹菜有大量的粗纤维，可以加快粪便在大肠中的运转，减少肠黏膜对毒素的吸收，因此，也可以防治肠癌等消化道肿瘤。

10. 木须肉

材　　料　猪肉100克，水发黑木耳20克，鸡蛋3个，笋丝30克，葱丝15克，酱油15毫升，味精1克，料酒5毫升，香油1毫升，高汤30毫升，植物油90毫升。

制作方法　① 猪肉切成细丝。② 鸡蛋打散、搅匀，植物油45毫升放入锅内烧热，加入鸡蛋炒熟。③ 锅内再放入植物油45毫升，旺火烧热，之后加入葱丝、肉丝，炒熟，再加入笋丝、水发黑木耳、高汤、料酒、味精及酱油，炒几下后，再倒入炒过的鸡蛋，把锅颠翻后，起锅盛于盘内，淋上香油即成。

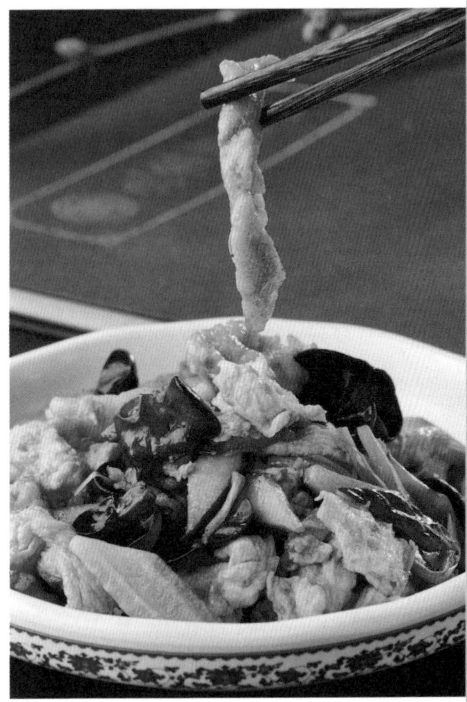

功　　效　益气养血滋阴。可用于肠癌、便秘以及肿瘤患者术后、放化疗后体虚乏力者。

禁　　忌　因此菜润燥，故中焦虚寒、腹泻者不宜食。

食谱分析　炒木须肉，其原意即肉加入鸡蛋后，炒成黄色，闻之味香，像木樨花，以此喻之。此菜以猪肉为主料，猪肉有补虚的功效。鸡蛋甘平，滋阴润燥，养血安胎；黑木耳甘平，润燥利肠，凉血止血；竹笋甘寒，消食化痰。以上三味均为辅料。配以料酒、酱油等，全菜共奏补虚、滋阴、养血之功。

11. 鸡金菠菜

材　料　嫩菠菜250克，鸡内金末15克，鸡肉50克，鸡蛋（取蛋清）2个，鲜月季花10克，淀粉、猪油、白汤各适量，熟火腿茸少许，葱、姜、盐、料酒、味精各少许。

制作方法　① 鸡肉、鲜月季花洗净，共剁成泥，加入鸡内金末、蛋清、淀粉、味精、料酒、盐、猪油、白汤搅成稀面糊。② 嫩菠菜去老叶，洗净切段，放入面糊内叠匀，逐棵排在抹猪油的盘上。③ 上笼蒸至微见热气取出，呈圆形摆放于另一个盘中。④ 锅内放入猪油，下葱、姜、味精、料酒和盐，待全汁全部烧开，勾芡，浇在菠菜段上，撒上熟火腿茸即成。

功　效　益气养阴，养血止血。宜于大肠癌兼食欲缺乏者。

禁　忌　大便稀溏者少用。

食谱分析　菠菜性凉味甘，养血止血，敛阴润燥，善治肠出血。鸡内金性平味甘，消积滞，健脾胃。《相华子本草》曰：“止泄精，并尿血、崩中、带下、肠风、泻痢。”鸡肉性温味甘，温中益气，有多种抗肿瘤成分。月季花性温味甘，活血调经，消肿解毒。

12. 炸茄夹肉

材　料　长茄子1个，瘦猪肉50克，生姜10克，葱10克，鸡蛋1个，面粉、植物油、酱油、蒜末、肉汤各适量。

制作方法　① 将长茄子斜切成厚约1厘米的椭圆形茄片，瘦猪肉切末备用。② 葱、生姜切末与肉末搅拌，加酱油适量。鸡蛋去壳搅匀，加水、面粉适量，调成糊状。③ 用茄子两片，中间夹少量肉馅，用面糊裹起，下油锅炸至金黄色即可捞出。用肉汤加酱油、蒜末勾芡成汁，浇在茄夹上即成。

功　效　益气养阴，抗肿瘤解毒。此方宜于大肠癌、胃癌食欲不佳的患者。

禁　忌　大便稀溏者慎用。

食谱分析　茄子味甘，性寒，无毒，归脾、胃、大肠经，有消肿止痛、宽肠之功。《本草品汇指要》载："茄子焙干为末，欲卧时酒调服二钱七，疗磕扑损肌肤青肿，一夜消尽。"茄子皮中的龙葵碱能明显抑制肿瘤细胞的生长。

13. 姜汁扁豆

材　料　鲜扁豆500克，鲜生姜50克，醋30毫升，酱油15毫升，香油35毫升，精盐2克，味精3克。

制作方法　① 鲜扁豆洗净，切3厘米长丝，放入沸水中煮熟，捞出控水装盘中。② 鲜生姜去皮切细末，和醋、酱油等调料放在一起调匀，浇扁豆丝上拌匀即可。

功　效　健脾，清热，化湿。宜于大肠癌、胃癌腹泻者食用。

禁　忌　大便秘结者慎用。

食谱分析　扁豆性平味甘，健脾止泻，消暑化湿。体外实验证明，扁豆有抑制肿瘤细胞生长的作用，所含血细胞凝集素可使癌细胞发生凝集反应，同时又可促进淋巴细胞的转化，增强对肿瘤的免疫功能。

14. 蘸翠菜花

材　料　菜花250克，鸡肉100克，火腿50克，冬菇15克，冬笋15克，菠菜250克，淀粉15克，鸡蛋（取蛋清）2个，面粉5克，葱、姜、盐、味精、料酒、香油各适量。

制作方法　① 菜花洗净，切块，放入沸水内烫一下，沥干水分；火腿、冬菇、冬笋切成薄片；菠菜、葱、姜洗净并捣烂，用纱布挤出汁。② 鸡肉剁成泥，加入淀粉、蛋清、盐搅匀，放入菠菜、葱、姜汁，搅拌成糊状，放入盘内。③ 将菜花沾点面粉插在鸡肉糊上，上笼蒸8分钟，取出，放入大碗。④ 锅内加水，将火腿片、冬菇片、冬笋片放入烧开，取出沥干水分，加盐、味精、料酒、香油拌匀，倒入碗内即可。

功　　效 健脾益气，润肠止血。此方适用于大肠癌患者。

禁　　忌 湿热者少用。

食谱分析 菜花中含有多种物质，能阻断致癌物诱发肿瘤的机制，减慢肿瘤生长速度，具有抗肿瘤作用。菠菜味甘性凉，归肠、胃经，有养血止血、敛阴润燥的功能，善治肠出血，营养丰富。《本草求真》："菠……何书皆言能利肠胃。盖因滑则通窍，菠质滑而利，凡人久病大便不通，及痔漏关塞之人，宜咸用之。"《随启居饮食谱》："菠薐，开胸膈，通肠胃，润燥活血，大便涩滞及患痔人宜食之。根味尤美，秋种者良。"冬菇、冬笋、鸡肉均有抗肿瘤功效，诸味配伍，健脾润肠，养血止血。

15. 怀山烧驴皮

材　　料 驴皮（山东东阿）500克，铁棍山药100克，蚝油10毫升，老抽20毫升，盐6克，鸡粉10克，湿淀粉适量，小油菜20克，枸杞子1克。

制作方法 ① 将驴皮切成长5厘米、宽2 ~ 3厘米的斜条，铁棍山药切成3厘米长的段备用。② 将驴皮条放入500毫升沸水中，再加入老抽20毫升，盐6克，旺火煮2分钟捞出。③ 油锅上火，将山药段炸至黄色捞出。④ 锅里放蚝油、老抽、盐、鸡粉，再将驴皮条和炸好的山药段放入锅里，用微火煨5 ~ 10分钟，上旺火，放入湿生粉勾芡，出锅。⑤ 将小油菜一切两半，放入沸水中焯熟，盛出摆在盘边，点上枸杞子即可。

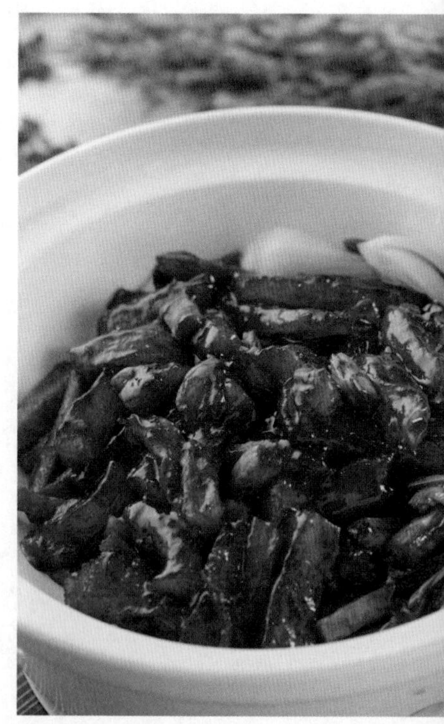

功　　效 健脾益气，养血滋阴。主治大肠癌及其他肿瘤患者证为气血虚

弱者。

禁　　忌 痰湿体质、舌苔厚腻者慎用。

食谱分析 阿胶是驴皮熬制而成的，直接食用驴皮，也有养血滋补的作用，同时口感更脆嫩。山药是药食同源的一味食材，补养脾肾，生津益肺，而铁棍山药质地细腻紧实，尤善于补肾填精。《随息居饮食谱》载："（薯蓣，即山药）甘平。煎食补脾肾，调二便，强筋骨，丰肌体，辟雾露，清虚热。既可充粮，亦堪入馔。"

16. 蒜泥马齿苋

材　　料 鲜马齿苋300克，大蒜30克，黑芝麻10克，白砂糖10克，食盐2克，酱油10毫升，葱白10克，味精1克，醋5毫升。

制作方法 ① 鲜马齿苋洗净，切长段，用沸水烫透捞出，沥干盛盘。② 大蒜去皮捣成蒜泥，黑芝麻炒香研碎，葱白洗净切末，将蒜泥、芝麻碎、葱白末、白砂糖、食盐、酱油、味精、醋一同与马齿苋段拌匀即成。

功　　效 清热解毒，活血疗肿。此方适宜于肠癌大便秘结者。

禁　　忌 便溏者少用。

食谱分析 马齿苋性寒，味酸，归心、肝、脾、大肠经，清热解毒，活血消肿。《本草纲目》记载："散血消肿，利肠滑胎，解毒通淋。"大蒜解毒杀虫抗肿瘤。二者合用，清热解毒，消肿活血。

17. 清炒莲花白

材　　料 莲花白（卷心菜）250克，白砂糖35克，醋25毫升，花椒20粒，酱油15毫升，盐2克，味精1克，水淀粉5克，花生油5毫升。

制作方法 ① 莲花白洗净，切1.5厘米见方的块。用白砂糖、醋、酱油、盐、味精及水淀粉兑汁待用。② 花生油入锅中烧热，放入花椒，待出香味，下莲花白稍炒。烹入兑好的汁，炒熟则成。

功　　效 补筋骨，利脏腑。常食可预防肠癌。

禁　　忌 大便稀溏者少用。糖尿病患者慎用。

食谱分析 莲花白即洋白菜，又称卷心菜、包心菜、甘蓝等，性平味甘，入肺、胃、大肠经，补筋骨，利脏腑。洋白菜所含的吲哚类物质具有抗肿瘤作用。研究表明，常食甘蓝类蔬菜的人很少患结肠癌，说明洋白菜有预防肠癌的作用。

18. 红枣烧兔肉

材　　料　兔肉400克，红枣15枚，葱、姜、盐、酒、味精等各适量。

制作方法　① 将兔肉洗净，切块；红枣洗净。② 一同放入锅内，加入调料及适量水，慢火煮熟即可食用。

功　　效　益气养血，润肠通便。可用于大肠癌患者放疗、化疗后。

禁　　忌　脾虚患者慎用。

食谱分析　兔肉性凉，味甘，归肝、大肠经，有补中益气、润肠通便、清热止渴的作用，肿瘤患者因热而大便秘结者服兔肉较适宜。李时珍曰："兔至冬月龄木皮，已得金气而气内室，故味美；至春食草麦，而金气衰，故不美也。今俗以兔肉饲小儿，云令出痘稀，盖亦因其性寒而解热耳。故又能治消渴，压丹石毒。若痘已出及虚寒者，宜戒之。"红枣益气养血，可治血小板低下。

19. 菠菜猪血汤

材　　料　菠菜250克，猪血200毫升，蒜苗、葱花、油、盐各适量。

制作方法　① 菠菜洗净，切段；猪血入沸水煮后，切成小块。② 将菠菜段、猪血块置锅中加水适量，煮至汤沸时，加入蒜苗、葱花、油、盐，略煮即成。

功　　效　补血止血，润肠通便。可用于大肠癌便血、贫血患者。

食谱分析　菠菜性凉味甘，归肺、肝、大肠经，养血止血，敛阴润燥，养肝明目，润肠通便。猪血性平味咸，补血润肠，抗肿瘤防癌。

20. 鲜虾蒸丝瓜

材　　料　41 ~ 50克青虾仁12个，丝瓜750克，酱油适量。

制作方法　① 41 ~ 50克青虾仁自然化冻，去虾线。② 丝瓜削皮洗净，切

4厘米小段。③ 虾仁不上浆，虾尾向下穿到丝瓜里面，蒸6 ~ 10分钟后取出，浇酱油即可上桌。

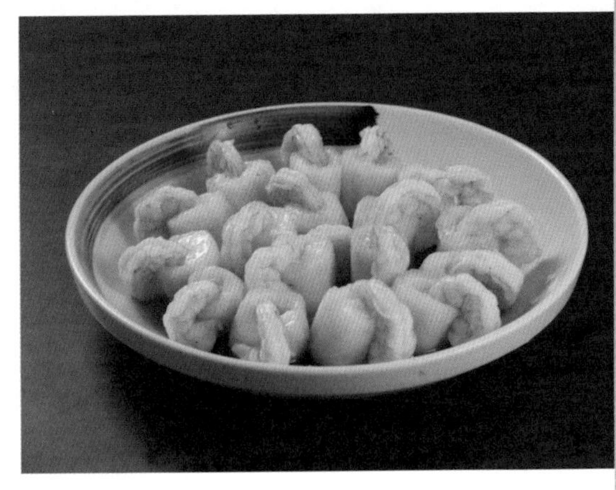

功　　效 清肠通便，温养脾阳。可用于大肠癌、肺癌大便不畅者，也可用于缓解肿瘤患者服用镇痛药导致的顽固便秘。

禁　　忌 中气下陷及滑泻者慎用。

食谱分析 丝瓜有清热化痰、除热利肠的作用，其汁水丰富，味道清香爽口，适合蒸食和清炒。丝瓜与温性的虾仁搭配，既可清肠通便，又可温养脾阳。

21. 马齿苋槐花粥

材　　料 马齿苋20克，槐花10克，粳米30克，红糖适量。

制作方法 ① 粳米洗净、入锅，加水适量煮粥20分钟。② 再加入马齿苋、槐花，煮熟，加红糖适量。

功　　效 解毒消肿，凉血止血。尤宜于大肠癌有便血患者。

禁　　忌 脾胃虚寒者慎用。糖尿病患者慎用。

食谱分析 马齿苋清热解毒，凉血消肿，善治血痢。槐花性寒味苦，凉血止血，多用于便血和痔疮出血。

22. 黄鱼乌梅汤

材　　料 黄鱼250克，乌梅6克，盐适量。

制作方法 二味洗净、下锅，加水适量，煮至黄鱼肉烂，加盐即可。

功　　效 益气滋阴，和胃止泻。宜于大肠癌兼体虚泻泄者。

禁　　忌 大便秘结者忌用。

食谱分析 黄鱼性温味辛，补气滋阴，开胃安神，含有17种氨基酸，是十分理想的癌症患者的蛋白质补充食品。有报道表明，黄鱼干品可治疗肠癌伴腹泻者。乌梅性温味甘，生津止渴。乌梅热水浸出液对多种肿瘤细胞有较强抑制作用。此方益气生津，抗肿瘤止泻。

23. 荠菜豆腐

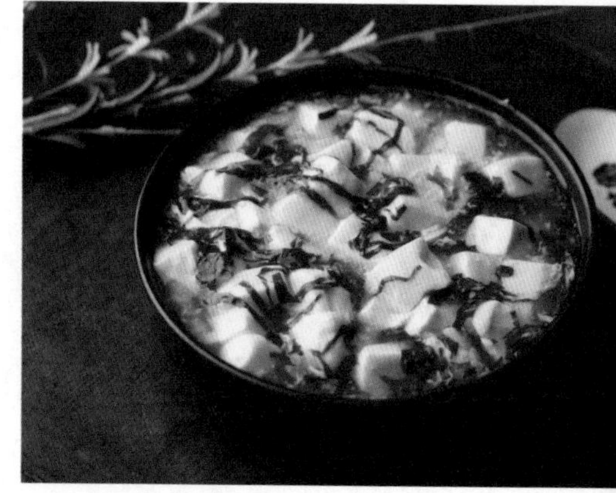

材　　料　南豆腐1盒，荠菜（提前飞水）20克，盐16克，鸡粉5克，高汤300毫升，湿淀粉适量。

制作方法　① 南豆腐切成长2厘米、宽2厘米的方丁，荠菜切末。② 锅置大火上，加水烧至100 ℃时，加盐（10克），放入南豆腐丁，大火煮3分钟后捞出。③ 铁锅加入高汤，加盐（6克）、鸡粉，用湿淀粉勾芡后，再加入荠菜末和豆腐丁，轻轻翻匀即可。

功　　效　益气，生津，止血。本方宜于直肠癌患者腹泻、纳差、便血、吐血或伴有胸腹水。

禁　　忌　寒湿内盛者慎用。

食谱分析　豆腐性凉，味甘，泻火解毒，生津润燥，益气和中，可治休息痢、消渴等证，《普济方》言："治休息痢：醋煎白豆腐食之。"荠菜性平味甘，和脾，利水，止血，明目，可治痢疾、水肿、血证等证，两者合用，能补能泻，脾虚下痢者尤宜。

24. 炒合菜

材　　料　猪通脊肉50克，韭菜100克，鸡蛋2个，水发黑木耳50克，水泡粉丝50克，豆芽（提前飞好水）150克，甜面酱15克，白砂糖10克，盐6克，老抽10毫升，花椒油10毫升，花生油适量。

制作方法　① 猪通脊肉切成3厘米长的细丝；韭菜切成3厘米的段；水发黑木耳切成3厘米长的细丝。② 鸡蛋打散，加食盐（3克），炒熟备用。③ 炒锅烧热，放入花生油，随即放肉丝，炒至粉白色，再放甜面酱同炒，备用。④ 另起一锅，放花生油少许，放提前飞好水的豆芽，旺火急炒，再放入白砂糖、盐（3克）、老抽炒均，最后放韭菜段、炒好的鸡蛋、肉丝、水泡粉丝，翻炒均匀，点花椒油装盘。

功　　效 温阳固精，益脾助肾，散湿解表。此方用于肠癌术后，脾肾阳虚、大便不畅者。

禁　　忌 阴虚内热者少食。

食谱分析 韭菜、豆芽都有生长迅速的特性，因此认为其阳气旺盛，具有生升之性。《本草撮要》："（韭菜）入足厥阴经，功专温脾益胃，止泻痢而散逆冷，助肾补阳，固精气而暖腰膝，散瘀血，逐停痰，入血分而行气，治吐衄损伤一切血病。"一般认为韭菜还有利胸膈的作用，治疗胸痹、噎膈、反胃等。豆芽具有丰富的营养价值，豆芽中的叶绿素能分解人体内的亚硝酸胺（致癌物质），进而起到预防直肠癌等多种消化道恶性肿瘤的作用。初发豆芽晒干入药为"大豆黄卷"，善治湿温、暑湿，能够清热除湿解表。此菜含有大量的纤维素，可促进肠道蠕动，缓解便秘。

25. 红汤娃娃菜

材　　料 娃娃菜400克，栗子50克（提前飞水），藏红花2克，南瓜蓉80克，盐23克，鸡粉5克，白砂糖5克，鸡油20毫升，高汤400毫升，湿淀粉适量。

制作方法 ① 把一棵娃娃菜分成6份（大棵可分成8份，小棵可分成6份），锅上火加水1000毫升，用大火烧至100℃，加盐（15克），把娃娃菜放到开水中，用大火煮5分钟，煮熟后捞出，控去水分。② 娃娃菜码在盘中，栗子撒在娃娃菜周围。③ 锅上火，加高汤、藏红花、南瓜蓉、盐（8克）、鸡粉，湿淀粉勾芡，浇汁在娃娃菜上即可。

功　　效 通利胃肠，益气健脾。本方用于肠癌患者证属脾肾两虚者。

禁　　忌 湿热内盛者慎用。

食谱分析 娃娃菜富含维生素A、B族维生素、维生素C和多种矿物质，可促进胃肠蠕动，预防便秘的发生。其性平味甘，通利肠胃，消食，除烦解酒。栗子，含有蛋白质、脂肪、氨基酸及多种矿物质，性平味甘，益气健脾，补肾强筋，止血，主治泄泻、呕吐、腰酸等证。藏红花，性平味甘，活血化瘀，散郁开结，主治瘀血腹痛、跌扑肿痛等证。娃娃菜与栗子合用，有补有利，对脾虚便秘者尤宜。

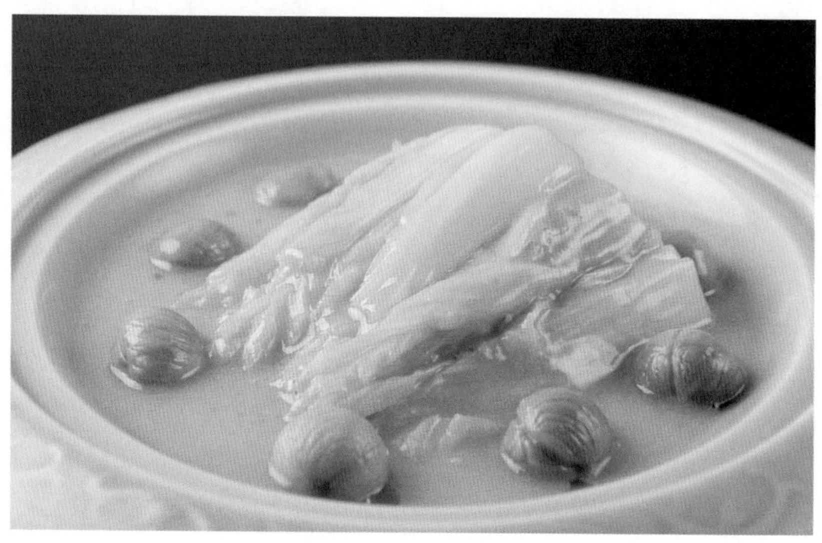

第十三章
乳腺癌

第一节 临床特点

乳腺癌是十大常见肿瘤之一，也是女性最常见恶性肿瘤，目前我国乳腺癌的发病率占女性肿瘤的第一位。乳腺癌中 99% 发生在女性，男性仅占 1%，其病因尚未完全清楚，但研究发现乳腺癌的发病存在一定的高危因素，包括初潮年龄过早（<12 岁）、绝经年龄迟（>55 岁）、未婚、未育、晚婚、未哺乳以及乳腺癌家族史等。早期乳腺癌往往不具备典型的症状和体征，不易引起重视，常通过体检或乳腺癌筛查发现。80% 的乳腺癌患者以乳腺肿块为首诊。患者常无意中发现乳腺肿块，多为单发，质硬，边缘不规则，表面欠光滑。大多数乳腺癌为无痛性肿块，仅少数伴有不同程度的隐痛或刺痛。晚期则肿块黏连固定，乳头溢液，乳房表面皮肤呈橘皮样变或溃疡，局部病灶疼痛或压痛。1/3 以上有腋窝淋巴结转移。如果出现感染，可伴有发热等全身中毒症状，抑或伴有月经不调等症状。

第二节 康复护理

乳腺癌康复护理要点如下。

一、日常饮食护理

多食新鲜蔬菜、水果以及具有抗肿瘤作用食物，以预防乳腺癌的发生。忌不易消化的米、面制品，忌干硬主食及厚腻食物，忌生冷不洁之物；在乳腺癌感染溃疡时期，不宜吃海鲜、河鲜，以免生痰助火，不利于炎症控制。同时，忌狗肉、羊肉、生姜、生葱、生蒜等助火之物；忌高脂肪食物；忌生冷瓜果；忌烧、烤、油煎、炸制的食品以及刺激性较强的调料，如胡椒粉、芥末等；不宜饮烈酒、浓茶及咖啡等。

二、治疗前后饮食护理

1.手术前饮食

（1）多摄入高蛋白食物　乳腺癌是恶性肿瘤，对体内蛋白质的消耗非常大，而体内蛋白质缺乏，会引起营养不良性水肿，对术后伤口愈合及病情恢复不利。

（2）多摄入高热量食物　因为乳腺癌手术会消耗患者大量的能量，所以患者可以多摄入高碳水化合物来提供足够的能量，减少蛋白质消耗，还可以保护干细胞免受麻醉剂损害。

（3）多摄入高维生素食物　研究表明，乳腺癌患者体内缺乏大量的维生素。而维生素 A 有促进组织再生的作用，可以加速伤口愈合；维生素 K 主要参与凝血过程，可减少术中及术后出血；维生素 C 可降低毛细血管通透性，减少出血，促进组织再生及伤口愈合。

2.手术后饮食

手术后乳腺癌饮食要适当地多吃一些具有抗肿瘤效果的食物或水果，这样对患者的病情会更有利，而且也能减少乳腺癌复发，如卷心菜、大白菜、甘蓝等可以抑制体内致癌物诱导肿瘤细胞的作用，抑制肿瘤的生长。大蒜、洋葱等含有大蒜素，能够阻断亚硝胺的合成；豆腐、豆浆、黄豆芽等豆类制品含有丰富的植物类雌激素；芦笋中含有组蛋白，实验证明其能有效控制乳腺癌细胞的生长。

3.化疗时饮食

（1）为有效预防血象下降，在化疗时患者可补充高蛋白质饮食，如牛奶、大豆、瘦肉、猪蹄、海参、鱼、动物肝脏及红枣、花生、核桃、黑木耳、胡萝卜、赤小豆等。黑鱼、牛肉、动物熬制的胶冻如阿胶、猪皮冻，也有助于提升白细胞。鹿茸、紫河车、人参等亦可合理应用。中医认为“黑可入肾”，黑色食品可以补肾填髓，因此，多吃一些黑色食品，如黑芝麻、黑米、黑豆、黑枣等，有助于血象的提高。

（2）化疗可引起口腔黏膜炎，表现为黏膜充血、水肿、溃疡、疼痛等，因此要保持口腔清洁，进食后刷牙，补充高营养流质或半流质饮食，如莲子羹、银耳羹、牛奶、豆浆、鲫鱼汤等。进食时避免过热、过酸及刺激性饮食，急性炎症可口含冰块以减少炎性渗出，出现溃疡可用蜂蜜 20 毫升加入研碎的维生素 C，口含。

（3）化疗损伤胃肠道黏膜，可出现恶心、呕吐、上腹疼痛、纳差等，此时可进食开胃食品，如山楂、扁豆、山药、白萝卜、香菇等，同时要少食多餐，避免饱食感。

（4）化疗药物可以引起肝损伤，出现转氨酶升高，此时应多吃苦瓜、绿豆芽、茶、香菇、姬松茸、羊肚菌、紫芝、云芝、猴头菇等菌类食品（菌类偏寒宜与姜、枸杞同用），多吃富含维生素的水果，如猕猴桃、蜜桃、苹果、葡萄等，多喝绿茶、乌龙茶、蜂蜜水。

（5）一些化疗药物还可以引起肾损伤，临床上在使用此类药物时要多饮水，多吃新鲜蔬菜和水果。一旦出现肾功能损伤要限制蛋白质摄入，合并水肿要少吃盐，多吃动物肾脏、乌鱼、菠菜和红苋菜，也可多吃一些富含水分又有利尿作用的食品，如西瓜、黄瓜、冬瓜、丝瓜等。

三、缓解水肿

患肢淋巴水肿的发生是一个缓慢持续的过程，因此要有效预防和控制患肢淋巴水肿的发生，如不戴过紧的首饰和手套，不穿过紧的衣服；避免使用肩膀背带携带箱包；避免内衣过紧，乳房切除术后应适度使用轻重量的义乳；测量血压时应使用健侧上肢，如果双侧均为患肢，则测量下肢腘动脉血压；尽量避免肌肉过度牵拉；规律锻炼但是不要使患肢过度疲劳；不用患肢提5千克以上的重物，尽量用健侧上肢或双手交替提持。注意活动患侧上肢，以促进肢体血液循环。

四、保护血管

化疗期间应保护好血管，避免药物外漏引起的血管及局部皮肤损害。一旦发生静脉炎，立即予以2%利多卡因局部封闭或50%硫酸镁湿敷，局部还可行热敷、理疗等。

第三节　食谱选择

1. 枸杞炖鲫鱼

材　料　活鲫鱼3条（约750克），枸杞子15克，香菜5克，葱段、葱丝、姜末、姜汁、醋、胡椒粉、盐、味精、香油、猪油、清汤、奶油各适量。

制作方法 ① 活鲫鱼宰杀，去鳞、鳃和内脏，洗净，用开水略烫一下，在鲫鱼身上每隔2厘米用刀斜切成十字花刀；香菜洗净，切段。② 铁锅内放猪油烧热，依次下胡椒粉、葱段、姜末，随后放入清汤、奶油、姜汁、味精、盐。③ 将鲫鱼再放开水中烫4分钟，捞出放入汤中；枸杞子洗净放入汤中，煮沸后改小火炖20分钟。④ 加葱丝、香菜、醋、香油即成。

功　　效 健脾补肾。此方适用于乳腺癌化疗后血象低下者。

禁　　忌 湿热盛者慎用。

食谱分析 枸杞子性平味甘，滋阴补血，益精明目，所含微量元素有抗肿瘤作用，并可抑制癌细胞的转移。鲫鱼性温味甘，补虚温中，下气利水。二者合用，温中益气，健脾利湿，近年来应用于乳腺癌、胃癌、食管癌，疗效较好。

2. 瑶柱蒸蛋羹

材　　料 鸡蛋5个，干贝10克，小葱花10克，豉油、香油适量。

制作方法 ① 干贝温水泡软，撕成碎丝。鸡蛋用清水洗净后，磕入碗中，将鸡蛋打散，倒入400毫升水。② 用筷子朝一个方向搅拌至均匀，用滤网过滤一下。③ 过滤好的蛋液慢慢倒入玻璃盛器中。封上保鲜膜，冷水放入蒸锅，盖上锅盖，大火烧开。④ 水开后转中火蒸20分钟左右，取出，撒上小葱花、干贝丝，浇上豉油、香油即可。

功　　效 补肾滋阴，建中宁心。用于乳腺癌及其他肿瘤患者伴有失眠，证属肝肾阴虚、心肾不交者。

禁　　忌 有感染破溃者慎用。

食谱分析 鸡子黄（鸡蛋黄），味甘，性平，归心、肾、脾经，滋阴润燥，养血息风。鸡子黄运转中焦、交通心肾，能治疗心肾不交之失眠，如黄连阿胶汤。孙思邈反对用动物药，并在《大医精诚》中言道：“只如鸡卵一物，以其混沌未分，必有大段要急之处，不得已隐忍而用之。”可见孙思邈认为鸡蛋是大补阴血、救急之药，也可用鹌鹑蛋代替。中医认为，干贝滋阴补肾、和胃调中，可治疗头晕目眩、咽干口渴、虚痨咳血、脾胃虚弱等。研究显示，干贝具有抗肿瘤作用。

3. 章鱼炖猪蹄

材　　料　章鱼干200克，猪蹄2只，葱、姜、盐、味精、黄酒各适量。

制作方法　① 章鱼干用温水泡4小时，切成3厘米长、2厘米宽的块；猪蹄去毛洗净，切成两块。② 猪蹄块、章鱼块、葱、姜、黄酒、盐共入锅中，加水适量，用旺火烧沸后，用中火炖至烂熟。再加味精即成。

功　　效　益气养血，通乳抗肿瘤。适用于乳腺癌体虚者。

禁　　忌　邪毒内盛者慎用。

食谱分析　章鱼甘，咸，寒，无毒，益气养血，下乳通经，收敛生肌。其含有抗肿瘤活性物质，章鱼提取物有较强的抗病毒和抗肿瘤作用。猪蹄性平味甘，补血通乳，托疮生肌。本品味鲜、滑、软，油而不腻，益气血，填精髓，通乳抗肿瘤。

4. 鲜蘑炒豌豆

材　　料　鲜口蘑100克，鲜嫩豌豆150克，酱油、食用油、盐各适量。

制作方法　① 鲜嫩豌豆剥好；鲜口蘑洗净，切成小丁。② 熬热油锅，把鲜蘑丁、豌豆、酱油、盐等一同放入，用旺火快炒，炒熟即成。

功　　效　健脾和胃，利湿解毒，通气消肿。适宜于乳腺癌、胃癌等。

禁　　忌　大便稀溏者慎用。

食谱分析　《食物本草会纂》曰：“（鲜蘑）调营卫，益中平气。治消渴，煮食治寒热，除吐逆，止泄痢，利小便，腹胀满，下乳汁。”《随息居饮食谱》记载：“（豌豆）煮食，和中生津，止渴下气通乳消胀。”现代研究认为，鲜蘑与豌豆均有抗肿瘤作用。二者合用，益气和中，清热利湿，解毒抗肿瘤。

5. 海参烩蟹黄

材　　料 水发刺海参750克，蟹黄、蟹肉共250克，香菜叶适量，猪油、鸡汤、料酒、盐、胡椒粉、味精、葱、姜、水淀粉各适量。

制作方法 ① 水发刺海参洗干净，切成丁；香菜叶、葱、姜洗净，切末。② 将刺海参丁用开水泡透，捞出沥干。③ 将锅烧热，入猪油，放入蟹黄、蟹肉、葱末、姜末煸炒，用料酒烹一下，然后下入鸡汤，加刺海参丁、盐、味精、胡椒粉，用水淀粉勾芡，盛入碗中，撒一小撮香菜末即成。

功　　效 益气养阴，活血消肿。适用于乳腺癌体虚者。

禁　　忌 过敏体质者慎用。有感染破溃者慎用。

食谱分析 海参性温，味咸，益气养阴，所含海参苷和黏多糖有明显抗肿瘤作用。实验研究表明，其对小鼠乳腺癌有较好疗效。蟹肉性寒，味咸，清热散血，消肿解毒。二味合用，益气补阴，活血消肿。

6. 红烧狮子头

材　　料 猪肉馅150克，北豆腐40克，莲藕50克，淀粉10克，盐2克，砂仁粉5克，肉桂粉5克，食用油适量，生菜20克，老抽25毫升，盐20克，白砂糖5克，葱段25克，姜片25克，八角3个。

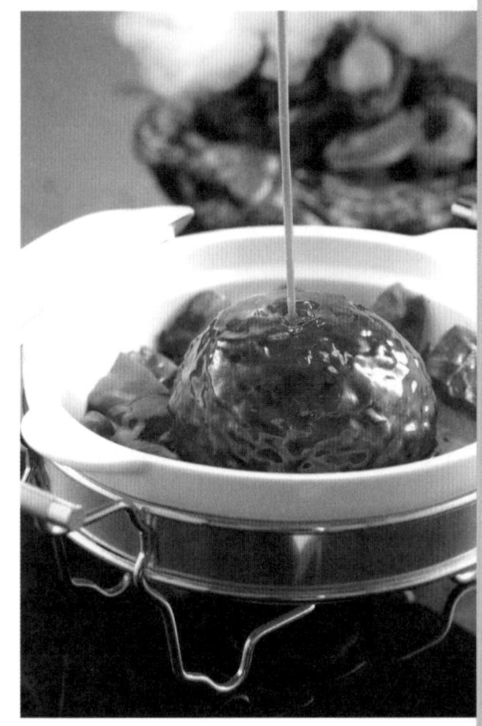

制作方法 ① 把莲藕切成小方粒，焯水后备用。② 北豆腐用手抓碎（越碎越好），拌入猪肉馅和焯水后的莲藕丁。③ 加入水、盐、砂仁粉、肉桂粉，用力搅拌抽打，最后加入淀粉，轻轻搅拌均匀。④ 锅上火，烧油，油温至五成热（150℃）时，用双手团成大丸子，下油锅炸成金黄色，约四成熟时捞出。⑤ 老抽、盐、白砂糖、水、葱段、姜片、八角、混合做红烧狮子头汁。⑥ 把炸好的红烧狮子头放在盆中，加入红烧狮子头汁，大火烧开后，转小火慢炖1.5 ~ 2小时，或蒙上保鲜膜，上锅蒸2 ~ 3小时，捞出装盘，撒上洗好的生菜即可。

功　　效　益胃生津，实肠止泻，补心安神。可用于乳腺癌、消化系统肿瘤心脾不调，失眠多梦者。

食谱分析　猪肉滋阴润燥。莲藕，色粉白，入心、脾、胃经，《本草经疏》认为其生者甘寒，熟者甘温。生用则清热、凉血、散瘀，常服能够润肠肺，生津液。可治疗热病烦渴、吐血衄血、吐泻、上焦痰热。熟食则偏于甘温补益，益胃补心，止泻实肠，“久服令人心欢”。

7. 红橘露

材　　料　山楂糕250克，白砂糖75克，红花2克，柑橘100克，水淀粉适量。

制作方法　① 将山楂糕切成条。② 山楂条放入锅中，加水500毫升，煮15分钟后放入红花、白砂糖、柑橘，水淀粉勾芡，煮成膏，放凉切小块。

功　　效　理气活血，通经止痛。适用于乳腺癌气血瘀滞、疼痛者。

禁　　忌　有出血征象者慎用。糖尿病患者慎用。

食谱分析　山楂活血化瘀，消食散积，其水提液可延长荷瘤动物的生存期。红花活血化瘀止痛，抗肿瘤作用较强。对多种肿瘤有效。柑橘性平味甘，开胸理气，除胸胁结气。三味组合，活血通经止痛。

8. 鲜菱汤

材　　料　鲜菱角50克，鲜栗子20克，白果10克，鸡汤500毫升。

制作方法　① 鲜菱角洗净，剥去外壳，与鲜栗子、白果共置锅中。② 加入鸡汤，用慢火煮烂熟即可。

功　　效　补肺健脾，抗肿瘤解毒。此方用于乳腺癌肺脾气虚者。

禁　　忌　大便秘结者慎用。

食谱分析 菱角性平味甘，益气健脾止泻。菱角热水浸出物对小鼠肉瘤有抑制作用，日本医学界用菱角防治食管癌、胃腺癌、乳腺癌取得一定效果。白果敛肺定喘，有抗肿瘤功效。栗子健脾活血。

9. 黄芪炖蛇肉

材　　料 蛇肉500克，黄芪30克，续断10克，料酒10毫升，熟猪油10毫升，姜丝10克，葱段10克，盐3克，胡椒粉2克。

制作方法 ① 蛇肉洗净，切成片；黄芪、续断洗净，清水浸泡1小时。② 铁锅烧热，入熟猪油烧开后，下蛇肉翻炒，烹入料酒；然后将蛇肉倒入砂锅内，加黄芪、续断、姜丝、葱段、盐。加水适量，煮沸后用小火炖1小时，加入胡椒粉即成。

功　　效 补气利湿，通经活络。适用于乳腺癌伴有腰膝酸软者。

禁　　忌 阴虚火旺者慎用。

食谱分析 蛇肉可选用乌梢蛇，乌梢蛇性平味甘，有小毒，善止痉挛，祛风除湿，舒筋活络，含有抗肿瘤活性物质，能抑制癌细胞生长。《本草新编》：“黄芪，味甘，气微温，气薄而味浓，可升可降，阳中之阳也，无毒。专补气。”续断性温，味甘，补肝肾，强筋骨，通血脉。

10. 宫保鲜天麻大虾球

材　　料 青虾仁（20 ~ 30头）16个左右，玉米淀粉20克，鲜天麻50克，大葱50克，腰果50克，白砂糖50克，米醋50毫升，盐3克，老抽5毫升，干花椒10粒，干辣椒10段，薄荷叶1克，油适量。

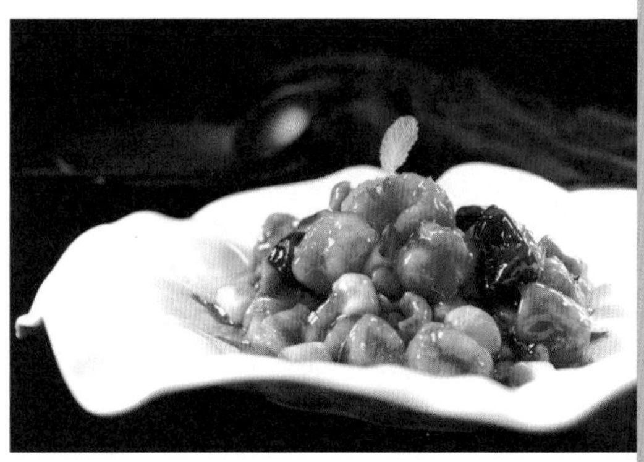

制作方法 ① 青虾仁洗净用牙签挑去虾线，中间一刀改成虾球，挂玉米淀粉；腰果用120℃油温炸好；大葱切成1厘米的丁；鲜天麻洗净，去皮，切

成1厘米的方丁。② 锅热后入宽油，中火烧油到180℃后，下入虾仁，中火炸1分钟后，捞出控去底油。③ 锅中留底油少许，加干花椒、干辣椒略炒，加白砂糖、米醋、水、盐、老抽，迅速放入炸好的虾仁，翻炒，用湿淀粉勾芡，加葱丁、天麻丁、炸腰果装盘，撒上薄荷叶即可。

功　　效 平肝息风，补肾，托毒。本方用于肿瘤患者伴急性高血压及乳腺癌等肿瘤患者肿块破溃、流脓水等症。

禁　　忌 气血亏虚者慎用。糖尿病患者慎用。

食谱分析 天麻乃定风草，为治风之要药，其性平味甘，息风止痉，平肝阳，祛风通络，可治急慢惊风、抽搐拘挛、眩晕等证。虾性温味甘，补肾壮阳，通乳，托毒，可治乳汁不下、丹毒、痈疽等证。平素性急，易眩晕、抽搐者可多加天麻，肿瘤患者伴肿块破溃，久不收口者可多加虾仁。

11. 青橘汤

材　　料 青橘叶、皮、核各25克，黄酒适量。

制作方法 诸药置锅中，加入水、黄酒各半，煎浓汤。

功　　效 化瘀止痛，破癥消积。此方对乳腺癌初期和乳腺包块坚硬如石、未溃者疗效较佳，也可用于乳腺增生者。

禁　　忌 乳腺癌已溃者不宜使用。体虚胃弱者慎用。

食谱分析 青橘叶、皮、核，皆有行气化痰、止痛散结、破滞消积之功。青皮苦辛而温，入肝、胃经，沉降下行，其性峻急，疏肝破气，能除乳痈。《本草备要》："除痰消痞，治肝气郁结，胁痛多怒，久疟结癖，疝痛，乳肿。"故而适用于乳腺癌、乳腺增生的治疗。

12. 海藻黄芪汤

材　　料 海藻40克，黄芪20克。

制作方法 二味洗净，加水适量，慢火煮熟。

功　　效 健脾益气，消痰散结。此方宜于乳腺癌气短汗出者。

禁　　忌 忌与甘草同用。

食谱分析 海藻性寒味咸，软坚散结消痰。现代研究发现，沿海妇女患乳腺癌较少，日本妇女乳腺癌发病率较低，可能与常吃海藻类食物有关。据统计，日本人食用海藻类食物量居世界首位，海藻提取物具有较强的抗肿瘤功效，用于各种癌症的治疗。黄芪性温味甘，补气生肌，健脾利水，能提高机体免疫力。

13. 佛手瓜熘肉片

材　　料 猪肉150克，水发黑木耳50克，佛手瓜100克，胡萝卜50克，酱油15毫升，香油15毫升，淀粉10克，盐8克，湿淀粉、油适量。

制作方法 ① 将猪肉切片，加盐（3克）、淀粉，上浆；佛手瓜、胡萝卜切片。② 锅中烧开水，放入水发黑木耳、佛手瓜片、胡萝卜片，焯1分钟后捞出，沥干水分。③ 锅热后倒入多一点的油，中火烧油到120℃后，下入上浆好的猪肉片滑散。中火划2分钟后，捞出控去底油。④ 另起锅，放入水90毫升，烧开加盐（5克）调味，再放入酱油、香油，用湿淀粉勾稠芡，入划好的肉片、黑耳、佛手瓜片及胡萝卜片，翻炒均匀即可。

功　　效 祛湿化痰，化浊降脂。可用于乳腺癌内分泌治疗导致的高脂血症，及痰湿体质、血脉瘀阻的糖尿病、高血压患者。

食谱分析 《饮膳正要》载："（猪肉）主闭血脉，弱筋骨，虚肥人。"此书认为过食猪肉会导致血脉闭阻、肥胖虚弱、筋骨不伸，是中医"体质学说"中典型的痰浊体质，后期甚至出现痰瘀互结证、虚实夹杂证，如代谢性疾病之高血糖、高脂血症，这些疾病可能导致心血管、周围血管的并发症。而佛手瓜含有丰富的维生素C、胡萝卜素、矿物质（尤其是锌和硒），有抗氧化衰老的作用，且热量低，适合冠心病、高血压患者食用。其性温平，质清脆，可润肺化痰，与油脂含量较高的猪肉相配，可以化解其生痰助湿之性。

14. 金银花烧大虾

材　　料 大虾（6 ~ 8头）10只，金银花粉30克，芝麻60克，三色堇30

克，豌豆20克，料酒50克，葱花、姜末、蒜末各5克，盐5克，番茄酱20克，鸡粉5克，白砂糖5克，花生油适量。

制作方法 ① 大虾洗净后，去壳去虾线，在虾背划直刀，深度至虾腹。② 锅上旺火，放入花生油烧至180℃，再将大虾下锅炸3分钟，炸成两面呈红色时倒入漏勺。③ 原锅内留适量底油，烧至90℃，下入葱花、姜末、蒜末炝锅，爆出香味后放入番茄酱炒散出红油。④ 再放入金银花粉、豌豆煸炒几下，烹入料酒50毫升，加水750毫升，再加入盐、鸡粉、白砂糖，加盖稍焖3分钟后捞出干料，再把炸好的大虾放入原汁内。⑤ 用中小火烧5分钟，再用旺火收汁，出锅装盘，再撒上芝麻、洗好的三色堇即可。

功　　效 清热解毒，消肿排脓。可用于乳腺癌体虚毒盛者，患处红肿焮痛、溃烂流脓者。

禁　　忌 脾胃虚寒者慎服。

食谱分析 金银花，又称忍冬，因花开时初为白色、后转为黄而得名，有清热解毒、化脓消痈的功效，治疗疮痈肿毒、热毒血痢。《本草新编》认为，金银花少用则补胜于攻，能补气，尤善补阴；多用则攻胜于补（在菜谱中自然为“少用”）。虾肉略有补肾兴阳之效，佐用金银花可抵消其热性，可用于体虚伴疮痈热毒证。

15. 糖醋珍珠鲤鱼

材　　料 鲤鱼1条，珍珠粉5克，料酒10毫升，盐10克，糖醋汁1000毫升（白砂糖350克，老抽1毫升，盐2克，醋250毫升，生粉25克，水适量），抓炒糊650克（淀粉80克，面粉240克，水310

毫升，油20毫升），锅巴，蒜末5克，湿淀粉、油适量。

制作方法 ① 将鲤鱼去鳞、挖腮、剖腹、去内脏、抽筋后清洗干净，拭干水分，用刀在鱼身两面等距离各划6厘米长的花刀。② 用料酒和盐抹遍鲤鱼全身，腌约10分钟；然后挂抓炒糊。③ 锅中放油烧至180℃，用手提鱼尾，先下鱼头炸10分钟，当两面炸呈金黄色时捞出盛盘待用。④ 锅中放50毫升油，小火后下蒜末炒出香味，下糖醋汁1000毫升，珍珠粉5克，改小火用湿淀粉勾芡（1条鱼用芡汁1000毫升）。⑤ 起锅将芡汁淋在盘中的鱼上，把提前炸好的锅巴撒在挂好芡汁的鱼周围，即可。

功　　效 镇心安神，养阴清热，利水消肿。用于乳腺癌、妇科癌病失眠惊悸者。

禁　　忌 《本草经疏》关于珍珠有言：“病不由火热者勿用。”糖尿病患者慎用。

食谱分析 《本草求真》载：“珍珠，即蚌所生之珠也。珠禀太阴精气而成。”故而认为珍珠入阴经，味甘、咸，性寒，能除手少阴心经、足厥阴肝经之热。功用为镇心安神，养阴息风，清热坠痰，去翳明目；涂于面能润泽颜色。鲤鱼，甘平，入脾、肾经，利水消肿，镇咳平喘，下气通乳。

16. 无花果炖排骨

材　　料 鲜无花果5个，排骨500克，枸杞子20克，陈皮10克，调料适量。

制作方法 ① 排骨剁成小块，洗净，用沸水烫过；枸杞子、陈皮洗净；鲜无花果洗净，切成小块。② 四味共置锅中，加水适量，煮至烂熟，加入调料即成。

功　　效 补益气血，理气化痰，通乳抗肿瘤。适宜于乳腺癌手术、化疗后身体虚弱者。

禁　　忌 邪毒较盛者慎用。

食谱分析 无花果性平味甘，清热解毒，润肺通乳。现代研究发现，无花果的未成熟果实、鲜果、干果以及该植物的汁液中都含有抗肿瘤活性物质，其提取物对小鼠自发性乳腺癌及大鼠移植性肉瘤均有较好的抑制作用。猪排骨益气养血。枸杞子滋阴补血，抗肿瘤解毒。陈皮行气宽胸，燥湿化痰。四味配伍，补益气血，通乳抗肿瘤。

17. 海带蟹壳汤

材　料　海带60克，螃蟹壳50克，瘦猪肉30克，油、精盐、葱段、味精各适量。

制作方法　① 海带泡洗去咸味，切丝；瘦猪肉切丝；螃蟹壳焙干研末。② 将海带丝、猪肉丝、蟹壳末同入锅中，加水适量，煮沸60分钟，加入油、精盐、葱段、味精少许即成。

功　效　软坚散结，祛瘀消积。本汤适用于乳腺肿瘤初起者。

禁　忌　脾胃虚寒者慎用。有感染破溃者禁用。

食谱分析　海带性寒味咸，无毒，软坚散结，清热利水。有研究发现，海带可抑制Heps瘤株的生长，抑瘤率达61.15%，且不影响小鼠的正常生长，说明海带的抗肿瘤作用较强。螃蟹壳性寒味酸，破瘀散积，解毒止痛，善治乳痈，蟹壳中的甲壳素能增强抗肿瘤药物的疗效。

18. 小炒榛蘑

材　料　干榛蘑300克，青、红美人椒各20克，五花肉15克，美极鲜味汁5毫升，辣鲜露5毫升，蒸鱼豉油5毫升。

制作方法　① 干榛蘑用水泡一夜，再洗去沙粒。五花肉切片。② 青、红美人椒切成长1厘米、宽1厘米的丁。③ 锅中留底油少许，放入五花肉片，榛蘑，青红椒丁翻炒均匀，再下入美极鲜味汁、辣鲜露、蒸鱼豉油，翻炒即可。

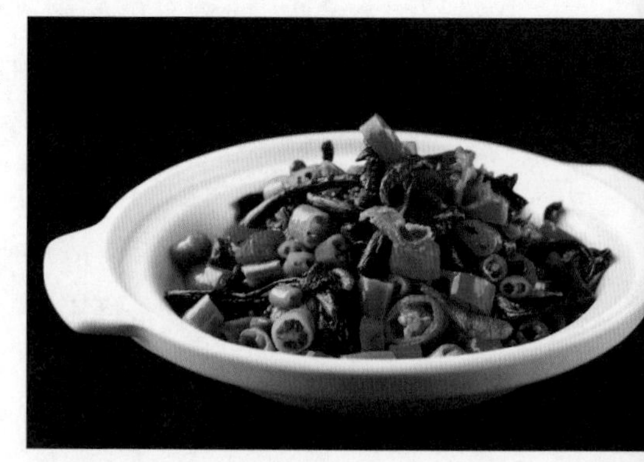

功　效　祛风活络，强筋壮骨。用于乳腺癌患者关节不利、骨质疏松者。

禁　忌　无。

食谱分析 榛蘑口感嫩滑，味道鲜美，营养丰富，具有祛风活络、强筋壮骨的作用。现代医学认为其适用于用眼过度、眼炎、夜盲症、呼吸道疾病、皮肤干燥、高血脂、高血压、动脉硬化、腰腿疼痛、佝偻病等，能够抗辐射，促进造血功能，调节免疫功能，抑制肿瘤生长。

19. 蟹肉烧豆腐

材　　料 螃蟹100克，豆腐150克，葱碎、姜丝、油、淀粉、料酒、盐、酱油等各适量。

制作方法 ① 将螃蟹煮熟，取出蟹肉，蟹壳煎浓汁；豆腐切成小块。② 熬热油锅，先煸炒葱碎、姜丝，再将豆腐倒入，用旺火快炒，再将蟹肉及汁倒入，并加入料酒、酱油、精盐等佐料急炒。③ 淀粉调成水汁，倒入调匀烧开即成。

功　　效 健脾和胃，益气活血。用于乳腺癌关节不利，及肿瘤患者之体虚乏力者。

禁　　忌 孕妇忌服。脾胃虚寒、外邪未清者慎用。有感染破溃者慎用。

食谱分析 蟹肉性寒味咸，有益气活血、续筋接骨的作用。蟹壳的甲壳能增强药物的抗肿瘤作用，甲壳又可补充钙质。与豆腐合用，具有健脾和胃、清热活血、强筋健骨的功效。

第十四章
宫颈癌

第一节 临床特点

子宫颈癌是来自宫颈上皮的恶性肿瘤，是常见的妇科恶性肿瘤之一。原位癌高发年龄段为 30 ~ 35 岁，浸润癌为 45 ~ 55 岁，近年来其发病有年轻化的趋势。目前发现发病原因与高危型 HPV 持续感染、多个性伴侣、初次性生活小于 16 岁、初产年龄小、多孕多产、慢性宫颈炎、宫颈糜烂、宫颈裂伤以及性激素失调等有关。早期宫颈癌常无明显症状和体征，多为接触性阴道流血；多数患者有阴道排液，液体为白色或血性，可稀薄如水样或米泔状，或有腥臭；中晚期阴道流血多为不规则，若侵及大血管可引起大出血。年轻患者也可表现为经期延长、经量增多；老年患者常为绝经后不规则阴道流血。晚期患者因癌组织坏死伴感染，可有大量米汤样或脓性恶臭白带。癌灶累及范围不同从而出现不同的继发性症状，如尿频、尿急、便秘、下肢肿痛等。癌肿压迫或累及膀胱时，可引起尿频、尿急及排尿痛，压迫血管及淋巴管可出现水肿或外阴浮肿。肿瘤晚期患者可出现贫血、发热和恶病质等全身症状。宫颈癌常见鳞癌、腺癌和腺鳞癌三种类型，主要的转移途径为直接蔓延及淋巴转移，血行转移较少见。临床上根据临床分期、患者年龄、生育要求、全身情况、医疗技术水平及设备条件等综合考虑制订适当的个体化治疗方案，采用以手术和放疗为主、化疗为辅的综合治疗方案。

第二节 康复护理

一、分期饮食护理

（1）宫颈癌早期　以增强患者抗病能力，提高免疫功能为主，应尽可能地补给营养物质，蛋白质、糖、脂肪、维生素等均可合理食用。当患者阴道出血多时，应食用一些补血、止血、抗肿瘤的食品，如藕、薏苡仁、山楂、黑木耳、乌梅等；当患者白带多水样时，宜滋补，如甲鱼、鸽蛋、鸡肉等；当患者带下多黏稠，气味臭时，宜食清淡利湿之品，如薏苡仁、赤小豆、白茅根等。

（2）宫颈癌晚期　应选高蛋白、高热量的食品，如牛奶、鸡蛋、牛肉、甲鱼、赤小豆等。

二、治疗时的饮食护理

（1）手术后，饮食调养以补气养血、生精填髓为主，如山药、桂圆、桑葚、枸杞子、猪肝、甲鱼、芝麻、阿胶等。

（2）化疗时，饮食调养以健脾补肾为主，可食用山药粉、薏苡仁粉、动物肝、紫河车、阿胶、甲鱼、木耳、枸杞子、莲藕、香蕉等。出现消化道反应，恶心、呕吐、食欲缺乏时，应以健脾和胃的膳食调治，如甘蔗汁、姜汁、乌梅、香蕉、金橘等。

（3）放疗时，饮食调养以养血滋阴为主，可食用牛肉、猪肝、莲藕、木耳、菠菜、芹菜、石榴、菱角等；若因放疗而出现放射性膀胱炎和放射性直肠炎时，则应给予清热利湿、滋阴解毒的膳食，如西瓜、薏苡仁、赤小豆、荸荠、莲藕、菠菜等。

三、其他护理要点

（1）提倡晚婚，实行计划生育，注意性卫生，定期进行阴道细胞涂片检查。尤其是老年女性，出现阴道不规则出血，或宫颈癌治疗后更应注意定期检查。

（2）宫颈癌患者在治疗期或治疗后都要注意阴部卫生，放疗后的患者应该定期进行阴道冲洗，治疗放射性炎症，以免阴道粘连。

第三节　食谱选择

1. 白英茜草炖章鱼

材　　料　章鱼5只，白英30克，茜草20克，精盐、姜片等调味品各适量。

制作方法　① 章鱼去内脏，洗净，与白英、茜草同入锅中，加水适量煮至章鱼肉熟。② 去药渣，酌加精盐、姜片等调味品。

功　　效　益气活血，清热解毒。适用于宫颈癌、肺癌、恶性淋巴瘤伴发热、出血者。

禁　　忌　脾胃虚寒者少用。

食谱分析　章鱼性平味咸，益气养血，有抗肿瘤和抗病毒的双重功能，抗肿瘤活性较强。白英，性寒味苦，清热解毒，抗肿瘤止痛，水煎剂对小鼠艾氏腹水瘤有抑制作用。茜草性寒味苦，有凉血止血、活血祛瘀的作用。

2. 当归火锅

材　　料　鲤鱼肉400克，豆腐200克，香菇5枚，白菜100克，当归50克，鸡汤5碗，葱段、姜片、酱油等调味品各适量。

制作方法　① 鲤鱼肉、当归切片；香菇切片；豆腐切小块。② 将鸡汤倒入火锅中，加当归片煮沸，慢火煮20分钟，加酱油、葱段、姜片等调味品。③ 放入鲤鱼肉片、香菇片、豆腐块，略煮后下白菜，煮沸后即成。

功　　效　补血活血，扶正抗肿瘤。此方可用于各类肿瘤气血虚弱者。

禁　　忌　邪毒较盛者少用。

食谱分析　此方为台湾经验方。当归性温味辛，补血活血。日本科学家发现，当归水煎液对人子宫颈癌细胞JTC-26有很强的抑制作用。临床实验表明，当归复合提取液可增强抗肿瘤药的抗肿瘤效果，同时可防止白细胞减少。香菇、豆腐、鲤鱼肉，均有不同程度的抗肿瘤作用，尤其是香菇，香菇多糖对小鼠肉瘤有明显的抑制作用。

3. 鸡丁炒荸荠

材　　料　嫩鸡1只，鲜荸荠10个，蘑菇5克，葱碎、姜丝、酱油等调料各适量。

制作方法　① 将嫩鸡宰杀煺毛，取鸡胸脯肉切丁；鲜荸荠洗净，削皮后切片；蘑菇洗净，切片，用水煮熟捞出。② 锅中倒入香油适量，爆炒鸡丁，加入荸荠片、蘑菇片及葱碎、姜丝等调料共炒，肉熟即成。

功　效　益气生津，滋阴清热。用于肺癌、宫颈癌放疗后阴虚患者。

禁　忌　气虚者慎用。

食谱分析　鸡肉营养丰富，含有抗肿瘤有效成分。荸荠性凉味甘，归肺、肾、膀胱经，有润肺止咳、滋阴利尿、消肿解毒、化湿消食等功效。荸荠特有的荸荠英成分有较好的消炎抗肿瘤作用。二味配伍，补气生津。

4. 百合田七炖兔肉

材　料　兔肉250克，百合40克，田七15克，香油、精盐、味精等调味品各适量。

制作方法　① 兔肉、田七洗净，切片；百合洗净，用清水泡一夜，捞出。② 将百合、田七片、兔肉片放入锅中，加水适量，急火烧沸小火炖至肉烂熟，加香油、精盐、味精等调味品略煮即成。

功　效　益气养阴，止血定痛。此方尤宜于肺癌、宫颈癌伴出血的患者。

禁　忌　脾虚便溏者慎用。

食谱分析　百合性微寒味甘，润肺止咳，清心安神，有较强的抗肿瘤作用，所含秋水仙碱可使癌细胞有丝分裂停止于中期，对子宫颈癌细胞U–14有明显抑制作用。田七即三七，性温味苦，散瘀止血，消肿定痛。现代研究证明，三七水煎液对宫颈癌有显著疗效。兔肉性凉味甘，补中益气，凉血解毒。三味合用，补虚抗肿瘤，止血定痛。

5. 英桂烧鸡

材　料　小公鸡1只，桂圆肉25克，白英100克，调料适量。

制作方法　① 将小公鸡宰杀煺毛，剖腹去杂，洗净，切块。② 白英加水适量煎汁，加鸡块、桂圆肉及调料，煮至鸡肉烂熟即成。

功　效　清热解毒，益气生血。此方适用于宫颈癌患者。

禁　忌　湿热较盛者少用。

食谱分析　此方为民间验方。白英，又称白毛藤，性寒味苦，清热解毒。现代研究表明，白英对小鼠肉瘤S–180、艾氏腹水癌、子宫颈癌等均有抑制作用，尤对子宫颈癌疗效卓著。桂圆肉又称龙眼肉，性温味甘，补心脾，益气血。现代研究发现，龙眼肉对肿瘤有明显的抑制作用，临床应用龙眼肉浸膏治疗癌症，约90%的患者症状改善，约50%的患者癌细胞增殖受到抑制，约80%的患者延长生命。鸡肉性温味甘，补中益气填髓。现代研究认为，鸡肉有抗肿瘤作用。三味相合，治疗多种癌症，尤宜于宫颈癌。

6. 山楂鲍鱼

材　料 鲍鱼150克，山楂20个，白砂糖适量。

制作方法 ① 鲍鱼剖腹去内脏，洗净，入锅中煮熟，取出切成条状，盛入碗中。② 山楂洗净去核加白砂糖制成泥状，再与鲍鱼相拌。

功　效 补肾滋阴，活血化瘀。适用于宫颈癌、卵巢癌肝肾阴虚者。

禁　忌 便溏、出血者慎用。糖尿病患者慎用。

食谱分析 山楂活血化瘀，消食抗肿瘤。现代研究证明，山楂能促使子宫收缩，对人宫颈癌细胞抑制率达70%。鲍鱼性寒味咸，清热明目，平肝潜阳，补肾益精，分清泄浊，《食鉴本草》载："甘、咸，寒，无毒，治体虚，男子白浊膏淋，玉茎涩痛。"其所含鲍灵素，有抑制癌细胞生长的作用。二味合用，清热滋阴，活血化瘀。

7. 败酱草炒田螺

材　料 败酱草150克，田螺肉75克，食用油、调味品各适量。

制作方法 ① 败酱草、田螺肉洗净，② 锅中放入食用油烧热，先下田螺肉略炒，再加入败酱草、调料翻炒出锅。

功　效 清热利水，解毒抗肿瘤。适用于宫颈癌伴发热、水肿者。

禁　忌 脾虚便溏者少用。

食谱分析 田螺肉性寒味咸，清热利水。败酱草性凉味苦，归肺、肝、大肠经，清热解毒，凉血利湿，消肿排脓，祛瘀止痛，补虚止咳。

8. 牛蒡香菇

材　料 牛蒡菜150克，香菇50克，牛肉100克，竹笋50克，菜油、调料各适量。

制作方法 ① 牛蒡菜洗净，切段；牛肉洗净，切丝；竹笋、香菇泡洗净，切丝。② 锅中放入菜油烧热，先将牛肉丝略炒，再加牛蒡菜、香菇丝、竹笋丝及调料，炒熟即成。

功　　效 益气活血，健脾养胃。此方适用于宫颈癌、乳腺癌等脾胃虚弱的患者。

禁　　忌 邪毒旺盛者慎用。

食谱分析 牛蒡菜性平味甘，治乳痈金疮、头风痛。现代研究证实，牛蒡菜中含有抗肿瘤活性成分。香菇性平味甘，滋阴润肺，益气活血，健脾养胃。香菇多糖对小鼠肉瘤S-180有明显的抑制作用。竹笋性寒味甘，益气利水。竹笋所含多糖体有抗肿瘤防癌功效。牛肉性温味甘，补脾胃，益气血，也有一定的抗肿瘤作用。

9. 青红皂白

材　　料 菱肉10只，蘑菇30克，海参15克，玉兰片15克，葱碎、姜丝、精盐、味精各适量。

制作方法 ① 四味洗净，将菱肉切片，蘑菇切丁，海参切块，四味放入锅中，加水适量，煮至烂熟。② 加入调料，略煮即成。

功　　效 益气养血，健脾补肾。此方可用于肿瘤患者身体虚弱者，尤适用于宫颈癌。

禁　　忌 邪毒旺盛者少用。

食谱分析 菱肉性平味甘，可以“安中补五脏，不饥轻身”；对癌细胞变性及组织增生均有抑制作用。蘑菇性温味甘，补脾胃，祛风寒，所含多糖类物质对小鼠肉瘤S-180有较强的抑制作用。海参性温，味甘、咸，滋阴补血，壮阳益肾，所含海参素对小鼠肉瘤S-180及艾氏腹水瘤均有抑制作用。四味合用，健脾补肾，益气养血。

10. 红烧海参

材　　料 水发海参1500克，葱500克，黑木耳50克，猪肉汤250毫升，料酒30毫升，鸡油30毫升，酱油、精盐、油等各适量。

制作方法 ① 水发海参肚内用刀划十字，放入开水锅中汆一下，捞出，沥干水分。黑木耳泡发；葱切成6厘米长段。② 油锅烧热，放入葱段煸炒后，加猪肉汤250毫升，放入海参和料酒、酱油、精盐，待烧至深黄色时，淋入鸡油即可食用。

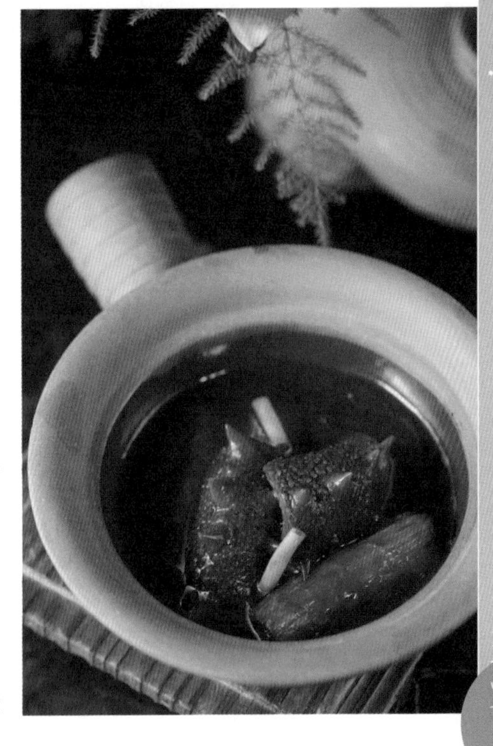

功　　效 益气养阴。用于癌症患者气血不足。宫颈癌患者阴虚津亏、肠燥便秘者最适宜。

禁　　忌 脾胃虚弱、痰多便溏者少用。

食谱分析 海参又称海黄瓜，性温，味甘、咸，具有补肾益精、养血润燥、解毒抗肿瘤的功效。现代研究表明，海参富含粗蛋白质、蛋白质、黏蛋白、糖蛋白、糖类、脂肪以及钙、磷、铁、碘、维生素等营养成分。其中，含有的一种粗制海参霉素能抑制某些肿瘤的生长；黏多糖能抑制肿瘤细胞的生长和转移；海参煮食还可防止子宫颈癌放疗后的直肠反应。

11. 平菇汤

材　　料 平菇100克，食用油、调料适量。

制作方法 ① 平菇洗净，切片，沸水烫后捞出。② 锅中放入食用油烧热，放入平菇片略炒，加水适量煮汤，烂熟时加调料即成。

功　　效 补脾益胃，解毒抗肿瘤。此方适用于宫颈癌及消化系统肿瘤患者。

食谱分析 平菇性温味甘，补脾胃，利五脏，平菇浸出液对癌细胞有抑制作用。平菇所含侧耳菌素和蘑菇核糖核酸能够抗病毒，而子宫颈癌的发生多与人类乳头状病毒（HPV）的感染有关，故常吃平菇可预防宫颈癌的发生。

12. 核桃枝煮鸡蛋

材　　料　核桃枝50克，鸡蛋3个。

制作方法　① 核桃枝、鸡蛋放入锅中，加水适量，煎煮至蛋熟。② 去蛋皮后与核桃枝同煮4小时，去渣取汁。

功　　效　滋阴清热，解毒抗肿瘤。此方适用于各种癌症，对胃癌、宫颈癌证属痰气交阻者尤宜。

食谱分析　核桃枝性寒味苦，清热解毒抗肿瘤。据临床报告，以鲜核桃枝煎汁防治肿瘤疗效较好。鸡蛋滋阴补虚，蛋黄中的光黄素和光色素对癌细胞的抑制率达85%。

13. 红烧甲鱼

材　　料　活甲鱼1只，酱油9毫升，白砂糖0.6克，猪油24克，料酒3毫升，葱6克，姜2.4克，蒜6克，干淀粉3克，肉汤30毫升，味精0.6克。

制作方法　① 将干淀粉调湿，姜、蒜切成片，葱切成段。② 将活甲鱼仰放在菜墩上，等它的头伸出来要翻身时，立即用钳子钳着头部，剁下头及颈。沥干血液后，用清水洗净，放进锅里，倒上开水，盖上盖，在旺火上煮，开锅后，立即离开火口，闷30分钟后取出。③ 用刀刮去附在甲鱼肚上和四周软肉上的原膜，揭开甲鱼的硬盖，去五脏，剥下指甲和尾巴，用清水洗净，然后剁成小块；再在开水锅中汆一下，冲洗一次，以去腥味，最后把甲鱼块放入肉汤锅中在旺火上煮开后，移开火口；放进葱段、姜片、蒜片、料酒、酱油等佐料，在微火上慢慢炖烂，待快好时，放进白砂糖、味精及湿淀粉等，略搅几下，淋上猪油即成。

功　　效　益气滋阴，化滞破结。适用于宫颈癌、卵巢癌肝肾阴虚者，也是癌症术后、放疗或化疗后的扶正祛邪之佳肴。

禁　　忌　实邪未尽者忌服；消化不良者不可久食；腹泻者不宜食用。

食谱分析　此方以性微寒味甘之甲鱼为主料，益气血，补虚损。《名医别录》称鳖肉有补中益气的功效；《本草纲目》记载鳖肉有滋阴补肾、清热消瘀、健脾利肾之功。与葱、姜、蒜、酒等调料相配后，具有益气补虚、滋阴养血、化滞破结、补肾健骨之功。

14. 香椿鱼丝

材　　料　香椿50克，鲨鱼肉60克，酱油、食用油、料酒、精盐、味精、水淀粉各适量。

制作方法　① 鲨鱼肉洗净，切丝；香椿洗净，切段。② 炒锅倒入食用油烧热，将鲨鱼肉下锅中翻炒2分钟。③ 加香椿、料酒、酱油、精盐、味精，用水淀粉勾芡，翻炒即成。

功　　效　清热止血，燥湿化痰。此方适用于宫颈癌、卵巢癌、肠癌体虚出血者。

禁　　忌　大便秘结者少用。

食谱分析　鲨鱼肉性平，味甘、咸，归脾、肺经，利水消肿，补益五脏，化痰祛瘀，抗肿瘤强身。香椿性平味苦，归肝、胃、肾经，清热止血，涩肠燥湿。

15. 乌贼白果汤

材　　料　乌贼肉100克，白果10枚，调料适量。

制作方法　① 两味洗净，入锅中，加水适量，煮至肉熟。② 加入调料即成。

功　　效　补益肺气，滋阴养血。适用于宫颈癌、卵巢癌、肺癌体虚者。

禁　　忌　咳痰不畅者慎用。

食谱分析　乌贼性平味咸，养血滋阴，所含蛤素对癌细胞有一定抑制作用。白果又称银杏，性平，味甘、苦、涩，有小毒，敛肺定喘，止带止泻，治下部疳疮，乳痈溃烂。《得配本草》记载："入手太阴经，熟用，益肺气，定喘嗽，缩小便，止带浊；生用，降痰，消毒，杀虫。"白果提取物在试管实验中是一种较强的自由基清除剂，有抗肿瘤抑癌的作用。二味相合，补益气血。

16. 素焖扁豆

材　　料　扁豆200克，食用油10毫升，甜面酱5克，姜末、蒜片、精盐各2克。

制作方法 ① 扁豆洗净，从两端撕去老筋，切成2厘米的小段。② 炒锅放入食用油浇热，下扁豆略炒2分钟，加水、甜面酱及精盐调匀，用文火焖软，加入姜末、蒜片等，用旺火快炒片刻即成。

功　　效 健脾和胃，扶正抗肿瘤。此方可用于宫颈癌、卵巢癌脾胃虚弱者，也可用于胃癌患者。

禁　　忌 扁豆要熟透，生者有毒，忌用。

食谱分析 扁豆性平味甘，健脾和胃。扁豆煮熟才可食用，否则可能出现食物中毒。药理实验证明，扁豆中的血细胞凝集素可使癌细胞发生凝集反应，从而受到抑制。凝集素可促进淋巴细胞的转化，增强机体的免疫能力。

17. 阿胶芝麻酱红糖饼

材　　料 阿胶50克，面粉600克，芝麻酱600克，红糖500克，酱油100毫升。

制作方法 ① 面粉500克，水350克拌好，分成一团350克的面剂。② 阿胶50克，加水100毫升，上蒸锅蒸40分钟后取出，成阿胶水。③ 芝麻酱600克加入红糖500克、阿胶水150毫升、酱油100毫升、面粉100克备用。④ 把分好的面剂擀开，放入调好的麻酱50克，擀开。⑤ 电饼铛的温度开到180℃，放入饼，烙成金黄色。

功　　效 补血止血，温中补虚。用于妇科癌症阴道出血、肺癌咯血、大肠癌便血等导致血虚者。

禁　　忌 湿热中阻者忌服。糖尿病患者慎用。

食谱分析 《本草新编》载："阿胶，味甘辛，气平、微温，降也，阳也，无毒。入太阴肺经，及肝、肾二脏。止血止嗽，止崩止带，益气扶衰，治劳伤，利便闭，禁胎漏，定喘促，止泻痢，安胎养肝，坚骨滋肾，乃益肺之妙剂，生阴之灵药，多

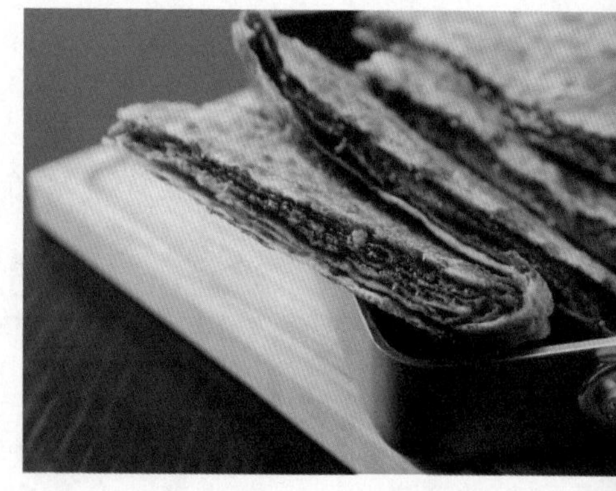

用固可奏功，而少用亦能取效。唯觅真者为佳。”阿胶为驴皮熬制而成，是血肉有情之品，补血止血功效尤好，可治疗瘫痪中风、咳血、崩漏、妊娠下血、虚秘、久咳等。红糖亦可温中补血，建议血虚、阳虚的朋友可以把平日用的白砂糖都换成红糖。

18. 白菜木耳

材　　料 水发黑木耳150克，大白菜250克，豆油50毫升，淀粉15克，酱油、精盐、味精、花椒粉、葱花各适量。

制作方法 ① 水发黑木耳洗干净；大白菜洗净，切片。② 炒锅烧热，倒入豆油，下花椒粉、葱花炝锅，随即下白菜煸炒。③ 加黑木耳、酱油、精盐、味精炒匀，淀粉勾芡即成。

功　　效 活血化瘀，益胃润肠。宜于宫颈癌、卵巢癌之纳呆厌食者。

禁　　忌 大便稀溏者慎用。

食谱分析 黑木耳性平味甘，活血化瘀，益胃润肠；木耳热水提取物，对小鼠肉瘤S-180有抑制作用。白菜中的某种成分可抑制肿瘤细胞的生长。

19. 紫草鹑蛋

材　　料 紫草根60克，鹌鹑蛋4个。

制作方法 紫草根与鹌鹑蛋加水共煮，至蛋熟，去紫草。

功　　效 清热解毒，凉血活血。此方宜于宫颈癌、卵巢癌发热者。

禁　　忌 脾胃虚弱、大便溏泻者慎用。

食谱分析 紫草根性寒味苦，入心包、肝经，清热解毒，凉血止血。据临床报告，紫草根对绒毛膜上皮癌及恶性葡萄胎有疗效；据药理实验，其对小鼠肉瘤S-180有抑制作用。鹌鹑蛋性平味甘，有补益气血、强身健脑的功效。

20. 韭菜炒蛤蜊

材　　料 韭菜100克，蛤蜊肉100克，菜油、调料各适量。

制作方法 ① 韭菜洗净，切段；蛤蜊肉洗净。② 锅中放菜油烧热，入蛤蜊肉爆炒，再加韭菜及诸调料，略炒即成。

功　　效 滋阴壮阳，化痰软坚。此方适用于宫颈癌、肾癌、膀胱癌等证属阴阳两虚者。

禁　　忌 大便稀溏者慎用。

食谱分析 韭菜性温味辛，补肾壮阳，益气活血，健脾和胃。韭菜可抑制体内亚硝胺的合成，增强免疫功能，有一定的抗肿瘤作用。蛤蜊肉性寒味咸，滋阴利水，化痰软坚。《本草经疏》谓："咸能入血软坚，故主妇人血块及老癖。"现代研究证实，蛤蜊肉有抗肿瘤活性成分。

第十五章
子宫内膜癌

第一节　临床特点

子宫内膜癌是发生于子宫内膜的上皮性恶性肿瘤，好发于围绝经期和绝经后女性。子宫内膜癌是常见的女性生殖系统肿瘤之一，每年全球有接近 40 万的新发病例。在我国，随着社会的发展和经济条件的改善，子宫内膜癌的发病率亦逐年升高，目前仅次于宫颈癌，居女性生殖系统恶性肿瘤的第二位。子宫内膜癌的发病原因迄今尚不明确，一般认为，子宫内膜癌根据发病机制和生物学行为特点可分为雌激素依赖型和非雌激素依赖型。雌激素依赖型子宫内膜癌绝大部分为子宫内膜样癌，少部分为黏液腺癌；非雌激素依赖型子宫内膜癌包括浆液性癌、透明细胞癌等。极早期患者可无明显症状，仅在普查或妇科检查时偶然发现。一旦出现症状，多表现为不规则阴道出血、不同程度阴道排液、疼痛、腹部包块等。子宫内膜癌的治疗应根据患者的年龄、身体状况、病变范围和组织学类型，选择适当的治疗方式。子宫内膜癌的治疗以手术治疗为主，辅以放疗、化疗、内分泌等综合治疗。应根据组织病理学类型、肿瘤侵袭范围以及患者年龄、身体状况、有无生育等综合评估后制订治疗方案。

第二节　饮食护理

（1）日常宜食用荠菜、甜瓜、菱角、薏苡仁、乌梅、牛蒡菜、牡蛎、甲鱼、海马。

（2）出血宜吃鱼翅、海参、鲛鱼、黑木耳、香菇、蘑菇、淡菜、蚕豆。

（3）水肿宜吃鲟鱼、石莼、赤小豆、玉米、鲤鱼、鲮鱼、泥鳅、蛤、鸭肉、莴苣、椰子浆。

（4）腰痛宜吃莲子、核桃肉、薏苡仁、韭菜、梅子、板栗、芋艿、甲鱼、海蜇、蜂王浆、梭子蟹。

（5）白带异常宜吃乌贼、淡菜、文蛤、蛏子、牡蛎、龟、海蜇、羊胰、雀、豇豆、白果、莲子、芡实、芹菜。

（6）防治化疗、放疗副作用的食物包括豆腐、猪肝、青鱼、鲫鱼、墨鱼、鸭肉、牛肉、田鸡、山楂、乌梅、绿豆、无花果。

第三节　食谱选择

1. 五香内金牛肉

材　　料　牛肉500克，小茴香3克，鸡内金10克，五香粉、精盐各适量。

制作方法　① 牛肉洗净，切成小块。② 将小茴香、鸡内金、五香粉放入锅中。③ 加水适量，文火煮至肉烂为度，加精盐少许。

功　　效　健脾和胃。

禁　　忌　痰热壅盛者慎用。

食谱分析　牛肉性温味甘，补脾胃，益气血，有一定抗肿瘤功效。小茴香性温味辛，散寒止痛，理气和胃。鸡内金性平味甘，消食健脾。此方宜用于胃癌、子宫内膜癌脾胃虚弱者。

2. 水煮蛏子

材　　料　鲜蛏子500克，调料适量。

制作方法　鲜蛏子洗净，滤去泥沙，入锅中，加水1000毫升，煮熟，加入调料即成。

功　　效　补阴通经。此方适用于妇科肿瘤术后烦热者，另外还可以解酒毒，用于直肠癌证属湿热痢者。

禁　　忌　脾胃虚寒者慎用。

食谱分析　蛏子又名油泥、肥水，性寒，味甘咸，入心、肝、肾经，清热除烦，补阴通经。《本草求真》：“蛏甘咸寒……煮食之，去胸中邪热烦闷，饭后食之，与丹石人相宜。治妇人产后虚热。然惟水衰火盛者则宜。若使脾胃素冷，服之必有动气泄泻之虞矣。”

3. 葱爆羊肉

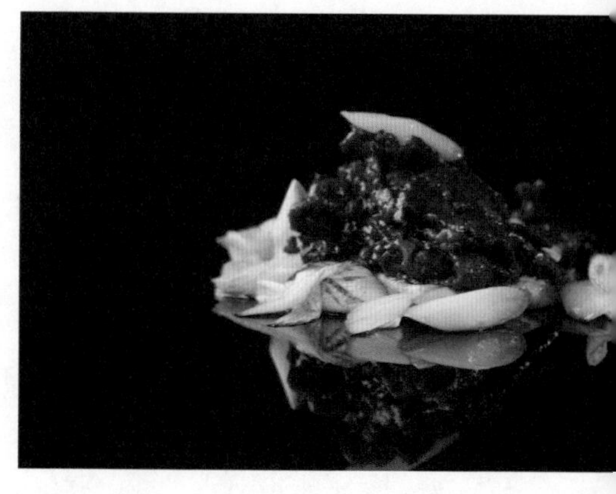

材　　料　羊腿肉90克，葱30克，大蒜数瓣，植物油30毫升，酱油、精盐、淀粉各适量，香油、黄酒、味精各少许。

制作方法　① 羊腿肉切成薄片。② 葱切成斜刀薄片，大蒜捣成泥，淀粉调成浆。③ 先将裹着湿淀粉的羊肉片，放入旺火油锅中余熟倒出。④ 锅内留少许植物油，倒入葱和蒜泥，在锅内煸透，随即将羊肉片倒入，加酱油、精盐、黄酒、味精颠炒几下，淋上香油即成。

功　　效　益气补血，温中通阳。适用于胃癌、子宫内膜癌、卵巢癌之脾肾虚寒者。

禁　　忌　有热者少食。

食谱分析　羊肉，甘温无毒，入脾、肾经，补益气血，温中暖下，安心止惊。李东垣曰："羊肉，有情之物，能补有形肌肉之气。补可去弱，人参、羊肉之属，人参补气，羊肉补形。凡味同羊肉者，皆补血虚，盖阳生则阴长也。"葱，性温味辛，通阳宣痹；蒜，性温味辛，温中行滞。以上二者均为辅料，再配盐、酒等调料，成为益气补血、温中通阳之品。

4. 鱼香油菜苔

材　　料　油菜苔1000克，酱油15毫升，白砂糖9克，大蒜8克，豆瓣15克，泡辣椒2个，生姜3克，葱3克，醋12毫升，水淀粉6克，菜油60毫升，精盐6克，高汤适量。

制作方法　① 油菜苔切成段；豆瓣、泡辣椒分别剁细；生姜、大蒜切成细末；葱切碎。② 把炒锅烧成极热，加入油少许，把油菜苔放入煸炒，略熟盛出备用。③ 再把油倒入锅中烧热，将豆瓣、葱、姜、蒜、泡辣椒和已煸过的菜苔下锅合炒；另将精盐、白砂糖、酱油等调味品，加水淀粉、高汤兑成汁，浇下炒拌均匀即成。

功　　效　清肺止咳，和中滑肠。用于妇科肿瘤、肠癌患者的食欲缺乏、消化不良等症状。

禁　　忌　大便溏泄者宜少食。

食谱分析　油菜，《千金·食治》：味辛，寒，无毒。活血散瘀，利肠止血。临床用于妇女产后、瘀血腹痛、吐血、痢疾便血、大便秘结等。但与辛热的辣椒及辛温的葱、姜、蒜等相配，凉而不碍，增强了和中益胃之力。

5. 蚌肉豆腐

材　　料　生蚌肉100克，豆腐200克，料酒25毫升，酱油15毫升，植物油30毫升，白砂糖5克，葱碎、姜丝、青蒜碎、淀粉各8克，味精3克，高汤50毫升。

制作方法　① 将豆腐切成2厘米见方的块；淀粉加水调和。② 生蚌肉洗净，放冷水锅中，用旺水煮沸，捞出，切成1厘米宽的长条。③ 锅中放入植物油15克烧热，再加葱碎、姜丝，将蚌肉煸炒，加料酒、酱油、豆腐块、高汤、白砂糖和味精，煮沸约4分钟，用水淀粉勾芡，淋上熟植物油，盛汤盆中，撒上青蒜碎即成。

功　　效　清热解毒，生津，利尿。适用于妇科肿瘤出血者，或肝癌伴发热者。

禁　　忌　《随息居饮食谱》载蚌肉多食寒中。外感未清、脾虚便溏者忌用。

食谱分析　蚌肉性凉，味甘、咸，入肝、肾经，清热解毒，利尿止渴。《日华子本草》记载："明目，止消渴，除烦解热毒，补妇人虚劳、下血，并痔瘘、血崩、带下。"豆腐性凉味甘，清热解毒，生津润燥，益气养血。现代研究发现，豆腐有多种抗肿瘤成分。二味相合，清热解毒，生津抗肿瘤。

6. 糟熘肉片

材　　料　猪肉150克，鸡蛋1个，香糟汁30毫升，糟油15毫升，水发黑木耳30克，黄瓜片60克，胡萝卜片30克，盐5克，酱油、湿淀粉、油适量。

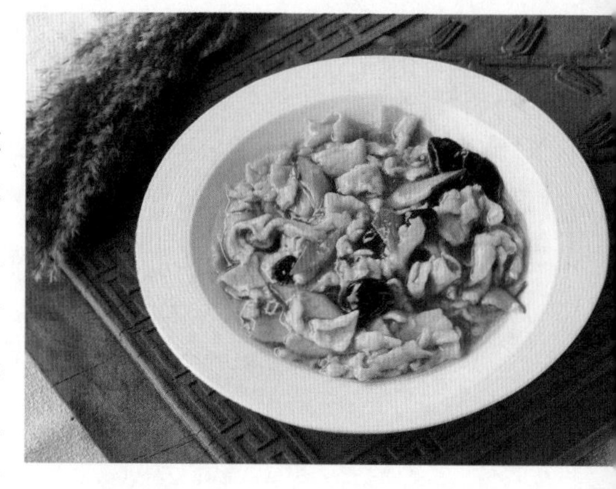

制作方法 ① 将猪肉切片后用酱油、鸡蛋、湿淀粉搅拌均匀，称为上浆猪肉片，锅中烧开水，放入水发黑木耳、黄瓜片、胡萝卜片，焯1分钟后捞出，沥干水分。② 锅热后倒入多一点的油，中火烧油到120℃后，放上浆猪肉片，中火划油2分钟后，捞出，控去底油。③ 另起锅，放入水90毫升，烧开加盐调味，再放入香糟汁、糟油，用湿淀粉勾稠芡，再下入划好的肉片、木耳、黄瓜片、胡萝卜片，翻炒均匀即可。

功　　效 滋阴润燥，行经通络。本方用于妇科肿瘤患者放疗后口干、皮肤干燥及化疗后手足综合征。

禁　　忌 湿热痰滞者慎用。

食谱分析 猪肉性平，味甘、咸，滋阴润燥，可治肾虚羸瘦、消渴、便秘等症。黄酒性温味苦辛，行经络而通痹塞，温血脉而散凝瘀，《长沙药解》言："阳虚火败，营卫冷滞者宜之，尤宜女子。"猪肉与黄酒同用，则温而不燥，增强疗效。

7. 肉末口蘑烧豆腐

材　　料 豆腐200克，猪肉50克，口蘑10克，食用油10毫升，葱碎、姜末、料酒、酱油各适量。

制作方法 ① 先将猪肉剁成碎末；再将口蘑用温水泡洗干净，切成小片，留第一次泡口蘑的汤水待用；再将豆腐切成小方块。② 油锅热后，先把豆腐煎至两面黄，拨在一边，再下葱碎、姜末、肉末，煸透，然后将豆腐拨下，加入料酒、口蘑汤、酱油同烧，烧至入味即成。

功　　效 健脾养胃，益气生血。用于肿瘤患者营养不良者。

禁　　忌 痰热壅盛者少用。

食谱分析 豆腐性凉味甘，具有益气和中、生津润燥、清热解毒的作用。蘑菇性平味甘，有补气和胃、理气化痰的作用。诸味合用，具有益气补血、健脾和胃、抗肿瘤解毒的功效。

8. 猪手烧白扁豆

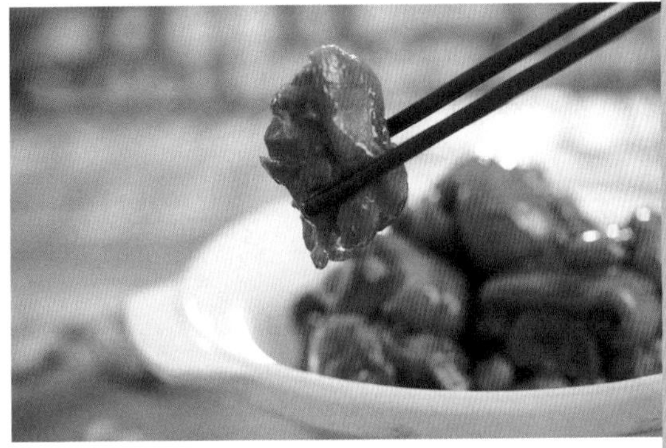

材　　料　猪手1个，白扁豆60克，蚝油15毫升，精盐3克，老抽5毫升，腐乳3块，水淀粉适量。

制作方法　① 将猪手剁成块，白扁豆切成段。② 锅上火，加蚝油15毫升，精盐3克，老抽5毫升，水1000毫升，腐乳3块，搅拌均匀成腐乳汁，再下入猪手块和白扁豆段，一起用小火烧60分钟左右，用水淀粉勾芡，即可。

功　　效　健脾化湿，补气养血。本方用于子宫内膜癌、乳腺癌及肿瘤患者纳少便溏等症。

禁　　忌　湿热内盛者慎用。

食谱分析　猪手，又叫猪蹄、猪脚，含有丰富的胶原蛋白质，性平，味甘、咸，补气血，润肌肤，通乳汁，主治虚伤羸瘦、产后乳少等证。白扁豆，具有抗菌抗病毒、提高免疫力的作用，性微温味甘，健脾化湿，主治食少便溏、暑湿吐泻等证。二者合用，能增强脾胃功能，助其健运以生气血。

9. 人参当归炖乌鸡

材　　料　人参25克，当归10克，乌鸡1只，精盐适量。

制作方法　① 将乌鸡宰杀、切块，用清水洗净备用。② 锅内加清水烧开，倒入乌鸡块焯掉血水后捞起。③ 将焯好水的乌鸡块放入高压锅，加水（水没过鸡肉约1厘米的量），加入人参、当归一起炖。④ 高压锅气阀响约40分钟即可关火，食用时加入精盐调味即可。

功　　效　大补元气，养血益精。用于妇科肿瘤术后身体虚弱者。

禁　　忌　热盛阴虚者食之易上火。

食谱分析　妇科圣药“乌鸡白凤丸”即以乌鸡为主药。中医在治疗虚劳羸弱的病患时，常选用血肉有情之品，更能补益元气，滋生精血。乌鸡色黑，黑入肾属水，因有滋肾水之意。人参大补元气，补脾益肺，生津止渴，宁心益智，当归补血活血，调经止痛，两者药效交织于软烂的乌鸡肉之中，先食鸡肉，再饮鸡汤，气血双补，阴阳并调，是道滋补的好汤。

10. 益母草煮鸡蛋

材　　料　益母草50克，鸡蛋2个。

制作方法　① 益母草洗净，切段，与鸡蛋加水同煮。② 去壳取蛋再煮片刻即成。

功　　效　滋阴润燥，活血利水。宜于子宫内膜癌、宫颈癌、卵巢癌血虚者。

禁　　忌　脾胃虚寒者少用。

食谱分析　益母草又名茺蔚草，性微寒，味苦、辛，归心包、肝、膀胱经，活血调经，利水消肿，清热解毒。《本草蒙筌》载：“去死胎，安生胎，行瘀血，生新血。”鸡蛋性平味甘，有养心安神、滋阴润燥之功。

11. 干炸丸子

材　　料　肉馅150克，花椒50克，精盐10克，生粉85克，五香粉1克。

制作方法　① 自制花椒盐：烤箱开上下火，均调至180℃；温度到达180℃时，放入花椒，烤至酥脆（用手能轻易碾碎）并且出香味时拿出；把烤好的花椒放入压面机中，压碎，再过240目的细筛；把过好细筛的熟花椒面兑入精盐中，搅拌均匀即可。② 把肉馅放在盆中。加生粉85克、水100毫升、精盐2克、五香粉1克，搅拌均匀即可。③ 锅上火，烧油，油温至四成热（120℃）时，下丸子，炸成淡黄色，约六成熟时捞出。④ 锅再次上火，烧油，油温至六成热（180℃）时，把第一次炸好的丸子再次倒入油锅中，进行第二次炸制，使其表面酥脆。捞出即可。

功　　效　温中散寒。用于妇科肿瘤、消化系统肿瘤等中、下焦阳虚寒凝者。

禁　　忌　火热壅盛及阴虚火旺者少用。

食谱分析　花椒是一味很好的药食同源的中药，入香料渊源已久，虽有小毒，以其辛温之性而能通利气机，温中散寒，燥湿杀虫。花椒煎水外用能够治疗湿疹、皮肤瘙痒、阴痒等，也可将花椒粒加入棉花中做成坐垫，温暖下焦，燥湿散寒。《本草新编》认为“少用则益，多用则转损”，虚寒者烹饪肉类时可常用少许花椒粉调味，能逐渐缓解畏寒肢冷、食冷则腹痛腹泻等症状。

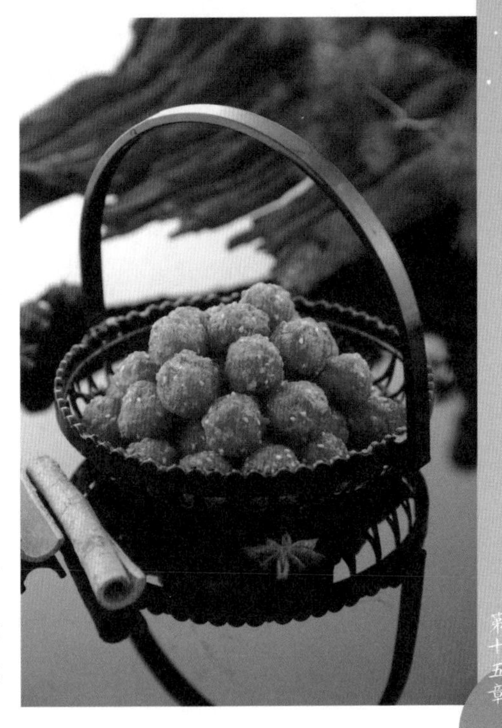

12. 冬菇烧白菜

材　　料　冬菇20克，白菜200克，精盐、味精、猪油、肉汤各适量。

制作方法　① 用温水泡发冬菇，洗净，切成小片。② 白菜洗净，切成3厘米长的段。③ 将猪油烧热，放入白菜炒至半熟。再将精盐、冬菇、味精放入，加点肉汤或水，烧烂即成。

功　　效　止嗽化痰，抗肿瘤解毒。宜于妇科肿瘤患者体质虚弱，接受放、化疗后白细胞减少、倦怠无力者。

禁　　忌　脾胃虚寒者少用。

食谱分析　本品含有丰富的蛋白质、脂肪、糖类，有补益肠胃、止嗽化痰、调理气机、抗肿瘤解毒的功效。

13. 清炒银杏虾仁

材　　料　河虾仁600g，银杏30克，玫瑰花瓣0.5克，青葱0.5克，精盐

5克，湿淀粉，油适量。

制作方法 ① 河虾仁洗净用牙签挑去虾线。② 锅烧开水，下虾仁，大火煮35秒后，捞出；锅烧热，放油，90℃油温放入虾仁迅速滑散，颜色变红迅速捞出待用。③ 锅中留底油少许，放入银杏，略炒。加水20毫升，精盐5克，迅速放入滑好的虾仁，翻炒，用湿淀粉勾芡装盘，再撒上玫瑰花瓣、青葱即可。

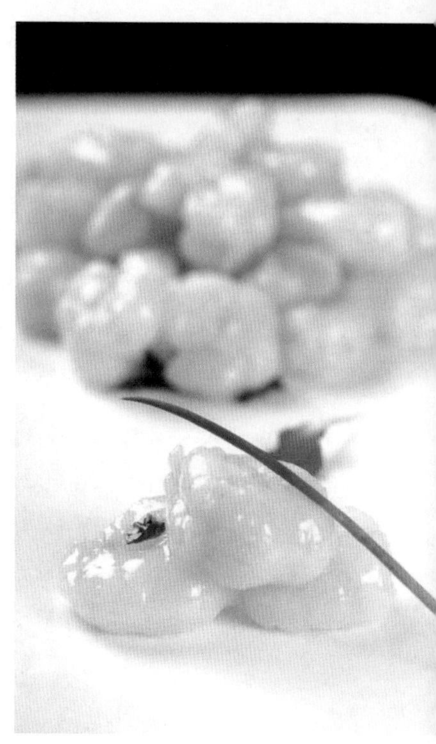

功　　效 敛肺定喘，收涩止带。本方用于妇科肿瘤患者白带量多质稀，及肺癌、肺转移患者喘憋、喉中痰鸣。

禁　　忌 肝风内动者慎用。

食谱分析 银杏，即白果，性平，味甘、苦、涩，入肺、肾经，可敛肺定喘，止带缩尿，可治哮喘、白带、尿频等证。《三元延寿书》中记载银杏生食解酒。虾，补肾，通乳，托毒，宣吐风痰。

14. 乌鸡炝鳖裙

材　　料 干鳖裙120克，乌骨鸡1千克，火腿丝3克，姜片3克，葱节3克，味精3克，精盐4克，鸡油2毫升，水淀粉6克，料酒15毫升，花生油6毫升，高汤500毫升。

制作方法 ① 干鳖裙发好后，洗净、捞起，随即置锅于火上，放入花生油，烧热投入姜片、葱节煸好后，烹入料酒，放入清水烧开，将洗净的鳖裙下锅煨透，取出沥干水分，切成丝，用冷水浸泡。② 乌骨鸡洗净，下开水锅汆透捞起，用冷水洗净，放在烧盅内，加入姜片、葱节、料酒、精盐、味精、高汤，上笼蒸1.5小时取出。待冷后洗净、切成丝，连同鳖裙丝一起下锅爆炒。③ 炒至金黄色时，用水淀粉勾芡，加入鸡油和匀起锅，盛入碗内，撒上火腿丝即成。

功　　效　益气养阴。适用于妇科肿瘤及肿瘤放、化疗后虚损者。

禁　　忌　内有食积、湿热者忌食。

食谱分析　此菜浅蜡黄色，香浓可口。鳖裙，是鳖的四周下垂的柔软部分，其味甘，性微寒，益气血，补虚损，尤以滋阴见长；乌骨鸡，味甘，性温，以温养益气为主。二者相反相成，皆为主料。火腿丝味咸，性温，温阳益气，为辅料。再配上其他调料，共成温阳益气、滋阴生津之菜，温而不燥，滋而不腻。

15. 蒜蓉川贝烤大虾

材　　料　大虾（6 ~ 8头）6只；大蒜50克，川贝母5克，青色彩椒3克，红色彩椒3克，葱花3克，酱油50毫升。

制作方法　① 把川贝母用粉碎机打碎成粉；把大蒜用粉碎机打碎成蓉；把川贝母粉、蒜蓉放在一起搅拌均匀，称为“蒜蓉川贝蓉”。② 大虾一开二片，对头码放，放上“蒜蓉川贝蓉”，撒上青色和红色彩椒，烤箱升至180 ~ 200℃时，再放入码好的大虾烤熟，约6分钟，浇酱汁，撒葱花即可。

功　　效　补肾壮阳。本方用于妇科肿瘤伴有怕冷、腰酸、免疫力低等症。

禁　　忌　阴虚火旺者慎用。

食谱分析　虾，性温，味甘，补肾壮阳，通乳，托毒，主治阳痿、乳汁不下、丹毒等证。川贝母，研究表明，其具有镇咳、祛痰、抗溃疡作用，性微寒，味甘、苦，清热润肺，化痰止咳，散结消痈。大蒜，具有保肝、降糖、抑菌、消炎、降压等功效，性温，味辛，温中行滞，解毒杀虫。三者合用，温而不燥，妇科肿瘤患者具有免疫力低下、怕冷等症状者可食用。

第十六章
卵巢癌

第一节　临床特点

卵巢恶性肿瘤是女性生殖系统常见的恶性肿瘤之一。卵巢恶性肿瘤以上皮癌最多见，其次是恶性生殖细胞肿瘤。其中卵巢上皮癌病死率占各类妇科肿瘤的首位，对女性生命造成严重威胁。由于卵巢深居盆腔，体积小，缺乏典型症状，早期难以发现。卵巢上皮癌患者手术中发现肿瘤局限于卵巢的不足 30%，大多数已扩散到盆腹腔器官，所以早期诊断是一大难题。卵巢癌的病因仍不明确，可能与以下因素有关：① 遗传因素，尤其是家族中有卵巢癌、乳腺癌、前列腺癌、胰腺癌等患者时，亲属卵巢癌的发病风险可能增高；② 内分泌因素，如初潮早、无生育史等。卵巢上皮癌多见于绝经后女性，而恶性生殖细胞肿瘤多见于青少年或年轻女性。

在临床表现方面卵巢上皮癌和卵巢恶性生殖细胞肿瘤有所不同。其中卵巢上皮癌早期多无明显症状，约70% 患者发病时已是晚期，主要症状有腹胀、腹痛、消瘦等；卵巢恶性生殖细胞肿瘤早期即出现腹部包块、腹胀，常可因肿瘤内出血或坏死感染而出现发热，或因肿瘤扭转、肿瘤破裂等而出现急腹症表现，其中 60% ~ 70% 的患者就诊时属早期。

卵巢癌的主要治疗手段是手术联合化疗，此外靶向治疗、内分泌治疗、放射治疗等也具有一定的疗效。

第二节　饮食护理

（1）卵巢癌患者饮食宜清淡，不食或少食高剂量乳糖以及过多的动物脂肪。

（2）饮食不偏嗜，多食用富含纤维素、微量元素食品，如香菇、黄豆，多食用新鲜的蔬菜，如花椰菜、甘蓝菜、圆白菜、小白菜等，多食冬菇及甲鱼、海带、紫菜、牡蛎等。

（3）不食用烟熏、霉变、含有亚硝酸盐食品，少吃油炸、辛辣、腌制的食品，不吸烟，不酗酒，不暴饮暴食。除牛奶、鸡蛋外，要多食用新鲜蔬菜、水果，补充蛋白质和多种维生素。

（4）卵巢癌术后应注意多休息，可食用滋补肝肾之品，如石榴、罗汉果、桂圆、桑葚、黑芝麻、黑木耳、绿豆、紫河车、鲫鱼、鲤鱼等。

第三节　食谱选择

1. 长春肉

材　　料　长春花50克，猪瘦肉200克，油、精盐、酱油、葱花、蒜、胡椒粉、味精各适量。

制作方法　① 猪瘦肉洗净，切块。② 长春花包布，加水适量，煎煮取汁。③ 炒锅烧热，入油少许，下猪瘦肉块爆炒，加酱油、葱花、蒜、胡椒粉，加入长春花汁，焖煮至肉熟时加精盐、味精。

功　　效　补虚润燥，抗肿瘤降压。此方适用于宫颈癌、卵巢癌、恶性淋巴瘤等。

禁　　忌　脾虚者慎用。

食谱分析　长春花性凉，味苦，有小毒，抗肿瘤降压，其内含多种生物碱，有较强的抗肿瘤作用，尤以长春碱和长春新碱较为突出。现代药理实验表明，长春花提取物对恶性淋巴瘤、生殖细胞肿瘤、肺癌及乳腺癌等肿瘤有较好的抑制作用。猪肉补虚润燥，可配合长春花的治疗功效。

2. 烹汁小牛肉

材　　料　牛里脊500克，佛手粉30克（提前飞好水），干辣椒丝5克，美极鲜10毫升，辣鲜露10毫升，淀粉5克，花椒10克，鸡蛋1个，酱油、花生油适量。

制作方法　① 把牛里脊切块后用酱油、鸡蛋、淀粉搅拌均匀，称为上浆牛肉。② 锅热后倒入多一点的花生油，中火烧油到120℃后，下上浆牛肉滑散，中火划油3分钟后，捞出控去底油。③ 锅上火，下干花椒、辣椒丝炒香，再下入划好油的牛肉块和佛手粉，烹入美极鲜和辣鲜露，翻炒即可。

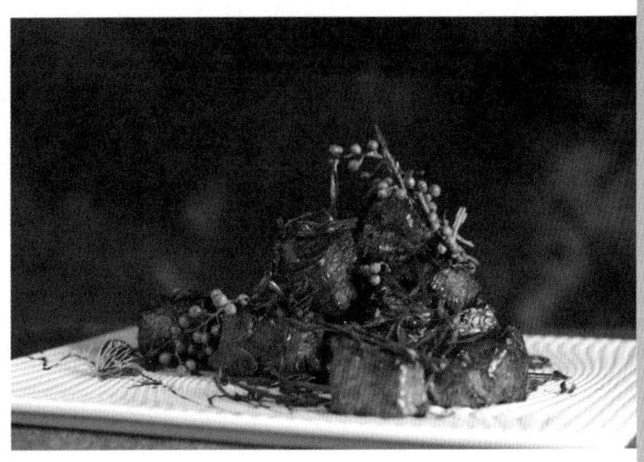

功　　效　健脾化痰。本方用于妇科肿瘤患者食欲缺乏，脾胃虚弱，或伴有腹膜、盆腔等淋巴结转移者。

禁　　忌　阴虚内热者慎用。

食谱分析　牛肉性平，味甘，补脾胃，益气血，《韩氏医通》言：“黄牛肉，补气，与绵黄芪同功。”《医林纂要》言：“牛肉味甘，专补脾土，脾胃者，后天气血之本，补此则无不补矣。”佛手性温，味辛、苦、酸，有理气化痰之功，可治胃痛、胁胀、呕吐等证，《本草纲目》言：“煮酒饮，治痰气咳嗽。煎汤，治心下气痛。”两者合用，对脾虚痰湿者效佳。

3. 瓦罐凉瓜排骨

材　　料　排骨240克，凉瓜1根（提前飞水），枸杞子10克，水发黄豆20克（提前泡好），鲜汤、精盐适量。

制作方法　① 将排骨剁成3厘米的块，凉瓜中间一刀开二，去除心，切成长4厘米的段，排骨块入水锅内焯水后捞出，沥干水待用。

② 锅置旺火上，加入排骨块、水发黄豆，续下鲜汤、精盐，旺火烧开后撇去浮沫，转用小火炖至汤色乳白（时间不超过40分钟），排骨块软烂时，最后再加入提前飞水的凉瓜段，撒枸杞子即可。

功　　效　滋阴润燥。本方用于乳腺癌、卵巢癌等妇科癌病类患者由于激素代谢紊乱所致潮热、汗出及肿瘤患者放疗后口干、咽痛等症。

禁　　忌　脾胃虚寒或内有虚热者慎用。

食谱分析　凉瓜，即苦瓜，性寒，味苦，清暑涤热，明目，解毒，可治暑热烦渴、消渴、赤眼疼痛等症。猪肉性平，味甘、咸，滋阴润燥，可治肾虚羸瘦、消渴、便秘等症。枸杞子性平味甘，养肝，滋肾，可治头晕目眩、腰膝酸软、虚劳等症。枸杞子与排骨皆可滋阴润燥，三者合用，对放疗伤津者更宜。

4. 木瓜雪蛤

材　　料　干雪蛤50克，木瓜半个，椰浆25毫升，花奶25毫升，冰糖水25毫升。

制作方法　① 50克干雪蛤，用纯净水500克浸一晚，拣去污物，洗干净，再另换一个容器加入纯净水500毫升，放清洗干净的雪蛤，上蒸锅，20分钟后，盛起，沥干水分。② 木瓜洗净一开为二，木瓜盅切成锯齿状，挖出核和瓤，木瓜放入炖盅内。上蒸锅，15分钟左右后盛起，沥干水分，加冰糖水25毫升。③ 把热雪蛤注入木瓜盅内，加椰浆、花奶，即可。

功　　效　益气补虚，健脾化积。本方可用于卵巢癌、子宫内膜癌，及肿瘤患者免疫力低下及脾虚食积者。

禁　　忌　肝火内蕴、脾胃湿热者慎用。糖尿病患者慎用。

食谱分析　雪蛤，又称林蛙，含有蛋白质、氨基酸和矿物质等多种物质，可以增强人体免疫力。此处所用木瓜与中国本土的药用木瓜特性不同，果肉厚实细致，香甜汁多，其所含蛋白酶能够改善慢性消化不良，适用于脾虚饮食积滞者。

5. 火燎鸭心

材　　料　鸭心26个，香椿苗20克，黄芪30克，川芎10克，蚝油5毫升，白砂糖3克，精盐5克，老抽8毫升，白酒100毫升，油1000毫升。

制作方法　① 将鸭心切去心头，顺切一刀破开，铺平成扇面形，再在鸭心里面剞上宽0.2厘米花刀。② 把鸭心放入碗中，加入蚝油、白砂糖、精盐、老抽、白酒、黄芪、

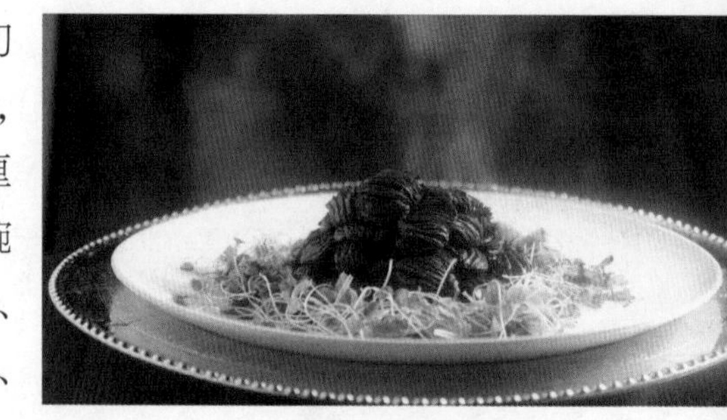

川芎搅拌均匀，再腌制30分钟备用。③ 鸭心腌制30分钟后，把鸭心捞出，去掉黄芪、川芎，炒锅上火，注入油1000毫升，烧至180℃时，速下鸭心，炸10秒后捞出装盘，再撒上香椿苗即可。

功　　效　滋阴补血，益气利水。本方可用于妇科肿瘤患者血红蛋白偏低、水肿等症。

禁　　忌　阴寒内盛者慎用。

食谱分析　鸭，《随息居饮食谱》言其："滋五脏之阴，清虚劳之热，补血行水，养胃生津，止嗽息惊。"鸭肉性平，微寒，味甘、咸，滋阴补血，益气利水，可治病后虚肿。黄芪补气，川芎行气，三者合用，补而不滞。

6. 茶叶鸡

材　　料　白母鸡1只（约710克），生油150毫升，茶叶100克，红糖150克，卤水适量。

制作方法　把白母鸡洗净，用卤水煮至九成熟。起锅烧热，放入生油150毫升，加茶叶炒至有茶香味，然后放入红糖150克，炒至起黄烟，将卤好的鸡放在有茶叶的锅里，盖好盖，熏5分钟即成。另一烹调方法是将茶叶放入白母鸡腹内，用卤水煮至九成熟。起锅烧热放入生油、红糖，加水炖数分钟，鸡熟即可，食时可去茶叶，也可咀嚼茶叶。

功　　效　益气养血，解毒抗肿瘤。可用于卵巢癌患者气血不足、水肿者，或老年人、身体虚弱者。

禁　　忌　湿毒壅盛者少用。

食谱分析　鸡肉含有丰富的蛋白质，含有不饱和脂肪酸及无机盐、维生素、微量元素等，是一种较好的营养物质。与诸味合用，具有益气养血、消食利尿、解毒抗肿瘤的功效。

7. 牛肝排骨汤

材　　料　牛肝100克，小牛排骨100克，调料适量。

制作方法 ① 小牛排骨洗净，切块；牛肝洗净，切片。② 先将牛排骨块放入锅中，加水适量煮熟。③ 加入牛肝片煮沸2分钟，放入调料即可。

功　　效 补气养血。适用于各类手术治疗后的癌症患者，尤宜于卵巢癌证属气血不足者。

食谱分析 牛肝、牛排扶正补虚，以脏补脏。牛肝提取出的生长因子，对某些癌和肉瘤细胞系有抑制生长和肿瘤坏死作用。二味相合，补益气血，抗肿瘤防癌。

8. 炙子烤肉

材　　料 羊肉片5两，大葱150克，香菜梗50克，熟孜然粒8克，老抽3毫升，料酒3毫升，香油50毫升，油适量。

制作方法 ① 羊肉片爆腌（羊肉爆腌方法：老抽3毫升，料酒3毫升，香油50毫升）。② 大葱中间一开为二，切成长3厘米，宽0.7厘米的长菱形，称为“柳叶葱”。③ 锅热后倒入多一点的油，中火烧油到120℃后，下入腌好的羊肉片。中火划油2分钟后，捞出控去底油。④ 锅上火加油，加划好油的羊肉片，加熟孜然粒，翻炒均匀，再加入柳叶葱、香菜梗，翻炒10下。

功　　效 养血补形，暖中止痛。用于妇科肿瘤血虚寒凝证，伴有腹痛、腹水等。

禁　　忌 外感未清、阴虚燥热者忌服。

食谱分析 羊肉，味甘，性温，归脾、肾经。李东垣认为：“羊肉，甘热，能补血之虚，有形之物也，能补有形肌肉之气。凡味同羊肉者，皆可补之。故曰补可去弱，人参、羊肉之属也。”《千金方·食治卷》：“羊肉主暖中止痛，利产妇。”大葱辛温能通窍行气。

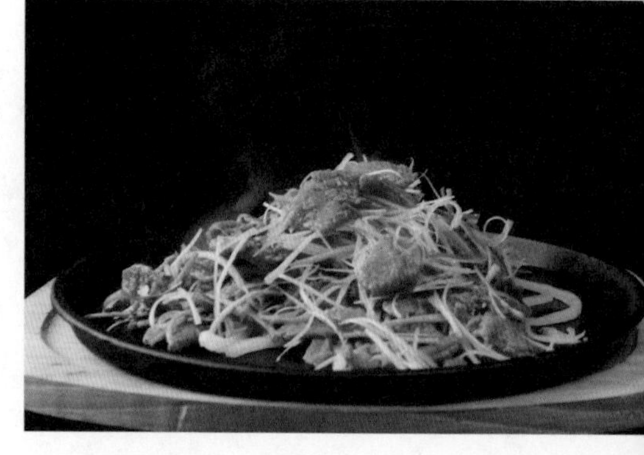

9. 核桃煲猪肉

材　　料　瘦猪肉20克，核桃仁30克，杜仲5克。

制作方法　① 瘦猪肉洗净，切片；核桃仁捣碎；杜仲切片后用干净纱布包好。② 将三者一起入锅加清水约2500毫升，慢火煲2小时，至量达200毫升时盛起。

功　　效　益气养血，滋阴润燥。用于妇科肿瘤患者食欲不佳，营养不良，气血不足，腰膝酸冷，小便频数，咳嗽气喘等症。

禁　　忌　阴虚火旺者慎用。

食谱分析　猪肉性平味甘，滋阴润燥，益气养血。核桃性温味甘，补肾固精，温肺定喘，润肠通便。杜仲性温味甘，补肝肾，强筋骨。三者合用，补养气血，温肺润肠，补肾益精。

10. 蘑菇烧豆腐

材　　料　豆腐500克，竹笋片25克，鲜蘑菇50克，料酒、酱油、精盐、味精、麻油各适量。

制作方法　① 将豆腐放入盆中，加入料酒，上笼用旺火蒸40分钟，取出，切成小块，放入锅中，用沸水焯后，用漏勺捞出。② 将鲜蘑菇削去根部黑污，洗净，放入沸水中煮1分钟，捞出，用清水漂凉，切成片，待用。③ 在砂锅内放入豆腐块、竹笋片、鲜蘑菇片、精盐和水，在中火上烧沸后，移至小火上炖约10分钟，加入酱油、味精，淋上麻油即成。

功　　效　健脾益气，清热化痰。用于卵巢癌、子宫内膜癌患者食欲减退、胃脘呃逆、营养不良等症。

禁　　忌　便秘、发热者慎用。

食谱分析　豆腐性凉味甘，益气养阴，清热解毒。蘑菇性平味甘，有益气和中、利湿解毒之功效。二者合用，能健脾开胃，清化痰热，抗肿瘤，补益气血。此菜褐白相衬，蘑菇鲜脆，豆腐嫩滑，汤纯清口。

11. 木瓜红枣银耳

材　　料　木瓜半个（8 ~ 10头），银耳20克，红枣4个，白砂糖适量。

制作方法 ① 木瓜一开两半，去籽，一半切成2厘米长，2厘米宽的滚刀块，一半改刀锯齿花边样，备用做盅。② 银耳凉水泡发，撕成小片，熬制，成粥状。③ 红枣提前蒸好。④ 把红枣、木瓜块、银耳、白砂糖装入木瓜盅内，加热即可上桌。

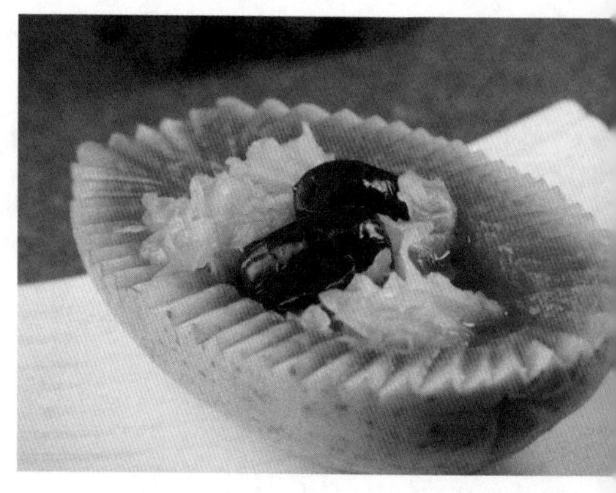

功　　效 养血益肾，美容养颜。适用于妇科肿瘤术后及放化疗后，面色暗黄或苍白、头晕、乏力者。

禁　　忌 糖尿病患者慎用。

食谱分析 银耳羹口感浓稠，滋味香甜，是美容养颜的佳品。红枣益气补血，银耳富含天然胶质，能补肾益精，滋养气血，美容嫩肤，延年益寿。番木瓜口感爽滑，肉质娇嫩，入汤后别有一番清甜味。常喝此汤能够养颜嫩肤，拥有好气色。

12. 柘木煮肉

材　　料 柘木60克，猪瘦肉100克，调料适量。

制作方法 ① 柘木加水煎煮，去渣取汁。② 猪瘦肉洗净，切片，用柘木汁煎煮，肉熟时加调料即成。

功　　效 抗肿瘤解毒，生津润燥。此方可用于妇科肿瘤、消化系统肿瘤患者。

禁　　忌 腹泻者慎用。

食谱分析 柘木性温味甘，入肝、脾经，无毒，有化瘀止血、清肝明目之功，治妇人崩中血结，抗肿瘤解毒。现代研究证实，柘木是一种传统的抗肿瘤中药，对多种癌细胞均有抑制作用，柘木制剂如柘木注射液可应用于临床治疗癌症。柘木有时会有恶心呕吐的副作用，与猪肉同煮，则可缓解或预防这种副作用。

13. 菜花烩鸡片

材　料 鸡脯肉60克，菜花90克，蛋清1个，料酒15毫升，姜丝2克，葱花2克，精盐8克，淀粉3克，猪油6克，味精少许，鸡汤少量。

制作方法 ① 将鸡脯肉切成薄片，用料酒及精盐拌匀；蛋清加入鸡脯片里拌匀；将菜花切成长条。② 取少量鸡汤煮开，放入调拌好的鸡脯肉片、菜花条、葱花、姜丝、精盐等，用旺火煮熟，加入猪油、淀粉汁调匀煮开，最后加入味精少许即成。

功　效 益气养血。适用于卵巢癌、乳腺癌患者。

禁　忌 内热盛者少食。

食谱分析 公鸡性属阳，善补虚弱，用于青、壮年男性患者为宜；母鸡性属阴，用于老人、产妇及体弱多病者为宜。在药用鸡中，以乌骨鸡最好，其温补之力最强，并被视为妇科圣药。鸡汤，不但味道鲜美，而且由于富含多种氨基酸等，不仅对人体大有补益，还易于吸收和消化。鸡肉，性温味甘，温中益气，补精添髓，为主料。配以辛温的葱、姜，温中气，解腥味；又配以甘凉的蛋清、菜花、猪油，成为温而不燥的补益之品。

14. 浓汁鲍鱼

材　料 80头鲍鱼8个，去骨鸡腿肉30克（2个鸡块，每个15克），西蓝花1个（提前飞水），鸡汤500毫升，老鸡汤300毫升，鸡粉50克，白砂糖10克，精盐5克，湿淀粉适量。

制作方法 ① 把鲍鱼发好，煨鲍鱼：加入鸡汤、鸡粉、白砂糖、精盐，盖上保鲜膜大火蒸6个小时。② 去骨鸡腿肉切成长2.5厘米、厚0.5厘米的大块（2块），上浆，用油划熟后捞出。③ 鲍鱼块码在鸡块上，西蓝花切条撒在周围。④ 老鸡汤用湿淀粉勾芡，装入炖盅，鸡块、鲍鱼块放到浓汁里面即可。

功　效 益气建中，活血化瘀。适用于妇科肿瘤化疗后，也可用于肿瘤患者由于气虚血瘀所致疼痛、乏力、手足麻木等症，及肿瘤患者白蛋白偏低。

禁　忌 内有蕴热者慎用。

食谱分析 鲍鱼为“海八珍”之一，蛋白质含量较高，还含有多种无机盐及维生素等物质，其性温，味辛、臭，《本草纲目》言：“主坠堕，腿蹶，踠折，瘀血，血痹在四肢不散者，女子崩中血不止。”鸡腿肉性温味甘，温中益气。可用于改善气虚血瘀所致四肢腰腹疼痛、麻木、尿血等症状。

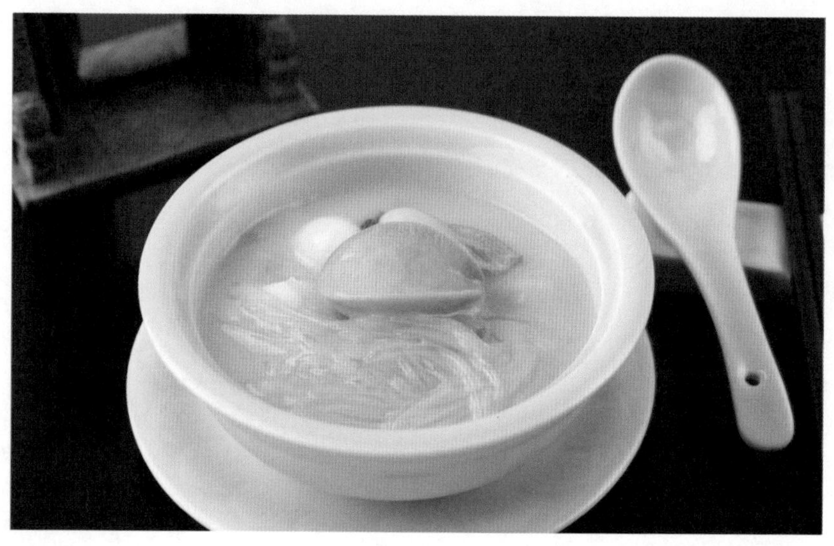

第十七章
肾癌

第一节 临床特点

肾癌是起源于肾实质泌尿小管上皮系统的恶性肿瘤，全称为肾细胞癌，肾癌约占成人恶性肿瘤的 2% ～ 3%，占成人肾脏恶性肿瘤的 80% ～ 90%。总体上发达国家发病率高于发展中国家，城市地区高于农村地区，男性多于女性，男女患者比例为 2 ∶ 1，发病年龄可见于各年龄段，高发年龄为 50 ～ 70 岁。肾癌的病因未明，发病原因与遗传、吸烟、高血压、芳香类物质、激素、黄曲霉素、病毒、放射性物质等有关。近年来，大多数肾癌患者是在体检时发现的无症状肾癌，这些患者占肾癌患者总数的 50% ～ 60% 以上，有症状的肾癌患者中最常见的症状是腰痛和血尿，少数患者是以腹部肿块就诊。10% ～ 40% 的患者出现副肿瘤综合征，表现为高血压、贫血、体重减轻、恶病质、发热、红细胞增多症、肝功能异常、高钙血症、高血糖、血沉增快、神经肌肉病变、淀粉样变性、溢乳症、凝血机制异常等改变，20% ～ 30% 的患者由于肿瘤转移所致的骨痛、骨折、咳嗽、咯血等症状就诊。肾癌患者的治疗原则为：对局限性或局部进展性肾癌患者采用以外科手术为主的治疗方式；对转移性肾癌应采用以内科为主的综合治疗方式；肾癌对放疗和化疗不敏感，晚期或压迫或局部症状明显时，可应用靶向治疗。

第二节 饮食护理

1.日常饮食

（1）宜多吃具有健脾补肾作用的食品：乌龟、甲鱼、海马、沙虫、海参、无花果、木瓜、薏苡仁、僵蚕。

（2）宜多吃增强体质、提高免疫力的食品：沙丁鱼、淡菜、牡蛎、猪腰、莲子、核桃、猕猴桃、刀豆、赤小豆、蜂王浆、芝麻。

（3）肿瘤晚期气血均伤，阴阳失调，宜调整阴阳，益气养血。酌情食用上述食品外，还可选用银耳汤、果仁膏等。

（4）若无浮肿，不限饮水和蛋白食品的摄入量，镜下血尿者及易上火者多饮水，多食苹果、白砂糖、黑芝麻、黑木耳等滋阴降火的食品。

2.手术阶段

（1）总的原则以清淡、细软、容易消化吸收为主，在食品选择与进补时，不要急于求成，可从流质饮食开始，无明显不适应时，再过渡到半流食、普食。

（2）术前应进食容易消化吸收、富有营养的食物，以维持人体营养，增强机体的抗病能力，为手术治疗创造条件。

（3）肾癌手术后，因损伤正气，肾气大伤，伤气耗血，气血两伤，宜补气养血。食用富含蛋白质的食品，如牛奶、豆浆、青豆泥、鱼羹等，也可用枸杞子炒肉食用。但注意食品不宜食用过多、过饱。

3.靶向治疗阶段

（1）应用靶向治疗后可能出现皮疹，有的是痤疮样表现，宜进食清淡，注意营养均衡，可多用养血和营、润肤消肿的食品，如花生、赤小豆、红枣、红糖、薏苡仁、马齿苋、土豆、黄花菜等。

（2）除了皮疹，还可能出现轻度腹泻症状，多为脾虚湿困，下趋大肠，造成泄泻，可于平日多食用白蔻仁、山药、薏苡仁、荷叶、姜等食品。

（3）治疗后尽量多喝水，可冲泡菊花、金银花、西洋参、枸杞子、麦冬、大枣等饮用。多排尿有助于将体内代谢产生的废物排出，减轻治疗产生的不良反应。

4.禁忌饮食

（1）忌烟、酒、咖啡等。

（2）忌辛辣刺激性食品。

（3）忌霉变、油煎、肥腻食品。

（4）水肿患者限盐，清淡饮食。

（5）由于肾脏部分被摘除，肾脏的排水功能遭到减弱，故在患者术后不宜过多饮水输液。

（6）南瓜属于糖类较多的蔬菜，恢复期的肾癌患者尽量不要食用南瓜。

第三节 食谱选择

1. 菠萝炒虾球

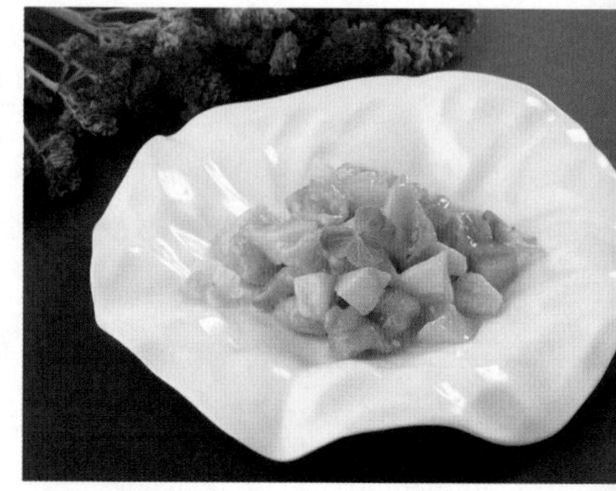

材　　料 31 ~ 40头青虾仁20个，菠萝60克，玄驹粉（大蚂蚁）2克，菠萝汁（鲜菠萝榨汁）80毫升，面粉90克，湿淀粉适量，三色堇0.5克。

制作方法 ① 菠萝切成长3厘米，宽2厘米的滚刀块，把青虾仁解冻。② 面粉加水搅拌均匀，作为炸虾糊。③ 把解冻的青虾仁在炸虾糊里搅拌均匀，油烧至180℃时，下挂好糊的虾球，炸3分钟，至金黄时捞出。④ 炒锅置旺火，放入菠萝汁，用湿淀粉勾芡，再下入炸好的虾球、菠萝块、玄驹粉，翻炒均匀后装盘，再撒上洗好的三色堇即成。

功　　效 补肾益精，解毒通络。本方用于肾癌患者肾精肾阳不足，肿瘤患者有体表肿块及化疗后手足综合征。

禁　　忌 过敏者慎用。糖尿病患者慎用。

食谱分析 虾性温味甘，补肾壮阳，通乳，托毒，可治阳痿、乳汁不下、丹毒、痈疽等证，《本草纲目》言："作羹，治鳖瘕，托痘疮，下乳汁，法制壮阳道，煮汁吐风痰，捣膏敷虫疽。"玄驹性平，味酸、咸，补肾益精，通经活络，解毒消肿，可治肾虚耳鸣、风湿痹痛、手足麻木等。两者合用，既增补肾之功，又助解毒之力。

2. 烩牛脑髓

材　　料 牛脑髓240克，水发香菇15克，姜片9克，菜油45毫升，味精1克，黄醋6毫升，湿淀粉9克，葱花6克，酱油6毫升，胡椒粉少许，香油2毫升，细盐少许，牛清汤60毫升。

制作方法 ① 牛脑髓放入冷水内洗去血斑，再用冷水浸泡，从脑髓中间分开，用手轻轻剥去上面衣皮。② 把去衣皮的脑髓直切成2厘米厚的片，长宽视脑髓大小而定，用沸水烫一下，待脑髓转白取出沥干水。将水发香菇切成与脑髓同等大小的块，放入姜片。③ 置锅于旺火上，倒入菜油，烧至八成热时，放入姜片、水发香菇翻炒几下，即下脑髓，再下黄醋、细盐、酱油、味精、牛清汤，煨1分钟后放葱花、湿淀粉，翻炒几下，淋香油，撒上胡椒粉即可入盘。

功　　效 健脾益肾，益精填髓。适用于肾癌证属精髓亏虚者。

禁　　忌 内火炽盛者少食。

食谱分析 此菜味道鲜嫩，清香可口。牛脑髓，性温味甘，主入肾、心、脾三经，为温补之品，有补血益精、止血止带之功，可用于精血亏虚，虚劳羸瘦，以及出血等症状。配以甘平的香菇健益脾胃，辛温的姜、葱、胡椒温运中焦。共成补脑益肾、益肾填髓、温中健脾之品。

3. 琥珀羊肺

材　　料 羊肺1付，核桃10只，桃仁10克，琥珀6克（布包），葱花、姜丝、油、盐、味精、料酒、白砂糖各适量。

制作方法 羊肺洗净、切片；加核桃、桃仁、琥珀等共煮熟，蘸葱花、姜丝等调料食用。

功　　效 补肾润肺，活血利水。宜于肺癌、肾癌、膀胱癌小便不利或尿血者。

禁　　忌 外感未清者忌用。

食谱分析 羊肺性平味甘，补肺气，调水道。可用于治疗水肿臌胀，小便不利。核桃补肾润肺，利尿通便，有抗肿瘤活性成分；桃仁活血散瘀，润燥滑肠。琥珀性平味甘，安神止血，散瘀，利水通淋，治血淋血尿，小便不通。此方攻补兼备，宣肺利水。

4. 干贝菜心

材　　料 干贝30克，菜心750克，鸡汤1000毫升，料酒、精盐、白砂糖、味精、水淀粉、鸡油各适量。

制作方法 ① 菜心洗净，大的劈成两半。② 干贝洗净，加入200毫升鸡汤上笼蒸40分钟，捞出干贝，保留蒸干贝的原汤。③ 把蒸好的干贝搓碎，用水洗净，再用蒸干贝的原汤把搓好的干贝泡上。④ 菜心用开水汆透，捞出用凉水冲凉，再切去部分绿叶，保留10厘米左右菜体。⑤ 锅内放入鸡汤、精盐、料酒、白砂糖、味精、鸡油，大火烧热，加入菜心烧煮，待菜心入味后，捞出摆放盘内。⑥ 另用一锅，倒入泡好的干贝及原汤，加入500毫升鸡汤，把煮好的菜心倒入锅内，再次加料酒、精盐、白砂糖、味精，烧开。用水淀粉勾芡，浇在菜心上即成。

功　　效 滋阴补肾，调中下气。适用于肾癌伴有便秘者。

禁　　忌 痛风者慎用。

食谱分析 干贝性平，味甘、咸，滋阴补肾，养血和血，和胃调中。菜心选用油菜、小白菜、芥菜均可。此方滋阴补肾，清热除烦。

5. 炒腰花

材　　料 猪肾（猪腰子）90克，水发玉兰片6克，干淀粉3克，荸荠30克，醋6毫升，青菜15克，酱油9毫升，干黑木耳3克，植物油250毫升，精盐、葱、姜、蒜、高汤少许。

制作方法 ① 将干黑木耳发好，切成小块；葱、姜切成细丝；蒜、水发玉兰片、荸荠等都切成薄片；青菜切好。② 干淀粉调成湿淀粉。③ 猪肾洗净，片去腰臊，先划成斜花纹，然后再切成小块。放入湿淀粉、精盐少许，拌匀。④ 热油锅，放入猪肾炸一下，立即捞出。⑤ 再放油少许，煸好葱丝、姜丝、蒜片后，立即把腰块放入，炒几下，再放进荸荠、发好的黑木耳块、玉兰片、青菜，随后加入醋、酱油、高汤烹一烹，最后加入湿淀粉搅拌均匀。

功　　效 补脾益肾，敛汗利水。适用于肾癌术后腰膝酸软者。

禁　　忌 高血脂（尤其是胆固醇高）者慎用。

食谱分析 此菜以性平味咸之猪腰子为主料，其有补肾气、通膀胱、消积滞、止消渴的功效。甘平之黑木耳，加强补脾益肾之力；甘寒之荸荠、玉兰片，健脾胃，助运化。以上均为辅料，共成补肾之品。

6. 刀豆腰花

材　　料　刀豆50克，猪肾1个，油、盐、味精、料酒、白砂糖各适量。

制作方法　① 猪肾洗净，切成腰花，与刀豆同置锅中，加水适量，煮至烂熟。② 加调料即成。

功　　效　补肾益气，温中补元。宜于肾癌腰痛者。

禁　　忌　刀豆要炒熟煮透，否则会引起中毒。高血脂（尤其是胆固醇高）者慎用。

食谱分析　刀豆性温味甘，温中下气，止呃降逆，益气补元，可以有效治疗病后及虚寒性呃逆、呕吐、腹胀及肾虚所致的腰痛。猪肾以肾补肾，治肾虚腰痛，遗精盗汗。

7. 杜仲腰花

材　　料　猪肾250克，杜仲12克，黄酒25毫升，葱花、姜丝、蒜、笋片5克、酱油、精盐、醋、淀粉、味精、白砂糖、猪油各适量。

制作方法　① 杜仲加水熬成浓汁（约50毫升）。② 猪肾洗净，切成腰花，放入碗内，加白砂糖、杜仲汁（25毫升）、黄酒、淀粉、精盐，拌匀待用。③ 炒锅烧热，放入猪油，烧至八成热，下笋片、葱花、姜丝、蒜、腰花，迅速炒散，再加醋、酱油、味精、杜仲汁翻炒至熟。

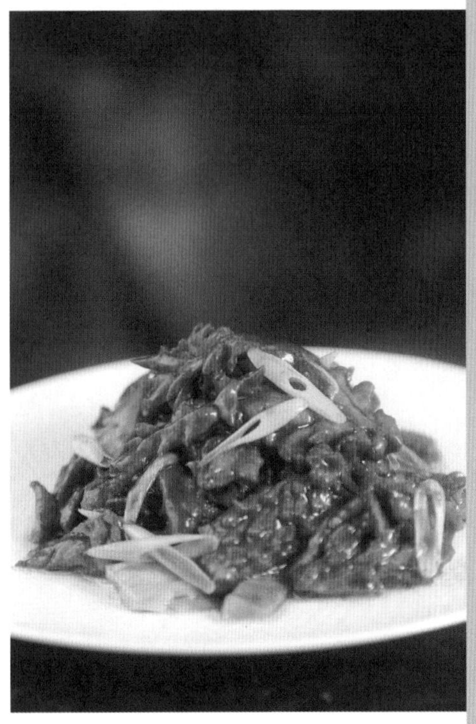

功　　效　滋养肝肾，强筋壮骨。适用于肾癌、骨肉瘤日久体虚者。

禁　　忌　阴虚火旺者慎用。高血脂（尤其是胆固醇高）者慎用。

食谱分析　杜仲性温，味甘，归肝、肾经，补肝肾，强筋骨，降压安胎，所含醇提物对W–256癌有抑制作用。猪肾性平味咸，补肾强腰。

二味相合，补肾、强腰、壮骨。《本草纲目》载："杜仲，古方只知滋肾，惟王好古言是肝经气分药，润肝燥，补肝虚，发昔人所未发也。盖肝主筋，肾主骨，肾充则骨强，肝充则筋健，屈伸利用，皆属于筋。杜仲色紫而润，味甘微辛，其气温平，甘温能补，微辛能润，故能入肝而补肾，子能令母实也。"

8. 虾仁蒜苗

材　　料　虾仁50g，蒜苗200克，食用油、酱油各10毫升，精盐5克，料酒3毫升，淀粉3克。

制作方法　① 将虾仁切成薄片，用淀粉、料酒、精盐调汁搅好；将蒜苗去两头切成3厘米长的段，洗净，用开水焯一下。② 油锅烧热后，待其降温，下虾仁薄片用旺火急炒几下后，加入蒜苗段同炒，并加酱油、精盐炒熟即成。

功　　效　温补脾肾，行气消滞。适用于肾癌术后之脾肾阳虚者。

禁　　忌　内火炽盛者不宜食用。

食谱分析　虾仁甘温，归肝、肾经，补肾壮阳，通乳托毒，养血固精，化瘀解毒，为主料。蒜苗辛温，入脾、胃、肺经，温脾胃，行气滞，消瘀积，为辅料。再配以精盐、料酒等，使此菜具有温补脾肾之功效。

9. 兔肉大红袍

材　　料　兔肉200克，大红袍30克，油、盐、味精、料酒、白砂糖各适量。

制作方法　① 兔肉洗净，切片，与大红袍共置锅中，加水适量，武火煮开。② 文火煮至肉熟，加调料即成。

功　　效　凉血解毒，活血祛风。此方宜于肾癌尿血者。

禁　　忌　脾虚便溏者少用。

食谱分析　兔肉性凉味甘，补中益气，凉血解毒，治消渴、羸瘦。大红袍性凉味甘，活血祛风利湿，治风湿痹痛、血淋；所含皂苷对大鼠肉瘤有抑制作用。

10. 韭菜炒蛏肉

材　　料　蛏蛭净肉90克，青韭42克，猪油21毫升，精盐、味精、香油少许，料酒1毫升。

制作方法　① 青韭切成碎末。② 把蛏蛭用凉水洗净，倒入开水，烫开口，剥去外壳，再用清水洗净。③ 热猪油锅，放入蛏蛭肉，煸炒一下，随之再放进青韭末、精盐、味精、料酒等佐料，最后浇上香油即成。

功　　效　滋阴补虚，清热利湿。适用于肾癌免疫治疗中发热者，也可用于放疗后口干烦热者。

禁　　忌　脾胃虚寒者少服。

食谱分析　蛏蛭肉性寒，味甘、咸，归肾经，滋阴，清热，利湿，为主料。以性温味辛之韭菜为辅料，再与料酒、精盐等调料相配，相反相成，共成滋阴补虚、清热利湿之剂。

11. 羊脑杏仁豆腐

材　　料　羊脑100克，豆腐100克，苦杏仁酥10克，调料适量。

制作方法　① 羊脑、豆腐洗净，切块。② 将二者与苦杏仁酥同置锅中，加水适量，煮熟。③ 加调料即成。

功　　效　益气止喘，清热解毒。此方宜于肾癌、骨肉瘤体虚气喘者。

禁　　忌　邪毒较盛者慎用。

食谱分析　羊脑性温味甘，治筋伤骨折，体虚头昏。豆腐性凉味甘，益气和中，清热解毒。苦杏仁性温味苦，止咳平喘。

12. 木瓜仙桃汤

材　　料　木瓜6克，猕猴桃30克，四季豆10克。

制作方法　三味洗净，加水适量，煮至烂熟。

功　　效　清热解毒，消肿利水。此方适用于肾癌发热、水肿者。

禁　　忌　大便秘结者慎用。

食谱分析　木瓜平肝和胃，舒筋除湿；木瓜结晶水溶液对小鼠肉瘤S–180抑制率在30%以上。猕猴桃清热生津，健脾止泻，所含多糖类抗肿瘤活性物质可使体内癌细胞死亡率达40% ~ 50%。四季豆清热解毒，消肿利水，含有血细胞凝集素，对多种肿瘤细胞有抑制作用。

13. 参芪炖乳鸽

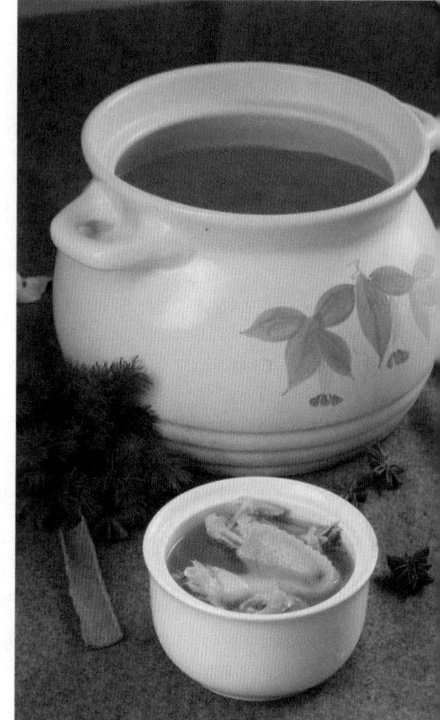

材　料 净乳鸽1只，党参、黄芪各40克，山药、扁豆、核桃仁各15克，大枣10枚，葱花、姜丝、黄酒、精盐各适量。

制作方法 ① 净乳鸽切去内脏、脚爪，洗净。② 将洗净的乳鸽放入砂锅内，加入党参、黄芪、山药、扁豆、核桃仁、大枣，再入葱花、姜丝、黄酒、精盐各适量，再加清水适量，盖好锅盖。③ 砂锅先用武火烧沸，转用文火至乳鸽熬透烂，即可食用。

功　效 补脾益气，益肾填精。此方用于肾癌、肾盂癌手术，放疗、化疗后体虚亏损等症。

禁　忌 邪毒旺盛者慎用。

食谱分析 乳鸽与诸药共用，可补气血，益肾精，健脾胃，解邪毒。

14. 烧双色豆腐

材　料 鸡血500克，嫩豆腐500克，水发黑木耳30克，笋片30克，葱花、蒜、姜末各少许，酱油、猪油、味精、料酒、鲜汤、精盐、花椒油各适量。

制作方法 ① 嫩豆腐、鸡血洗净，切块，在开水锅内浸透，捞出沥干。② 将鸡血和嫩豆腐放在用湿冷布铺的案板上，把布的四角往中心折叠，成方包型，上边放木板，再用石头压住；晾凉后去掉石块、木板，解开布包，切成2厘米方块。水发黑木耳洗净；笋片洗净，切成雪花片。③ 锅内加猪油烧热，将鸡血豆腐块及配菜下锅，加入葱花、蒜、姜末、酱油、精盐、味精、料酒和鲜汤搅匀，收汁浓时，勾芡，浇花椒油即成。

功　　效 益气活血，清热解毒。适用于肝癌、肾癌引起的疼痛，也可以用于肿瘤日久虚弱的患者。

禁　　忌 脾虚便溏者慎用。

食谱分析 鸡血性平味咸，活血通络，具有一定的抗肿瘤作用。豆腐性凉味甘，清热解毒，益气和中，已证实有多种抗肿瘤成分。黑木耳性平味甘，活血祛瘀，益胃润肠。现已将黑木耳制成片剂用来抗肿瘤防癌。笋片性寒味甘，益气利水，含有抗肿瘤活性物质。

15. 猪苓茶

材　　料 猪苓15克，绿茶1克，红糖10克。

制作方法 ① 猪苓加水500毫升，慢火煮沸。② 加入绿茶、红糖，再煮3分钟即成。

功　　效 健脾利湿，清热除烦。此方可用于膀胱癌、肾癌患者。

禁　　忌 失眠、尿多者慎用。糖尿病患者慎用。

食谱分析 猪苓性平味淡，入肾、膀胱经，健脾利湿。猪苓多糖能提高机体免疫力，抑制癌细胞生长。茶叶性凉，味苦、甘，清头目，除烦渴，化痰，消食。茶叶可抑制小鼠癌性腹水的生长，其主要抗肿瘤成分有茶多酚、鞣剂和维生素等。三味组合，抗肿瘤防癌，宜经常饮用。

16. 清汤鱼肚

材　　料 鱼肚100克，素汁汤900毫升，火腿片15克，葱段2条，精盐、猪油、姜丝、胡椒粉、绍酒、白醋等各适量。

制作方法 ① 鱼肚清水浸2小时，下白醋50克，漂洗干净，去掉醋味和油腻，剪成小块，待用。② 油锅热后放绍酒、素汁汤、姜丝、葱段等，烧至八成热，再放入鱼肚、精盐，加火腿片，熟后即可食用。

功　效　健脾和胃，益气养血。本方适用于肾癌等患者，也用于肿瘤患者营养不良、气血不足者。

禁　忌　食欲缺乏、痰湿壅盛者慎用。

食谱分析　鱼肚性平，味甘、辛，入肝、肾经，有补肾益精，滋养筋脉，益气养血，止血散瘀的作用。《本草新编》："鱼鳔胶稠，入肾补精，恐性腻滞，加入人参，以气行于其中，则精更益生，而无胶结之弊也。"

17. 苁蓉烧鱼块

材　料　草鱼500克，炸花卷100克，肉苁蓉粉2克，老抽25毫升，蚝油20毫升，白砂糖15克，米醋40毫升，葱段20克，姜片20克，大蒜末200克，鸡粉10克，食用油适量。

制作方法　① 调制红烧鱼块汁：大蒜末200克，老抽25毫升，蚝油20毫升，白砂糖15克，米醋40毫升，鸡粉10克，水750毫升，葱段20克，姜片20克。② 宰杀好的草鱼，切成宽4厘米的鱼块，用清水漂洗4 ~ 5次，漂洗过后的鱼块洁白无血迹。③ 锅上火，烧油，油温至六成热（180℃）时，下腌好的鱼块，炸成深黄色，约六成熟时捞出。④ 把炸好的鱼块放在盆中，加入红烧鱼块汁，肉苁蓉粉2克，大火烧开后，转小火慢炖50 ~ 60分钟后装盘，再放上炸花卷即可。

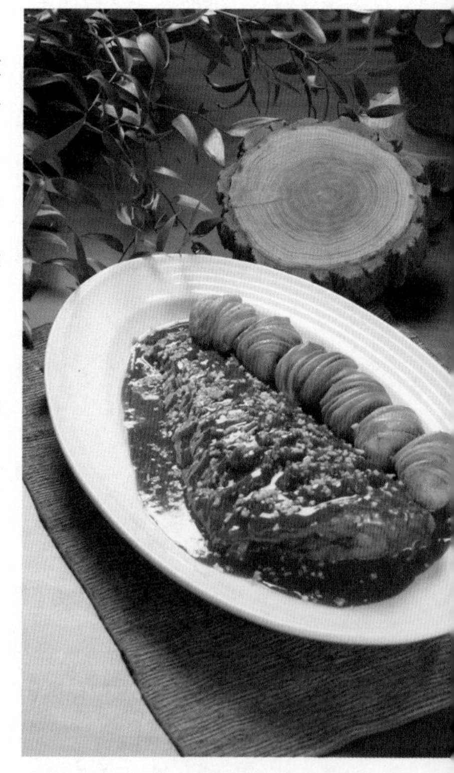

功　效　补肾阳，益精血，润肠通便。可用于泌尿系统肿瘤、肠癌等，证属肾阳不足之腰膝酸软、便秘。

禁　　忌　外感未清、素有湿热者慎用。

食谱分析　肉苁蓉主产于新疆、内蒙古，素有“沙漠人参”的美誉。其性温，味甘、咸，归肾、大肠经，功效有补肾阳，益精血，润肠通便。李时珍认为：“此物补而不峻，故有从容之号。”临床用于阳痿，不孕，腰膝酸软，筋骨无力，肠燥便秘等。《本草崇原》提到：“其形似肉，气味甘温，盖禀少阴水火之气，而归于太阴坤土之药也。”

18. 肉丝烩豌豆

材　　料　猪瘦肉50克，鲜嫩豌豆150克，食用油、酱油、精盐、淀粉、料酒各适量。

制作方法　① 猪瘦肉切成细丝，用淀粉、料酒、酱油调汁拌好；将鲜嫩豌豆剥好，洗净。② 油锅熬热后先煸炒肉丝，炒后起出。锅内放入豌豆，加水或肉汤，再加酱油和精盐烧开，豆酥后下炒过的肉丝，将淀粉用温水和匀，倒入锅内调和烧开。

功　　效　补中益气，抗肿瘤利尿。可用于泌尿系统肿瘤、消化道肿瘤及乳腺癌等。

禁　　忌　邪毒旺盛者慎用。

食谱分析　本品含有大量的蛋白质、脂肪，另含钙、磷、铁及多种维生素。豌豆味甘，性平，入脾、胃经，有和中下气、通乳利水、解毒抗肿瘤之功。本品补中益气，抗肿瘤利尿，特点是粒粒青翠，肉味鲜香。

19. 虫草红枣炖甲鱼

材　　料　甲鱼1只，冬虫夏草10克，红枣10枚，料酒、精盐、葱段、姜片、蒜瓣、鲜鸡汤各适量。

制作方法　① 甲鱼去头，切成4块，放入锅中煮沸。② 捞出后，开四肢，去腿油，洗净，入汤碗中。③ 加入冬虫夏草、红枣、姜片、葱段、蒜瓣、料酒、精盐、鲜鸡汤，上蒸锅蒸2小时。

功　　效　补肺益肾。此方用于肾癌、肺癌、胃癌、肝癌等体虚患者。

禁　　忌　痰湿壅盛者慎用。

食谱分析　冬虫夏草补虚润肺，水提物或醇提物可抑制小鼠肺癌细胞生长。甲鱼性平味甘，滋阴补肾，凉血养血，对肺癌、肝癌、胃癌有一定的抑制作用。此方以补虚为主，可用于肾癌体虚患者。

20. 炒三鲜

材　　料　鲜枸杞叶250克，竹笋50克，冬菇50克，白砂糖、精盐、菜油、味精各适量。

制作方法　① 鲜枸杞叶去硬梗，洗净；竹笋、冬菇用热水泡发，洗净，切丝。② 炒锅内放入菜油烧热。③ 将竹笋丝、冬菇丝略炒，加入枸杞叶，翻炒片刻，加精盐、白砂糖、味精炒拌均匀，起锅盛入盘中。

功　　效　益气化痰。此方宜于肾癌证属虚热者、肺癌咳喘痰多者。

禁　　忌　脾胃虚寒者慎用。

食谱分析　此方为民间验方。枸杞叶味甘、苦，性凉，入肝、脾、肾经，有补虚清热、生津止渴、祛风明目的功效。枸杞叶提取物对人子宫颈癌TC26的抑瘤率在40%以上，对小鼠肉瘤S-180亦有疗效。竹笋性寒味甘，益气，止消渴。竹笋的丙酮提取液，具有抑制细胞突变的作用。冬菇具有较强的抗肿瘤作用，对食管癌、胃癌、肝痛、肺癌、大肠癌等均有疗效。

21. 蕺菜炒鸭蛋

材　　料　蕺菜30克，鸭蛋3个，麻油、葱花、精盐、味精各适量。

制作方法　① 蕺菜加水适量煮汁。② 鸭蛋去壳打散，加入蕺莱汁、葱花、精盐、味精，搅拌均匀。③ 锅中放麻油烧热，炒鸭蛋至熟。

功　　效　清热解毒，利尿止痢。此方宜于肾癌、膀胱癌、大肠癌便血、肺癌咳血的患者。

禁　　忌　脾胃虚寒慎用。

食谱分析　蕺菜又名鱼腥草，性微寒，味辛，归肺经，清热解毒，利尿消痈。现代研究证实，鱼腥草含有多种抗肿瘤成分，对多种恶性肿瘤有效。鸭蛋性凉，味甘，入肺、胃、大肠经，滋阴清热，治赤白痢。

22. 核桃鸡

材　　料　净鸡肉500克，核桃仁60克，鸡蛋2只，葱段、姜丝、花生油、精盐、白砂糖、胡椒面各适量，糯米纸24张。

制作方法　① 净鸡肉去皮，切成1毫米厚的薄片；核桃仁开水泡后去皮，用花生油炸热，切成小颗粒；鸡蛋去蛋黄；葱段、姜丝适量，切成细末。② 取精盐、白砂糖、胡椒面适量与鸡片、核桃仁、葱段、姜丝、鸡肉拌匀，包入24张糯米纸中，入油锅中炸至呈金黄色，捞出即可食。

功　　效　益气养血，补肾固精。适用于肾癌，或肿瘤放、化疗后体质虚弱，营养不良，肾虚腰痛，耳鸣头昏者。

禁　　忌　阴虚者慎用。

食谱分析　鸡肉性温味甘，具有温中益气，补肾填髓的作用。核桃仁性温，味甘，补肾固精，温肺定喘。二者合用，补肾壮阳，润肺和胃，益气养血。

23. 糖醋黄瓜卷

材　　料　黄瓜200克，白砂糖、白醋各5克，香油适量。

制作方法　① 将黄瓜洗净，切成小段后再去中间的瓤及籽，仅留其外面皮肉，使成圈的形态。② 将白砂糖、白醋调好，先把黄瓜卷放入浸约半小时，放上香油即成。

功　　效　清热解毒，利尿止渴。适用于肾癌、膀胱癌等，特别是有热毒或阴虚津亏有低热者。

禁　　忌　虚寒者慎用。糖尿病患者慎用。

食谱分析　黄瓜性凉，味甘，归脾、胃、大肠经，清热除湿，利尿滑肠。黄瓜中的纤维素，可使肠道中腐败物及胆固醇加快排泄。鲜黄瓜中的丙醇二酸，可抑制糖类物质变为脂肪，有减肥作用；且所含的葫芦素C有抗肿瘤作用。本菜清热，解毒，止渴，利尿，抗肿瘤。

24. 拔丝佛手山药

材　　料 佛手山药300克，白砂糖150克，三色堇0.5克，淀粉200克，食用油适量。

制作方法 ① 佛手山药，去皮，洗净，切成4厘米大小的滚刀块。② 放入清水中浸洗，捞出，主要是洗去表面的淀粉防止一会儿一炸就变黑，沥去水分。③ 把原材料过水拍淀粉。④ 锅置大火上，油烧至180℃时，放入佛手山药块后小火慢慢炸5分钟。炸至佛手山药块充分成熟、外表微黄时捞出。⑤ 锅内加水100毫升，加入白砂糖250克，小火炒至白砂糖全部溶化。白砂糖颜色至金黄色。⑥ 迅速放入炸好的佛手山药块，迅速炒均匀出盘，再撒上洗净的三色堇即可。

功　　效 补中益气，金水相生。肺癌、消化系统肿瘤、肾癌、膀胱癌等肺、脾、肾不足者皆可服之。

禁　　忌 《本草新编》有论："脾胃之气太弱，必须用山药以健之，脾胃之气太旺，而亦用山药，则过于强旺，反能动火。世人往往有胸腹饱闷，服山药而更甚者，正助脾胃之旺也。"即使山药为平补之品，脾胃本旺之人却不可多食，所谓"过犹不及"，食疗皆应以此为准。糖尿病患者慎用。

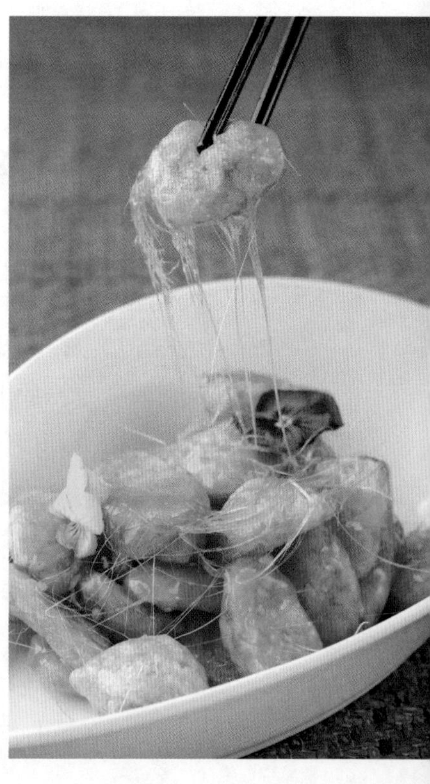

食谱分析 佛手山药，形似手掌，口感软糯，质地稠密，有健脾，补肺，益肾的功效。《本草纲目》载："补虚羸、除寒热邪气，补中，益气力，长肌肉，强阴。久服耳目聪明，轻身，不饥，延年。主头面游风、头晕眼眩、下气，止腰痛，治涝劳羸瘦，充五脏、除烦热。"白砂糖本为凉性，但经过高温熬制成金黄胶状后其性已偏温，可补中益气，养血护胃。

25. 向日葵梗芯汤

材　　料　向日葵梗芯15 ~ 30克。

制作方法　将向日葵梗芯放入锅中，加水适量，煎汤。

功　　效　通利二便，抗肿瘤解毒。适用于膀胱癌、肾癌、胃癌、肺癌患者。

食谱分析　向日葵梗芯性平味甘，归肺、膀胱经，有利尿通淋、止咳平喘之功。可用于肺癌、膀胱癌、肾癌等。另外，向日葵盘有理气健脾、和胃止痛的作用，可用于胃癌等。

第十八章

淋巴瘤

第一节　临床特点

淋巴瘤是一组起源于淋巴造血系统的恶性肿瘤的总称，其主要临床表现是无痛性淋巴结肿大，全身各组织器官均可受累，如肝、肺、骨、胃、肠等。发病年龄广泛，可发生于任何年龄，尤以 40 岁左右多发。男性多于女性，男女比例约为 2 ： 1。50% 淋巴瘤的病因尚未完全阐明，一般认为其发病与病毒、细菌感染、免疫缺损、某些自身免疫疾患、电离辐射、遗传因素等有关。根据病理、临床特点以及预后转归等将淋巴瘤分为非霍奇金淋巴瘤和霍奇金淋巴瘤两类。由于淋巴瘤具有高度异质性，其治疗上也差别很大，不同病理类型和分期的淋巴瘤无论从治疗强度还是预后上都存在很大差别。某些类型的淋巴瘤早期可以采用单纯放疗，放疗还可用于化疗后的巩固治疗，化疗多采用联合化疗方案，可以结合靶向药物和生物制剂。

第二节　康复护理

一、饮食护理

（1）应给予恶性淋巴瘤患者足量的蛋白质、碳水化合物、维生素和热量的摄入，应少食多餐，不吃过冷、过热、过硬的食物，禁忌暴饮暴食，多吃新鲜蔬菜、水果等。

（2）在化疗和放疗期间，患者饮食主要是减轻不良反应，应多食鹅血、蘑菇、桂圆、黄鳝、核桃、甲鱼、乌龟、猕猴桃、莼菜、金针菜、大枣、葵花籽、苹果、鲤鱼、绿豆、黄豆、赤小豆、虾、蟹、银鱼、泥鳅、鲩鱼、马哈鱼、田螺、绿茶等食物。

（3）治疗期间，患者身体的免疫力需要增强，同时也要添加有抗肿瘤作用的食物，如薏苡仁、甜杏仁、菱、牡蛎、海蜇、黄鱼、海龟、蟹、蚶、海参、茯苓、山药、大枣、乌梢蛇、四季豆、香菇、核桃、甲鱼等。

（4）临床上还有一些患者会出现咳血的现象，应该多吃一些青梅、藕等，同时可食用甘蔗、梨、海蜇、海参、莲子、菱、海带、荞麦、黑豆、豆腐、荠菜、茄子、牛奶、鲫鱼、龟、鲩鱼、乌贼、黄鱼、甲鱼、牡蛎、淡菜。胸痛者，宜吃油菜、丝瓜、猕猴桃、核桃、荞麦、杨桃、杏仁、茄子、桃、芥菜、鹌鹑、金橘、蟹、橙、麦、鲫鱼。

二、其他护理要点

恶性淋巴瘤患者的皮肤要保持清洁，每日用温水擦洗，尤其要保护放疗照射区域皮肤，避免一切刺激因素，如日晒、冷热、各种消毒、肥皂、胶布等对皮肤的刺激，内衣选用吸水性强而柔软的棉织品，宜宽松。

第三节 食谱选择

1. 白英炖牛肉

材　　料 牛肉250克，白英100克，调料适量。

制作方法 ① 白英加水煮汁。② 牛肉洗净，切块，入砂锅中，慢火煮1小时。③ 再入白英汁及各味调料，煮至肉烂即成。

功　　效 清热解毒，抗肿瘤防癌。适用于恶性淋巴瘤痰毒内结者。

禁　　忌 脾胃虚弱者慎用。

食谱分析 白英，清热解毒，抗肿瘤，对小鼠艾氏腹水瘤及小鼠肉瘤S-180均有较强的抑制作用。牛肉扶正补虚，有防癌功效。二者相伍，清热解毒，抗肿瘤防癌。

2. 凉拌芦笋

材　　料 芦笋400克，白砂糖75克，白醋30毫升，精盐、味精、麻油各适量。

制作方法 ① 芦笋洗净，切成薄片，放入开水中煮沸，捞出沥干，放入碗中。② 加白砂糖、白醋、精盐、味精、麻油等拌匀即成。

功　　效 清热泻火，润肺止咳。适用于恶性淋巴瘤伴有发热者。

禁　　忌　大便溏稀者少用，糖尿病患者少食。

食谱分析　此方为民间验方。芦笋性微温，味甘、苦，润肺止咳，祛痰杀虫，利水通淋。其含有丰富的抗肿瘤元素——硒，能阻止癌细胞的分裂与生长，抑制致癌物的活性并减毒；尚有刺激细胞免疫功能，癌细胞逆转等功效；其对膀胱癌、肺癌、淋巴瘤等有效。现代研究证明，芦笋对多种癌症有治疗作用。

3. 大蓟瘦肉汤

材　　料　大蓟20克，瘦猪肉30克，葱段、姜片、精盐各适量。

制作方法　① 瘦猪肉洗净，切块，与大蓟加水共煮至肉烂熟。② 加入葱段、姜片、精盐等调料即可。

功　　效　凉血止血，散瘀消肿。此方适用于恶性淋巴瘤有发热出血者。

禁　　忌　气虚出血者慎用。

食谱分析　大蓟性凉，味甘、苦，凉血止血，散瘀解毒消痈。现代研究证实，大蓟提取物中的生物碱、挥发油对小鼠子宫颈癌U-14有明显的抑制作用。

4. 炒淡菜

材　　料　淡菜250克，玉兰片、水发黑木耳各15克，青菜25克，料酒10毫升，味精2克，酱油15毫升、淀粉15克，精盐、食油、花椒油、葱段、姜片各少许。

制作方法　① 诸味洗净，将淡菜、玉兰片等入沸水氽一下捞出；青菜放入沸水烫一下捞出。② 炒锅烧热，倒入食油、葱段、姜片，加淡菜，入玉兰片、水发黑木耳、青菜，翻炒几下，入精盐、料酒、酱油、味精，用淀粉勾汁，加入花椒油即成。

功　　效　补肝益肾，益胃润肠。此方适用于恶性淋巴瘤血虚乏力者。

禁　　忌　邪毒旺盛者少用。

食谱分析　淡菜虽名为菜，实则是海鲜，即贻贝肉，性温，味咸，补肝肾，益精血，消肿瘤，治疗淋巴结肿大。黑木耳活血化瘀，益胃润肠，抗肿瘤防癌。玉兰片益气，利水道，有抑制细胞突变的作用。

5. 羊肚炖贝壳

材　料 羊肚1付，牡蛎壳60克，葱段、姜片、蒜瓣、味精、精盐各适量。

制作方法 ① 羊肚、牡蛎壳洗净，将牡蛎壳放入羊肚中。② 锅中加水适量，羊肚与葱段、姜片、蒜瓣共煮至烂熟，加精盐、味精即成。

功　效 温补脾胃，软坚化痰。

禁　忌 痰热盛者慎用。

食谱分析 羊肚性温，味甘，补虚，健脾胃，能治项下瘰疬。牡蛎壳性凉，味甘、咸、涩，潜阳固涩，软坚化痰，治一切瘰疬。牡蛎壳中的鲍灵成分对肿瘤细胞有明显的抑制作用。日本第33届东洋医学学术报告会上有报告说，牡蛎壳可使脾脏抗体的数量明显提高，提示有增强免疫功能的作用。此方温补脾胃，适用于淋巴瘤脾胃虚者。

6. 栗子黄鱼

材　料 黄鱼2条，生栗子10枚，葱丝、姜丝、大蒜片、料酒、酱油、食用油、精盐、味精、清汤各适量。

制作方法 ① 将黄鱼去鳞、鳃、内脏，洗净；生栗子去壳，洗净。② 炒锅入食用油烧热，将鱼下锅正反两面煎好，取出备用。③ 入葱丝、姜丝、大蒜片煸炒，加入清汤、生栗子、精盐、酱油、料酒，把鱼放入汤内煮沸，去浮沫，煮至烂熟，加味精即成。

功　效 健脾益胃，活血消肿。此方用于恶性淋巴瘤淋巴结肿大者。

禁　忌 痰热旺盛者慎用。

食谱分析 黄鱼性平，味甘，利水消肿，消散瘰疬，具有一定的抗肿瘤作用。栗子性温味甘，养胃健脾，活血止血，治蜇伤肿痛。

7. 豆腐渣炒黄蚬

材　料 黄蚬肉100克，豆腐渣200克，葱丝、姜丝、精盐、味精、食用油各适量。

制作方法 ① 黄蚬肉洗净，入沸水中氽一下捞出。② 炒锅烧热，倒入食用油，下葱丝、姜丝，随后下豆腐渣翻炒片刻，下黄蚬肉再炒，加精盐、味精即成。

功　　效　化痰利湿，解毒疗疮。适用于恶性淋巴瘤合并溃烂者。

禁　　忌　脾胃虚弱者慎用。

食谱分析　黄蚬性温，味咸，化痰利湿，治湿疮溃疡。豆腐渣性平，味甘，治疮病肿毒，大便出血，含有丰富的抗肿瘤活性成分。二味合用，祛湿消肿，解毒疗疮。

8. 蛇舌草糖浆

材　　料　白花蛇舌草50克，白茅根50克，红糖适量。

制作方法　① 将白花蛇舌草、白茅根洗净，入锅中煮浓汁。② 加入红糖再煎，去渣取汁。

功　　效　清热解毒，凉血止血。此方适用于多种肿瘤，如恶性淋巴瘤伴有出血者及肺癌咳血、膀胱癌尿血者。

禁　　忌　脾胃虚弱者少用。糖尿病患者慎用。

食谱分析　白花蛇舌草性寒，味苦、淡，归心、肝、肺、脾经，清热解毒抗肿瘤，消瘀散结，利水祛湿。药理研究证明，其对急性淋巴细胞型、粒细胞型、单核细胞型以及慢性粒细胞型白血病有较强抑制作用，对小鼠肉瘤S-180、艾氏腹水瘤亦有一定抑制作用。白茅根性寒，味甘，清热凉血止血。

9. 魔芋豆腐汤

材　　料　魔芋粉30克，豆腐250克，米粉15克，芋头粉6克，白萝卜汁30毫升，小苏打2克，调料适量。

制作方法　① 用水将魔芋粉、米粉、芋头粉、白萝卜汁调成浆。② 锅中加水煮沸，将粉浆缓缓倒入沸水中，小火煮30分钟，再调入小苏打，则可成冻状凝胶。③ 将魔芋豆腐切块，用开水煮沸，加入调料即成。

功　　效　化痰消积，行瘀散结。适用于恶性淋巴瘤、甲状腺癌、鼻咽癌等。

禁　　忌　身体虚弱者少用。

食谱分析　魔芋性温，味甘，化痰散积，行瘀消肿。魔芋热水提取物对小鼠肉瘤S-180抑制率达49.8%，其主要成分甘聚糖能有效地干扰癌细胞的代谢功能。白萝卜汁性凉，味甘、辛，理气消食，抗肿瘤解毒，生津止渴。萝卜所含多种酶能消除致癌物亚硝胺。芋头性平，味甘，消肿散结，治瘰疬肿毒。据《实用抗肿瘤药物手册》记载，芋头可治甲状腺癌、肝癌、淋巴肉瘤等。米粉补中和胃，有一定抗肿瘤防癌功效。

10. 紫草绿豆汤

材　　料　紫草15克，绿豆30克，白砂糖适量。

制作方法　① 紫草加水煎煮10分钟，滤汁；再加水入紫草中煎煮15分钟，又滤汁，去紫草。② 将两汁混合，放入绿豆同煎，煮至烂熟，加白砂糖即成。

功　　效　清热解毒，凉血消肿。此方宜于恶性淋巴瘤伴有感染发热者。

禁　　忌　脾胃虚寒者少用。糖尿病患者慎用。

食谱分析　紫草性寒，味甘、咸，清热解毒，凉血。现代研究证实，紫草根对恶性淋巴细胞瘤、白血病、绒毛膜上皮癌、恶性葡萄胎有一定疗效。绿豆性寒，味甘，清热解毒，利尿消肿。

11. 鱼鳞膏

材　　料　带鱼鳞（即带鱼外层银脂）100克，黄酒适量。

制作方法　带鱼鳞加水适量，文火熬成膏，冷却后呈凝胶膏状。

服　　法　每日2次，每次30克，以黄酒兑温开水化服。

功　　效　补血养肝，凉血止血。此方适用于恶性淋巴瘤、急性白血病、胃癌等。

禁　　忌　体质过敏者应慎用此方。

食谱分析　带鱼鳞性温味甘，凉血止血。带鱼鳞含有较多的卵磷脂，有较好的补血养肝作用。现代药理实验从带鱼鳞中提取出6-硫代鸟嘌呤，有较强的抗肿瘤作用。黄酒通血脉，行药势。

12. 麦冬粳米茅根粥

材　　料　麦冬20克，白茅根10克，粳米20克，冰糖15克。

制作方法　① 将麦冬、白茅根用清水一起泡洗30分钟；将粳米用清水泡洗35分钟。② 将砂锅放适量清水，把泡好的麦冬、白茅根放入锅中水煮，锅煮开后，再转小火煮30分钟左右，捞出麦冬、茅根，留下汤汁再与泡好的粳米一同煮制成粥状，最后再入冰糖15克，搅拌均匀即可（糖尿病患者可以不加冰糖）。

功　　效　养阴生津，润燥止渴。本方用于恶性淋巴瘤，及肿瘤患者放疗后消瘦、咽干、五心烦热、口干渴等症状。

禁　　忌　寒湿盛者慎用。糖尿病患者慎用。

食谱分析　粳米，性平，味甘，补气健脾，除渴止痢，主治食少、倦怠、烦渴等症状。麦冬，性微寒，味甘、微苦，养阴生津，主治津伤口渴、虚烦失眠等症状。茅根，具有利尿、止血、抗菌等功效，亦可清热生津。三者合用，对肿瘤患者阴液内伤者尤宜。

13. 魔芋粥

材　　料　魔芋30克，粳米100克，蜂蜜30毫升。

制作方法　① 将魔芋切片，水泡1天。② 捞出用清水漂洗。③ 置锅加水，慢火煮3小时。④ 去渣取汁，与粳米同煮粥。⑤ 粥熟后调入蜂蜜即可。

功　　效　化痰散积，消肿行瘀。可用于淋巴瘤、胰腺癌、肺癌、结肠癌等病。

禁　　忌　便溏、便血者少用。糖尿病患者慎用。

食谱分析　魔芋味辛、苦，性寒，有毒，归心、肝经，有化痰散积、消肿行瘀的功效。魔芋是一种高纤维、低脂肪、低热量的天然保健食品，其提取物对小鼠肉瘤S-180的抑制率为49.8%，对胃癌、结肠癌、白血病均有抑制作用。蜂蜜性平味甘，补中缓急，润肺止咳，滑肠通便，有较好的抗肿瘤和抗转移的作用。二味相伍，既增强抗肿瘤作用，又能补虚通润，化痰行瘀。

14. 夏枯草枣泥汤

材　料　夏枯草60克，大枣30克。

制作方法　① 大枣去核捣成泥。② 夏枯草加水1500毫升煎沸，加入枣泥，慢火煎至300毫升。

功　效　补气养血，清肝散结。此方适用于淋巴瘤、肝癌伴黄疸者。

禁　忌　脾胃虚弱者慎用。

食谱分析　此方为民间验方。夏枯草性寒，味苦、辛，无毒，清肝火，散郁结。朱震亨曰："此草夏至后即枯，盖禀纯阳之气，得阳气则枯，故有是名。"《神农本草经》记载："主寒热，瘰疬，鼠瘘，头疮，破癥，散瘿结气，脚肿，湿痹。"现代研究证实，夏枯草对小鼠肉瘤S–180、子宫颈癌有抑制作用。大枣性温味甘，补气血，益心脾。大枣热水提取物有明显抗肿瘤作用，所含的桦木酸、山梨酸对小鼠肉瘤S–180有抑制作用。

15. 爆炒鱼肚

材　料　鱼肚100克，栗子肉（切碎）150克，莲子（去心）50克，干面粉、食用油、葱段、姜丝、白砂糖、香醋各适量。

制作方法　① 鱼肚温水洗净，水发后晾干，沾干面粉，油锅炸黄，捞出备用。② 取锅一口，入食用油烧热，加葱段、姜丝适量煸炒至香；加入栗子肉、莲子，翻炒，入鱼肚、白砂糖、香醋拌匀稍炒，即可服食。

功　效　养心安神，健脾补肾。淋巴瘤、肾癌等患者肾阴亏虚，头晕目眩，耳鸣耳聋，五心烦热，腰膝酸软，遗精滑精等均可食用。

禁　忌　大便秘结者慎用。

食谱分析　鱼肚性平，味甘，有滋肾阴，强筋骨的作用。莲子性平，味甘、涩，具有养心安神，健脾止泻，补肾涩精等功能。栗子又称板栗，性温味甘，健脾补肾，活血止血。三者合用，补肾健脾，强筋壮骨。

16. 锅塌慈菇豆腐

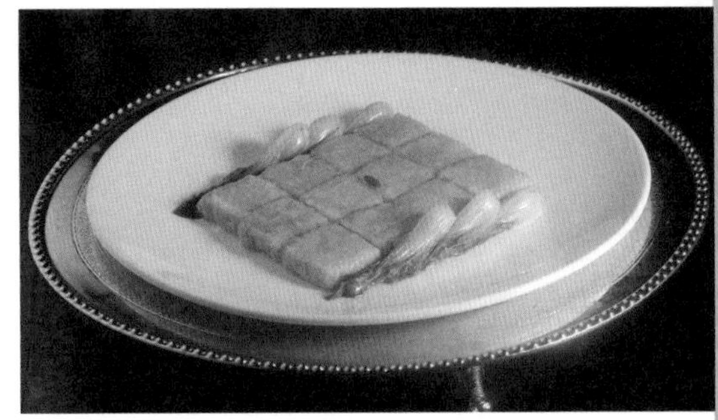

材　料　北豆腐1盒，煮好的山慈菇汁6克，鸡蛋2个，枸杞0.5克，油菜50克，白砂糖2克，精盐18克，干面粉、葱丝、姜丝、油、湿淀粉适量。

制作方法　① 北豆腐切成长6厘米、宽4厘米、厚0.7厘米的厚片。② 将切好的豆腐放在一个盘子里，撒上精盐5克，腌制5分钟。③ 干面粉放入一个碗中，将腌好的豆腐用筷子夹住在干面粉中稍微蘸一下，多余的面粉抖掉。之后将鸡蛋搅打均匀，再将沾好面粉的豆腐蘸上蛋液。④ 锅中放油，中火加热，待油温达到150℃的时候，放入豆腐炸至金黄捞出备用。⑤ 锅中留底油，放入剩下的葱丝、姜丝爆香，之后放入煮好的山慈菇汁6克，枸杞，油菜，水55毫升，白砂糖2克，精盐13克。加入湿淀粉勾芡，浇汁在炸好的豆腐上即可。

功　效　消痰散结，益气生津。此方用于淋巴瘤、淋巴结转移、肉瘤痰凝郁结证，伴口干、乏力者。

禁　忌　山慈菇不可过食或长期服用。脾胃虚寒者慎用。

食谱分析　山慈菇味甘、微辛，性凉，清热解毒，化痰散结，临床中可用于淋巴结转移、肉瘤、淋巴瘤等痰毒蕴结之证。《本草新编》认为："大约怪病多起于痰，山慈菇正消痰之圣药，治痰而怪病自可除也。"古时豆腐也可入药，有益气和中，生津润燥，清热解毒的作用。《随息居饮食谱》言其："清热，润燥，生津，解毒，补中，宽肠，降浊。"

17. 肉丝拌海蜇

材　料　猪瘦肉100克，黄瓜250克，海蜇50克，豆油少许，芝麻油、酱油、香醋、味精、精盐、大蒜、香菜各适量。

制作方法 ① 猪瘦肉切成细丝；大蒜拍扁，切成末；香菜切小段。② 锅内放入少许豆油，烧热，放入肉丝煸炒，加入酱油，炒入味后倒出。③ 将黄瓜洗净，切成细丝，在盘中放齐，再把肉丝放在黄瓜丝上，海蜇泡发好，洗净，切成细丝，放在肉丝上。香菜段放在肉丝的一边，大蒜末放在肉丝的另一边。再把酱油、香醋、味精、芝麻油、精盐放在碗内调好汁，浇在黄瓜丝上，现吃现拌。

功　　效 清热化痰，软坚消积。用于淋巴瘤，或肿瘤手术后、化疗后、放疗后恢复阶段形体消瘦、倦怠无力、气血亏虚、食欲欠佳者。

禁　　忌 脾虚者慎用。

食谱分析 黄瓜性凉，清热利水，并有抗肿瘤作用。海蜇味咸，性平，入肝、肾经，其有清热化痰、消积散结、润肠通便之功。大蒜具有较强的抗菌作用，亦能杀虫消毒，化痰。现已证实，大蒜除有降压、降脂、强心作用外，还有抗肿瘤作用，平时常食还可预防感冒及流行性脑脊髓膜炎，并能止痢止泻。本品特点是酥松清脆。

18. 黄鱼炒竹笋

材　　料 黄鱼肉250克，小竹笋100克，调料适量。

制作方法 ① 黄鱼肉切片，放酱油中浸1小时，取出沥干。② 起油锅爆炒至焦黄，盛出备用。③ 小竹笋洗净，大火爆炒至熟，加入黄鱼肉及各调味品适量，炒拌均匀即成。

功　　效 健脾益气，化痰利水。此方宜于恶性淋巴瘤体虚者。

禁　　忌 痰热旺盛者慎用。

食谱分析 此方为民间验方。黄鱼性温，味甘，补气填精，开胃安神。临床实验表明，其对粒细胞减少症以及放化疗所致白细胞减少症均有效。竹笋性凉，味甘，健脾益气，化痰利水。现代研究证明，干笋的丙酮提取液有抑制细胞突变的作用，竹笋多糖可抵抗肿瘤细胞分泌的毒性物质，达到抗肿瘤防癌的目的。

参考文献

[1] Zhang J Y, Liao Y H, Lin Y, et al. Efects of tea consumption and the interactions with lipids on breast cancer survival[J]. Breast Cancer Res Treat, 2019, 176（3）: 679–686.

[2] Li X, Yu C, Guo Y, et al. Association between tea consumption and risk of cancer: a prospective cohort study of 0. 5 million Chinese adults[J]. European Journal of Epidemiology, 2019: 1–11.

[3] 于晶，温荣欣，闫庆鑫，等. 葱属植物活性物质及其生理功能研究进展[J]. 食品科学，2020，41（07）: 255–265.

[4] 叶洋，周建伟，陆荣柱. 天然产物3，3′–二吲哚甲烷的抗肿瘤作用及其机制研究概况[J]. 卫生研究，2014，43（6）: 1043–1047.

[5] 尚志梅，张丰春，赵斌，等. 大蒜提取物S–烯丙基–L–半胱氨酸对小鼠放疗损伤保护作用的研究[J]. 现代肿瘤医学，2019，27（4）: 561–564.

[6] 陈茂剑，蒋玮，覃庆洪，等. 辣椒碱抗肿瘤作用分子机制的研究进展[J]. 中国实验方剂学杂志，2019，25（7）: 100–108.

[7] 余畅，王旸，熊梅，等. 辣椒碱抑制分化因子1表达以及核转移提高骨肉瘤对顺铂敏感性[J]. 第三军医大学学报，2018，40（16）: 1492–1499.

[8] 郑启忠，申九妹，熊共鹏，等. 辣椒素提高胆管癌细胞对5·氟尿嘧啶的敏感性[J]. 实用医学杂志，2017，33（22）: 3714–3718.

[9] Zheng L. 辣椒素激活5637细胞的TRPV1通道提高吡柔比星疗效[J]. 现代泌尿生殖肿瘤杂志，2016，8（01）: 35.

[10] 黄丹卉. 中医饮食禁忌中“发物”的文献研究[C]. 北京中医药大学，2009.

[11] 刘华. 癌症患者忌吃“发物”吗?[J]. 中医健康养生，2017，34（10）: 54–55.